DER
KALIUM-NATRIUM-AUSTAUSCH
ALS ENERGIEPRINZIP IN MUSKEL UND NERV

ZUGLEICH EIN GRUNDRISS
DER ALLGEMEINEN ELEKTROPHARMAKOLOGIE

VON

ALBRECHT FLECKENSTEIN
APL. PROFESSOR AM PHARMAKOLOGISCHEN INSTITUT
DER UNIVERSITÄT HEIDELBERG

MIT 101 TEXTABBILDUNGEN

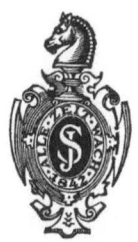

SPRINGER-VERLAG
BERLIN · GÖTTINGEN · HEIDELBERG
1955

ALLE RECHTE,
INSBESONDERE DAS DER ÜBERSETZUNG IN FREMDE SPRACHEN,
VORBEHALTEN

OHNE AUSDRÜCKLICHE GENEHMIGUNG DES VERLAGES
IST ES AUCH NICHT GESTATTET, DIESES BUCH ODER TEILE DARAUS
AUF PHOTOMECHANISCHEM WEGE (PHOTOKOPIE, MIKROKOPIE) ZU VERVIELFÄLTIGEN

ISBN-13: 978-3-642-92644-0   e-ISBN-13: 978-3-642-92643-3
DOI: 10.1007/978-3-642-92643-3

COPYRIGHT 1955
BY SPRINGER-VERLAG OHG.   BERLIN, GÖTTINGEN AND HEIDELBERG

Softcover reprint of the hardcover 1st edition 1955

HERRN PROFESSOR DR. FRITZ EICHHOLTZ

ZU SEINEM 65. GEBURTSTAG

IN DANKBARKEIT UND VEREHRUNG

GEWIDMET

Vorwort.

Fünfzig Jahre sind verflossen, seitdem OVERTON 1902 über die Bedeutung des extracellulären Na⁺ für die Erregbarkeit und Kontraktilität des Muskels berichtete und die lähmende Wirkung erhöhter extracellulärer K^+-Konzentrationen fand. Die Probleme, die durch diese Entdeckung aufgeworfen wurden, haben seitdem mehr als eine Generation bewegt: *Es ist die fundamentale Frage, wie sich die Na^+-Ionen des extracellulären Raumes und die K^+-Ionen des Zellinneren am Verkürzungsakt des Muskels und bei der Erregungsleitung beteiligen.* Ebenso bedeutsam wie die experimentellen Tatsachen erscheinen in unseren Tagen die Überlegungen, die OVERTON schon 1902 mit seinen Befunden verband: Schon damals sprach OVERTON die Vermutung aus, daß sich bei der Erregung der Muskelfaser möglicherweise intracelluläres K^+ gegen extracelluläres Na^+ austauschen müsse. Auch die Beziehung dieses Ionenprozesses zum Aktionsstrom und die Existenz eines Pumpmechanismus, der die in die Faser eindringenden Na^+-Ionen wieder abzuschieben habe, wurden bereits von OVERTON diskutiert. Durch die Forschungsergebnisse der letzten 10 Jahre haben diese — fast in Vergessenheit geratenen — Interpretationen von OVERTON eine glänzende Bestätigung gefunden. Es kann heute kein Zweifel mehr sein, daß der Austausch von K^+ und Na^+ tatsächlich der — dem Aktionsstrom zugrunde liegende — Ionenprozeß ist und damit die erste Reaktion in der Kette physikalisch-chemischer bzw. chemischer Umsetzungen darstellt, die im Zusammenhang mit der Kontraktion zur Beobachtung kommen. Auch die Probleme der Nervenerregung erscheinen so in einem neuen Licht.

Physiologie und Pharmakologie treffen und ergänzen sich heute auf dem Forschungsgebiet des Kationenstoffwechsels in glücklicher Weise. Darüber hinaus sind auch die Ergebnisse der Biochemie über die Verknüpfung der K^+- und Na^+-Verschiebungen mit den Prozessen der Atmung und Glykolyse bzw. mit dem Stoffwechsel der energiereichen Phosphorsäureester von aktueller Bedeutung. Auch die klinische Pathologie hat wesentliche Beiträge geliefert. Der Verfasser war daher bemüht, auch das klinische Beobachtungsmaterial entsprechend zu berücksichtigen. Die Beschäftigung mit den Grundproblemen des K^+- und Na^+-Stoffwechsels war noch nie das Reservat einer einzelnen medizinischen Disziplin. Das außerordentliche Anwachsen der physiologischen, pharmakologischen, biochemischen und klinischen Literatur macht jedoch heute einen Überblick und eine Verständigung über die wesentlichsten Ergebnisse der einzelnen Disziplinen immer schwieriger. In der vorliegenden Schrift wird daher — diesen Tendenzen entgegengerichtet — der Versuch unternommen, den modernen Stand des Kalium-Natriumproblems trotz seiner verwirrenden Vielseitigkeit nach einheitlichen Gesichtspunkten darzustellen und zu einem Gesamtbild zu synthetisieren. Es ist dabei unmöglich, die umfangreiche Literatur über einen Zeitraum von 50 Jahren auch nur annähernd vollständig zu berücksichtigen. Trotzdem soll die ganze Entwicklung seit der OVERTONschen Entdeckung in den Grundzügen sichtbar werden. *Ein besonderes Anliegen des Verfassers ist die Analyse der energetischen Seite der K^+- und Na^+-Verschiebungen, die lange Zeit kaum beachtet wurde; gerade hier liegen jedoch die grundsätzlichen Probleme.* Das Buch hat seine Aufgabe erfüllt, wenn es zur weiteren experimentellen Klärung der Fragen anregt, die in ihm angeschnitten werden.

Besonders verbunden fühlt sich der Verfasser Herrn Professor Dr. F. EICHHOLTZ, der zahlreiche Untersuchungen, über die im folgenden berichtet wird, angeregt und entscheidend gefördert hat.

Der Verfasser.

Heidelberg, Herbst 1954.

Inhaltsverzeichnis.

A. Die Bedeutung der Kationen für die Muskelfunktion 1
   I. Der Einfluß variierter Natrium-, Kalium- und Calciumkonzentrationen 2
      a) Die Muskellähmung durch extracellulären Natriumentzug 2
      b) Die Muskellähmung durch extracelluläre Kaliumerhöhung 3
      c) Die Wirkung veränderter extracellulärer Calciumkonzentrationen 5
   II. Die Muskeladynamie bei Nebennierenrindeninsuffizienz und ihre Beziehungen zur experimentellen Kaliumlähmung. 6
      a) Die extracellulären K^+- und Na^+-Konzentrationen bei Nebennierenrindeninsuffizienz 6
      b) Die Beseitigung der Muskeladynamie bei Nebennierenrindeninsuffizienz durch Normalisierung der extracellulären K^+-Konzentration 7
      c) Weitere Hinweise auf extramuskuläre Ursachen der Adynamie bei Nebennierenrindeninsuffizienz 9
   III. Die Kalium- und Natriumverschiebungen bei der Erregung und Kontraktion. 10
      a) Der Austausch von K^+ und Na^+ bei der normalen Muskeltätigkeit 11
      b) Die Bewegungen von K^+ und Na^+ bei den pharmakologischen Muskelkontrakturen 13
      c) Die Beteiligung von K^+ und Na^+ bei der Erregung anderer Organe (Nerv, sympathisches Ganglion, Gehirn, Speicheldrüse) 16
      d) Die Blockade des Kationenaustauschs durch erregungshemmende Lokalanaesthetica 18
   IV. Die restitutiven Kalium- und Natriumverschiebungen 21
      a) Die Kaliumbindung in Muskel und Leber 21
      b) Das Muskelversagen bei Kaliummangel, die paroxysmale Lähmung und das klinische Kaliummangelsyndrom 23
      c) Das Zusammenwirken von Kalium und Glucose bei der Muskelerholung . . 29
   V. Die Ungleichgewichte zwischen der extra- und intracellulären Kationenverteilung und ihre Bedeutung als Energiespeicher . . . 31
      a) Die Kaliumspeicherung der Zelle als aktive Stoffwechselleistung 33
      b) Der Energieinhalt des Kaliumspeichers im Muskel im Vergleich zu den chemischen Energiespeichern 36
      c) Quantitative Beziehungen zwischen Muskelarbeit und Kationenaustausch 37

B. Die Elektrophysiologie der Kationenverschiebungen 42
   I. Die Bedeutung der Kalium- und Natriumionen für die elektrischen Phänomene in Muskel und Nerv 43
      a) Die Konzentrationsunterschiede zwischen den extra- und intracellulären Kationen als Ursache des Membranpotentials 43
      b) Der Austausch von K^+ und Na^+ als Ursache der lokalen Depolarisation und der fortgeleiteten Aktionspotentiale 48
   II. Die Elektropharmakologie erregender und erregungshemmender Stoffe 56
      a) Die Grundmechanismen der Erregung und Erregungshemmung unter besonderer Berücksichtigung der kathodischen und anodischen Polarisation . . 56
      b) Der Kathoden- und Anodenblock des Nerven sowie die Leitungsunterbrechung durch Katelektrotonica und Anelektrotonica 58
      c) Die elektropharmakologischen Grundprinzipien der Erregung und Blockierung der Endplatten 61

III. Die Steuerung des contractilen Mechanismus durch das Membranpotential 67
    a) Die Koppelung zwischen Depolarisation und Verkürzung bei der Kaliumkontraktur 68
    b) Die Koppelung zwischen Depolarisation und Verkürzung bei Einwirkung K^+-mobilisierender Kontrakturstoffe sowie kontrakturhemmender Antagonisten 72
    c) Die Neutralisation depolarisierender Kontrakturstoffe durch Repolarisation des Muskels im Anelektrotonus 76

C. Die Zusammenhänge zwischen dem Muskelstoffwechsel und der Motorik 84
  I. Die Beteiligung des Muskelstoffwechsels am Prozeß der Repolarisation und Wiederverlängerung 85
    a) Die Blockierung der Muskelerschlaffung nach Kalium- und Acetylcholinkontrakturen durch Atmungs- und Glykolysegifte 85
    b) Die Hemmung der Repolarisation durch Atmungs- und Glykolysegifte . . 91
    c) Die Abhängigkeit des aktiven Kationentransports und der Repolarisation vom Stoffwechsel der energiereichen Phosphorsäureester 94
    d) Zur Theorie der restitutiven Kationentrennung 99
  II. Ist Adenosintriphosphat die unmittelbare Quelle der Kontraktionsenergie? 102
    a) Die Methodik der papierchromatographischen Trennung von ATP, ADP und anderen Phosphorverbindungen des Muskels 103
    b) Pharmakologische Kontrakturen ohne Veränderung der ATP und ADP-Werte 108
    c) Die Konstanz von ATP und ADP bei tetanischen Kontraktionen 112
    d) Das Verhalten von ATP bei der Kontraktion kreatinphosphatverarmter M. recti nach Vergiftung mit 2,4-Dinitrophenol. 119
    e) Die Aufnahme von radioaktivem $P^{32}O_4$ in die ATP-Fraktion des M. rectus im Ruhezustand, bei elektrischer Reizung sowie in Abhängigkeit von der Temperatur. 122
  III. Über den primären Energiespeicher im Muskel 124
    a) Ist der Muskel eine elektrische Maschine? 126
    b) Die Ionentheorie der Muskelkontraktion 128

Literatur 132
Sachverzeichnis 150

A. Die Bedeutung der Kationen für die Muskelfunktion.

Die cellulären Energiefreisetzungen treten an keinem anderen Organ so augenfällig wie am Muskel in Erscheinung. Es ist daher nicht verwunderlich, daß man sich schon seit Jahrhunderten um die Erklärung der Kontraktion bemüht. Seit den ersten Ansätzen des Neapolitaners JOHANN ALPHONS BORELLI (De motu animalium [1667]) und des Baselers JOHANN BERNOULLI (De motu musculorum) hat wohl jede Generation versucht, dieses Rätsel — mit dem jeweils zur Verfügung stehenden naturwissenschaftlichen Rüstzeug — zu lösen. In dem gedanklichen Inhalt solcher Theorien spiegelt sich nicht zuletzt die Entwicklung der Naturwissenschaften selbst wider: Das Zeitalter der Dampfmaschine brachte z. B. die Vorstellung, auch der Muskel sei möglicherweise eine Wärmekraftmaschine. Das Aufblühen der Chemie führte zu dem Postulat von der „chemodynamischen" Arbeitsweise des Muskels und löste die Suche nach einer „Verkürzungssubstanz" aus. Die Chemie hochpolymerer Moleküle leitete die „Myosinära" der Muskelphysiologie ein. Alle diese Theorien und Arbeitsrichtungen waren in hohem Maße verdienstvoll, weil sie zu immer neuen Versuchsplanungen führten und so Schritt für Schritt die tatsächlichen Reaktionsabläufe im Muskel erschlossen.

Vielleicht der wichtigste Beitrag der Gegenwart ist die Erforschung der eigentlichen Elementarvorgänge bei der Erregung des Muskels (und des Nerven) und die Aufklärung der Rolle von K^+ und Na^+ bei der Entstehung und Fortleitung der Aktion. Die moderne Entwicklung der Elektrophysiologie, die Verwendung radioaktiver Isotope und nicht zuletzt das genaue Studium erregender und erregungshemmender Pharmaka hat diese neuen Erkenntnisse geliefert. Noch vor wenigen Jahren wurde die Bedeutung von K^+ und Na^+ fast allgemein darin gesehen, in „physiologisch äquilibrierter" Lösung ein träges *Milieu* darzustellen, in dem sich das Leben mit seinen Stoff- und Energieumsetzungen abspielt. Die Resultate der letzten Jahre haben dieses Bild völlig gewandelt und die aktive Beteiligung der Kationen am Energiestoffwechsel des Muskels in allen Einzelheiten gesichert.

In den folgenden Kapiteln ist der lange Weg von den OVERTONschen Befunden bis zu den heutigen Vorstellungen über den Stoffwechsel der Kationen dargestellt. Es überrascht nicht, daß sich dabei Probleme ergeben, die über den engen Bereich der Muskelphysiologie und Muskelpharmakologie erheblich hinausreichen und die Prinzipien der cellulären Energieproduktion und Energiefreisetzung überhaupt betreffen. Ausgangspunkt für diese Fragen sind aber auch heute noch die OVERTONschen Grundversuche aus dem Jahre 1902.

I. Der Einfluß variierter Natrium-, Kalium- und Calciumkonzentrationen auf die Kontraktilität und Erregbarkeit isolierter Skeletmuskeln.

a) Die Muskellähmung durch extracellulären Natriumentzug.

Grundbedingung für die normale Erregbarkeit des Froschmuskels ist nach den Versuchen von OVERTON eine ausreichende Na^+-Konzentration in der umgebenden Flüssigkeit. Wird eine mit dem Froschmuskel isotonische Kochsalzlösung mit der isotonischen Lösung eines indifferenten Nichtleiters wie Rohrzucker, Traubenzucker, Mannit verdünnt, so werden die Kontraktionen bis zu einer NaCl-Konzentration von 0,10—0,12% (= 40 bis 47 mg-% Na^+) wenig beeinträchtigt. Erst bei NaCl-Werten unter 0,07% (= 28 mg-% Na^+) erlöschen die Zuckungen nach elektrischer Reizung vollständig. Dieser Lähmungszustand kann durch Zusatz von Natriumsalzlösungen rasch wieder behoben werden. Wesentlich ist, daß sämtliche neutralen Na^+-Salze zur Wiederherstellung der Erregbarkeit geeignet sind, ohne daß dabei die Natur des Anions eine bedeutende Rolle spielt. Die Na^+-Ionen sind nur durch das körperfremde Lithium in beschränktem Maße zu ersetzen.

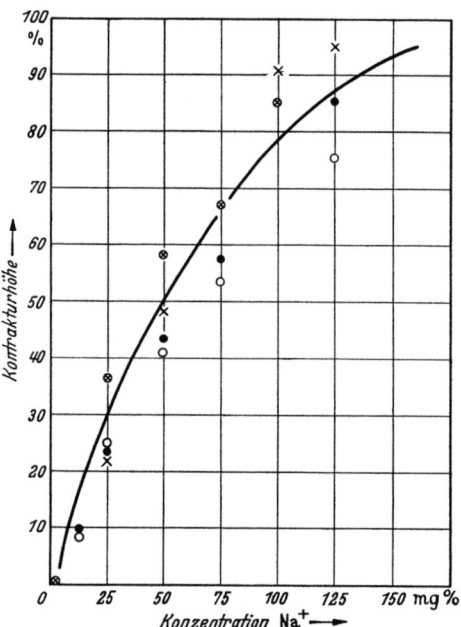

Abb. 1. Abhängigkeit der Acetylcholin- und Nicotinkontraktur vom extracellulären Natriumgehalt. Kontrakturhöhen ausgedrückt in Prozent der Kontrakturhöhe des paarigen Kontrollmuskels in 0,6%iger NaCl-Lösung. ○ M. rectus (Acetylcholin 1:10000); ● M. gastrocnemius (Acetylcholin 1:10000); ⊗ M. rectus (Nicotin 1:2000); × M. gastrocnemius (Nicotin 1:2000). Mittelwerte aus 65 Versuchen nach 1 Std Aufenthalt in Na^+-armem bzw. -freiem Milieu; Isotonie mit Glucose hergestellt. (Die schon während des 1stündigen Aufenthalts in NaCl-armem Milieu auftretenden Verkürzungen sind nicht berücksichtigt. [Nach FLECKENSTEIN und HERTEL (1947).]

Der Warmblütermuskel reagiert auf Na^+-Entzug in ganz ähnlicher Weise wie Froschmuskulatur. Am isolierten Rattenzwerchfell hebt z. B. eine reine isotonische Glucoselösung die Erregbarkeit rasch auf, bei Zusatz von NaCl kehrt die Erregbarkeit wieder. Auch am isolierten Rattenzwerchfell hat die Reduktion der Na^+-Werte auf die Hälfte der Norm (180 mg-%) keine oder manchmal eine mäßige Abnahme der Zuckungshöhe zur Folge. Selbst bei 75 mg-% Na^+ und einer Reizfrequenz von 15/min sind die Zuckungen noch relativ groß. Eine weitere Verarmung verursacht dann aber einen steilen Abfall der Kontraktionen. Ein voller Verlust der Erregbarkeit tritt am Rattenzwerchfell bei 50 mg-% Na^+ ein [TAUGNER, TAUGNER, LOHMÜLLER und FLECKENSTEIN (1949)]. Dieser Grenzwert liegt also etwa um 25 mg-% Na^+ höher als am Froschmuskel.

Beobachtungen, wonach auch die Acetylcholinkontraktur des Froschmuskels nach Na^+-Entzug nicht mehr eintritt, wurden erstmals von WACHHOLDER und MATTHIAS (1933) mitgeteilt. Ähnliche Befunde wurden später von CICARDO (1938) am M. gastrocnemius erhoben. Nicotin, Coniin und Veratrin verlieren am Na^+-verarmten M. rectus des Frosches ebenfalls ihre

Kontrakturwirksamkeit [FLECKENSTEIN und HERTEL (1947)]. Die Abhängigkeit der Nicotin- und Acetylcholinkontraktur vom extracellulären Na$^+$-Gehalt ist in Abb. 1 wiedergegeben. Auch FATT (1949) fand, daß bei weniger als 10% des normalen Na$^+$-Gehaltes der Ringerlösung der Acetylcholineffekt unterdrückt wird.

b) Die Muskellähmung durch extracelluläre Kaliumerhöhung.

Erregbarkeit und Kontraktilität des Muskels sind nur dann optimal, wenn die extracelluläre Na$^+$-Konzentration gegenüber der extracellulären K$^+$-Konzentration um ein Vielfaches überwiegt. Durch Erhöhung der extracellulären K$^+$-Konzentration über den normalen Gehalt der Ringerlösung hinaus wird

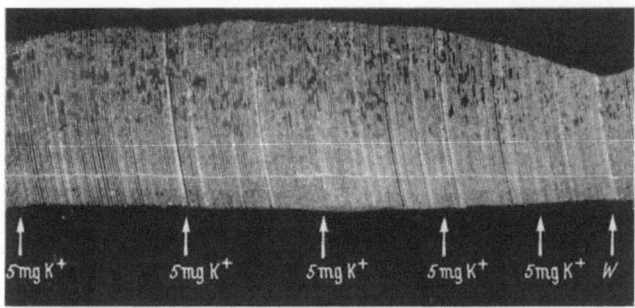

Abb. 2. *Einfluß von K$^+$ auf das isolierte Rattenzwerchfell.* Linkes Zwerchfell-Phrenicuspräparat, Reizfrequenz 8/min. Modifizierte Tyrodelösung (K$^+$-Gehalt 10,5 mg-%). Nach 1 Std 20 min Zugabe von 5mal je 5 mg K$^+$ in Abständen von je 10 min. Bis zu einer Konzentration von 25,5 mg-% K$^+$ erfolgt geringe Verbesserung der Kontraktionshöhe; schon bei 30,5 mg-% K$^+$, noch deutlicher aber bei 35,5 mg-% K$^+$ nimmt die Zuckungsgröße ab. Nach dem Auswaschen mit modifizierter Tyrodelösung tritt wieder schnelle Erholung ein.
[Nach TAUGNER, TAUGNER, LOHMÜLLER und FLECKENSTEIN (1949).]

daher die Erregbarkeit rasch herabgesetzt. In Versuchen von OVERTON (1904) trat z. B. am isolierten Nerv-Muskelpräparat vom Frosch in Anwesenheit normaler Ca^{++}- und Na$^+$-Mengen schon bei 0,05—0,065% KCl (= 26—34 mg-% K$^+$) eine Lähmung der neuromuskulären Überleitung ein. Die Erregungsfortpflanzung im Muskel selbst wurde bei 0,08% KCl (= 42 mg-% K$^+$) aufgehoben. OVERTON sprach daher von einem „curareartigen" Kaliumeffekt, d. h. von einer bevorzugten Wirkung von K$^+$ auf die Endplatten. Auch LOCKE (1905) fand als lähmende Grenzkonzentration für den indirekt gereizten, isolierten M. sartorius 0,04—0,05% KCl (= 21 bis 26 mg-% K$^+$). Die erregungshemmenden K$^+$-Konzentrationen liegen noch tiefer, wenn die Na$^+$- und Ca^{++}-Werte gleichzeitig vermindert sind (OVERTON 1904). DULIÈRE und HORTON (1929) sowie HORTON (1930) haben in diesem Zusammenhang auf die Möglichkeit einer spontanen K$^+$-Lähmung bei isolierten Froschmuskeln aufmerksam gemacht. Hier kann es infolge der Präparation oder nach anderen experimentell gesetzten Noxen zu K$^+$-Austritten aus dem Faserinneren kommen; dabei steigt das extracelluläre K$^+$ über die lähmenden Konzentrationen an. Durch Waschung mit Ringerlösung läßt sich in solchen Fällen die Erregbarkeit rasch restituieren.

In eigenen Versuchen [TAUGNER, TAUGNER, LOHMÜLLER und FLECKENSTEIN (1949)] am isolierten Zwerchfell-Phrenicuspräparat der Ratte wurde zunächst bei gleichbleibender Reizfrequenz die K$^+$-Konzentration der Ausgangslösung (10,5 mg-% K$^+$) jeweils in einem zeitlichen Abstand von 5 bis 10 min um je 5 mg-% K$^+$ gesteigert. Bis zu einem Wert von 25,5 mg-% K$^+$

traten dabei an frisch präparierten Zwerchfellen nur unbedeutende Veränderungen ein: Bei langsamer Reizfrequenz (8/min) war in dem Konzentrationsbereich von 20—25 mg-% K⁺ die Kontraktionshöhe oft geringfügig verbessert; bei rascher Frequenz (48/min) blieb sie von 10,5—25,5 mg-% K⁺ meist gleich. Schon bei 30,5 mg-% K⁺ nahm dann aber die Zuckungshöhe in den meisten Fällen merklich ab (vgl. Abb. 2 und 3). Bei 35,5 mg-% K⁺ trat diese Verschlechterung der Muskeltätigkeit regelmäßig auf; schon innerhalb weniger Minuten können solche Zwerchfell-Phrenicuspräparate hochgradig adynam werden. Bei 40,5 mg-% K⁺ wurden die Präparate noch schneller und intensiver in ihrer Tätigkeit gehemmt (vgl. Abb. 4, Zwerchfell A). Eine weitere Erhöhung führt in allen Fällen sehr rasch zu Unerregbarkeit. Wäscht man jetzt mit einer Lösung von normalem K⁺-Gehalt (10,5 mg-% K⁺) aus, so erfolgt prompt Erholung und in den

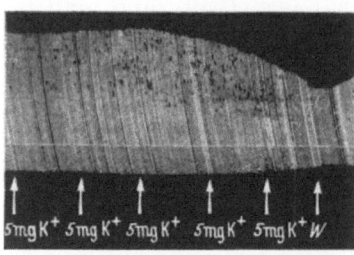

Abb. 3. *Einfluß von K⁺ auf das isolierte Rattenzwerchfell.* Dasselbe Präparat wie in Abb. 2. Wiederholung des gleichen Versuchs 1 Std später, doch Abstand zwischen den einzelnen K⁺-Gaben von nur je 5 min: Das Zwerchfell reagiert wieder in derselben Weise. [Nach TAUGNER, TAUGNER, LOHMÜLLER und FLECKENSTEIN (1949).]

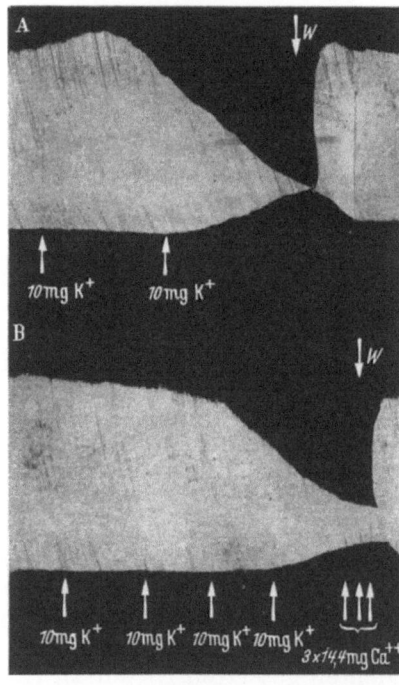

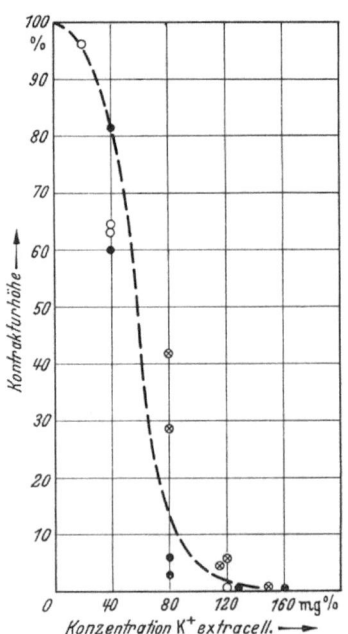

Abb. 4.   Abb. 5.

Abb. 4. *Kaliumlähmung des isolierten Rattenzwerchfells.* Doppeltes Zwerchfell-Phrenicuspräparat. Reizfrequenz 40/min. Modifizierte Tyrodelösung mit einem K⁺-Gehalt von 20,5 mg-%. Oben linkes Zwerchfell A: normaler Ca⁺⁺-Gehalt von 7,2 mg-%. Unten rechtes Zwerchfell B: erhöhter Ca⁺⁺-Gehalt von 21,6 mg-%. Zu beiden Präparaten werden in Abständen von je 5 min je 10 mg-% K⁺ bis zum Eintritt der K⁺-Lähmung zugegeben. Bei normalem Ca⁺⁺-Gehalt (Zwerchfell A) erfolgt Abfall der Kontraktionshöhe bis zur Unerregbarkeit bei 40,5 mg-% K⁺. Bei dem erhöhten Ca⁺⁺-Gehalt von 21,6 mg-% (Zwerchfell B) tritt der Abfall erst bei 60,5 mg-% K⁺ ein. Weiterer Zusatz von 3mal 14,4 mg Ca⁺⁺ bei Zwerchfell B bis auf eine Gesamtkonzentration von 65 mg-% Ca⁺⁺ verhindert die völlige Lähmung. Auswaschen mit K⁺-freier modifizierter Tyrodelösung verursacht in beiden Fällen prompte Erholung. [Nach TAUGNER, TAUGNER, LOHMÜLLER und FLECKENSTEIN (1949).]

Abb. 5. Hemmung der Acetylcholin- und Nicotinkontraktur durch Steigerung der extracellulären K⁺-Konzentration. Kontrakturhöhen ausgedrückt in Prozent der Kontrakturhöhe des paarigen Kontrollmuskels in Ringerlösung. ○ M. rectus (Acetylcholin 1:10000); ● M. gastrocnemius (Acetylcholin 1:10000); ⊗ M. rectus (Nicotin 1:2000). [Nach FLECKENSTEIN und HERTEL (1947).]

meisten Fällen wird innerhalb weniger Minuten die frühere Zuckungshöhe wieder erreicht. Der Leistungsabfall des Zwerchfell-Phrenicuspräparats tritt also in einem Konzentrationsbereich ein, der nur wenig über den K^+-Werten liegt, die auch den Froschmuskel lähmen. Dieser Abfall der Leistung dürfte auch am Zwerchfell zunächst in einer Verschlechterung der neuromuskulären Überleitung begründet sein. *Die zur Adynamie führende extracelluläre K^+-Konzentration liegt also erstaunlich niedrig. Bei einer Verdoppelung der normalen K^+-Werte im Säugetierplasma können bereits die lähmenden Grenzkonzentrationen erreicht werden.*

Ähnlich wie Na^+-Entzug führt eine K^+-Zunahme auch zu einer Hemmung der Muskelkontrakturen nach Acetylcholin, Nicotin, Coniin und Veratrin [FLECKENSTEIN und HERTEL (1947)]. Abb. 5 gibt Versuche am Froschrectus wieder, die die Herabsetzung des Acetylcholin- und Nicotineffektes durch steigende K^+-Konzentrationen gut erkennen lassen. Die Milieubedingungen der „Erregungskontrakturen" sind also im Grunde genommen ähnlich wie für die gewöhnliche Muskelkontraktion nach elektrischer Reizung. Abwesenheit von K^+ beeinträchtigt dagegen die Kontraktion und Erregbarkeit zunächst nicht; solche Muskeln sind jedoch nicht zu Dauerleistungen befähigt. In Kap. IV wird die Notwendigkeit von K^+ für die Erholungsprozesse im Muskel behandelt.

c) Die Wirkung veränderter extracellulärer Calciumkonzentrationen.

Wie LOCKE (1894) zuerst fand, verliert ein Nerv-Muskelpräparat vom Frosch in reiner NaCl-Lösung reversibel seine indirekte Erregbarkeit; bei Zusatz von Ca^{++}-Salzen kehrt die Erregbarkeit rasch zurück. Auch das isolierte, über den N. phrenicus gereizte Zwerchfell der Ratte wird in Abwesenheit von $CaCl_2$ innerhalb von 10—15 min gelähmt. Durch $CaCl_2$ läßt sich auch hier die Funktion fast vollständig restituieren. Nach Untersuchungen von DEL CASTILLO und STARK (1952) sowie von DEL CASTILLO und ENGBAEK (1954) scheinen die Ca^{++}-Ionen vor allem für die Acetylcholinfreisetzung an den motorischen Nervenendigungen nötig zu sein. Entsprechend den am Froschmuskel bekannten Verhältnissen sind Zwerchfelle in Ca^{++}-freier Lösung besonders K^+-empfindlich; in Abwesenheit von Ca^{++}-Ionen tritt bereits bei 30—35 mg-% K^+ eine vollständige Lähmung ein. Die Erhöhung der $CaCl_2$-Konzentration auf 40—60 mg-% (14,4—21,6 mg-% Ca^{++}) hat den umgekehrten Effekt; sie läßt die K^+-Lähmung erst bei einer Konzentration von 50—60 mg-% K^+ in Erscheinung treten (vgl. Abb. 4, Zwerchfell B).

Besonderes Interesse verdienen auch neuere Untersuchungen über den Antagonismus zwischen Ca^{++}- und Mg^{++}-Ionen: Während Ca^{++}-Ionen die Acetylcholinproduktion der motorischen Nervenfasern zu fördern scheinen, besitzen die Mg^{++}-Ionen den entgegengesetzten Effekt (DEL CASTILLO und ENGBAEK 1954). Ein Überwiegen von Mg^{++} führt daher zum neuromuskulären Block. Die Acetylcholinproduktion der Nervenfasern hängt offenbar von dem richtigen Verhältnis Ca^{++}/Mg^{++} ab. Auch im durchströmten oberen Cervicalganglion wird die Acetylcholinfreisetzung durch Ca^{++}- und Mg^{++}-Ionen im entgegengesetzten Sinn beeinflußt (HUTTER und KOSTIAL 1954).

Die Symptome des Ca^{++}-Mangels äußern sich wohl hauptsächlich an den motorischen Nervenendigungen, doch sind auch direkte Effekte des Ca^{++}-Entzuges auf die Muskelfasern anzunehmen. Ca^{++}-Mangel führt zur

Quellung der Fasern und setzt im Froschmuskel [DENTON (1948)] sowie besonders am Froschherzen [MINES (1913)] bzw. am Warmblütermyokard die Kontraktilität herab.

Die ältere Literatur über die Bedeutung „physiologisch äquilibrierter" K^+-, Na^+ und Ca^{++}-Konzentrationen in der extracellulären Flüssigkeit für den normalen Ablauf der Nerven- und Muskelfunktion ist besonders von HÖBER (1926, 1927) zusammenfassend dargestellt worden. Eine neue Übersicht über die Funktionen von Ca^{++} wurde von BRINK (1954) gegeben. Eine breitere Besprechung an dieser Stelle erübrigt sich daher.

II. Die Muskeladynamie bei Nebennierenrindeninsuffizienz und ihre Beziehungen zur experimentellen Kaliumlähmung.

Die vorausgegangenen Befunde lassen sich so zusammenfassen, daß der Muskel nur dann zur Abgabe mechanischer Energie befähigt ist, wenn das Verhältnis von K^+ zu Na^+ im Extracellulärraum umgekehrt ist wie im Innern der Faser: Im Innern ist K^+ akkumuliert und dafür nur ganz wenig Na^+ vorhanden, im Extracellulärraum muß dagegen Na^+ dominieren. Von den Säugetieren bis zum Muskel niederer Tiere und Meeresmuscheln gibt es von dieser typischen Kationenverteilung keine Ausnahmen. Nach Verlust der Nebennierenrinde treten jedoch beim Wirbeltier schwere Abweichungen von diesem Normalzustand ein: Etwa gleichzeitig mit der einsetzenden Adynamie steigt der K^+-Spiegel im Blut an, während die Na^+-Werte sinken. *Die Frage liegt daher nahe, ob die bei Nebennierenrindeninsuffizienz festgestellten Veränderungen im Na^+- und K^+-Gehalt des Plasmas quantitativ ausreichend sind, um als unmittelbare Ursache der Adynamie gelten zu können.*

a) Die extracellulären K^+- und Na^+-Konzentrationen bei Nebennierenrindeninsuffizienz.

Die typische Abnahme der Na^+-Werte im Blut nach Adrenalektomie ist zuerst von BAUMANN und KURLAND (1927), später von LOEB und Mitarbeitern (1933) sowie von HARROP und Mitarbeitern (1933) beschrieben worden. Die Reduktion der Na^+-Werte erreichte jedoch nie die oben mitgeteilten lähmenden Grenzkonzentrationen. BAUMANN und KURLAND fanden z.B. bei 11 nebennierenrindeninsuffizienten Katzen eine Reduktion des Na^+ im Plasma von 375 mg-% auf 320 mg-%. Bei Ratten beobachteten VERZÁR und LASZT (1939) einen Abfall von 360 mg-% Na^+ auf 250 mg-% Na^+ im Mittel. HELVE (1940) teilte ein Absinken von 321 mg-% auf durchschnittlich 300 mg-% Na^+ mit. Addisonkranke sollen in extremen Fällen bis um 50% erniedrigte Na^+-Werte aufweisen können; aber auch diese Reduktion genügt — beurteilt nach den Ergebnissen am isolierten Zwerchfell — noch keineswegs, um eine Adynamie bis zur Unerregbarkeit zu erzeugen.

Vergleicht man dagegen die am isolierten Rattenzwerchfell ermittelten lähmenden K^+-Konzentrationen mit den K^+-Werten, die bei Nebennierenrindeninsuffizienz im Plasma gefunden werden, so ergibt sich eine überraschende Übereinstimmung. BAUMANN und KURLAND (1927) beobachteten als erste die nach doppelseitiger Adrenalektomie einsetzende K^+-Erhöhung; sie fanden bei 11 Katzen im Plasma vor der Operation im Mittel 19,0 mg-% K^+, nachher 28,0 mg-% K^+. In Versuchen von ZWEMER und SULLIVAN (1934) zeigten normale Katzen im Serum 15—22 mg-% K$^+$, bei nebennierenlosen Tieren (22 Bestimmungen) stieg dagegen das K$^+$ auf 34,7 mg-% an; in späteren Stadien der Insuffizienz wurden noch höhere Werte gefunden. In einer Versuchsreihe von TRUSZKOWSKI und ZWEMER (1936) war bei 19 männlichen Katzen der Mittelwert für K$^+$ im Plasma 19,3 mg-% (Streuung 14 bis 23,1 mg-%); nach bilateraler Adrenalektomie nahm das K$^+$ des Plasmas innerhalb von 3 Tagen bis auf 36,4 mg-% zu. Die höchsten Werte, die am Tage des Todes oder am Tage vorher gefunden wurden, waren bei 2 Tieren 44,4 mg-% bzw. 45,7 mg-% K$^+$. URECHIA, BENETATO und RETEZEANU (1935) teilten ähnliche K$^+$-Erhöhungen bei Katzen mit. Bei Menschen (24 sichere Addisonkranke) gaben MARANON und COLLAZO (1935) 31,1 mg-% K$^+$ im Plasma als Mittelwert aus 33 Bestimmungen an; die bei 3 komatösen Kranken gefundenen Werte lagen mit 49,5 mg-%, 37,4 mg-%, 48,9 mg-% K$^+$ noch wesentlich höher. Der Mittelwert von HELVE (1940) bei 12 adrenalektomierten Ratten war 43 mg-% K$^+$ (Streuung 34—51 mg-% K$^+$); 8 normale Tiere hatten im Mittel 27 mg-% K$^+$ (Streuung 21—30 mg-% K$^+$).

Es kann nach unseren Versuchen am isolierten Zwerchfell-Phrenicuspräparat kaum ein Zweifel sein, daß die hohen K$^+$-Werte im Plasma nebennierenrindeninsuffizienter Tiere schon für sich allein zur Erklärung der Muskeladynamie genügen; die gleichzeitige Erniedrigung der Na$^+$-Werte kann diese lähmenden K$^+$-Wirkungen noch begünstigen [vgl. OVERTON (1904)]. Dies ergab sich auch in Untersuchungen von VÖGTLI (1950).

b) Die Beseitigung der Muskeladynamie bei Nebennierenrindeninsuffizienz durch Normalisierung der extracellulären K$^+$-Konzentration.

Wenn die Adynamie bei Nebennierenrindeninsuffizienz auf einer K$^+$-Lähmung beruht, so müssen die Muskeln aus adynamen, adrenalektomierten Tieren ihre Leistungsfähigkeit wieder erhalten, wenn sie isoliert und außerhalb des Organismus in ein normales K$^+$-armes Milieu gebracht werden. Derartige Versuche wurden an adrenalektomierten weißen Ratten von TAUGNER, TAUGNER, LOHMÜLLER und FLECKENSTEIN (1949) durchgeführt.

Tabelle 1. *Überblick über 5 genau getestete Tiere.*

Nr.	Gewicht Geschlecht	Insuffizienzsymptome				Zeitpunkt der Zwerchfellpräparation nach Adrenalektomie	Zeitpunkt des völligen Muskelversagens im Massetertest	Arbeitszeit der isolierten Zwerchfelle
		Durchfall	Erythrocyten im mm^3	Schlafzeit nach Avertin	Adynamie			
1	180 g ♀	+	9,5 Millionen	Kein Erwachen	+++	4 Tage	—	4 Std 25 min
2	185 g ♀	+	10,8 Millionen	22 min	+++	5 Tage	—	7 Std 15 min
3	170 g ♀	(+)	—	12 min [7 sec]	+++	3 Tage	nach 5 min	4 Std
4	120 g ♂	++	—	16 min [52 sec]	+++	4 Tage	nach 14 min	nach 3 Std bei guter Leistung abgebrochen
5	125 g ♂	(+)	—	15½ min [52 sec]	+++	9 Tage (nach Atemstillstand isoliert)	nach 24 min	10 Std

[ ] = Werte vor Adrenalektomie: Die Avertinschlafzeit wurde nach der Methode von EICHHOLTZ, HOTOVY, COLLISCHONN und KNAUER (1949) ermittelt.

Die Testierung der Adynamie erfolgte dabei nach der Methode von EICHHOLTZ, HOTOVY und ERDNISS (1949) am elektrisch gereizten M. masseter in situ. Während die Leistung der Kaumuskulatur bei normalen Ratten über viele Stunden gleichmäßig bleibt, kommt es in der adynamischen Krise in wenigen Minuten zur Erschöpfung. Auf dem Höhepunkt der adynamischen Krise — kurz vor dem zu erwartenden Tod — wurden dann Zwerchfell und Phrenicus isoliert und nach der Methode von BÜLBRING (1946) in einer modifizierten Tyrodelösung (mit 352 mg-%

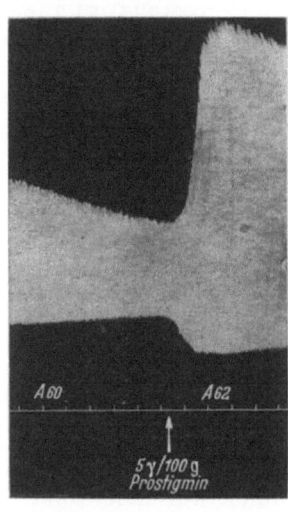
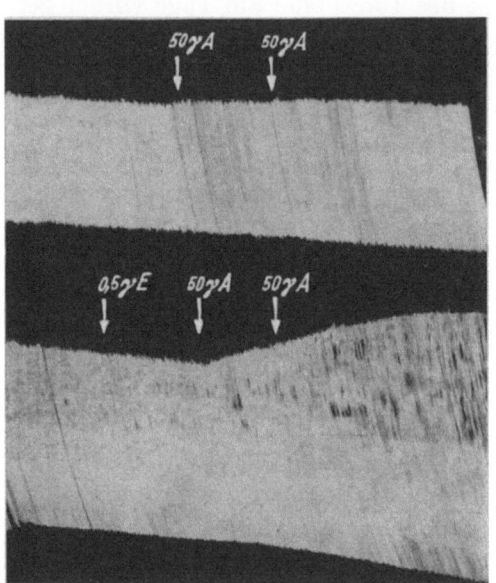

Abb. 6. Myogramm der Mm. masseter der Ratte nach Prostigmin. Reizfrequenz: 1 Hz (Induktorium). Zeitschreibung: Minuten. A Atmungsfrequenz je Minute. [Nach HOTOVY und ERDNISS (1949).]

Abb. 7. Doppeltes Zwerchfellphrenikuspräparat einer normalen Ratte. Reizfrequenz 40/min. Unten: Linke Zwerchfellhälfte. Nach 2 Std Tätigkeit verursachen $2 \times 50 \gamma$ Adrenalin in Gegenwart von $0,5 \gamma$ Eserin deutlichen Anstieg der Zuckungshöhe. Oben: Rechte Zwerchfellhälfte. Ohne Eserin ist die Adrenalinwirkung unbedeutend. [Nach TAUGNER und FLECKENSTEIN (1949).]

Na^+ und 10,5 mg-% K^+) indirekt gereizt. In einigen Fällen wurden die Präparate erst nach dem eingetretenen Atemstillstand gewonnen. *Das wesentlichste Ergebnis dieser Untersuchungen war, daß Zwerchfelle aus völlig adynamen Tieren in der Lösung mit normalem K^+-Gehalt die volle Arbeitsfähigkeit für viele Stunden wiedergewinnen.* Auffällige Unterschiede gegenüber Zwerchfell-Phrenicuspräparaten aus normalen Ratten waren nicht feststellbar; auch die Überlebenszeit nach der Präparation und die Zuckungshöhe waren unverändert. In Tabelle 1 ist als Beispiel ein Überblick über 5 genau getestete Tiere gegeben, deren Zwerchfelle — im terminalen Stadium isoliert — außerhalb des Organismus wieder gut funktionstüchtig wurden. Unabhängig von uns fanden auch RAMEY, GOLDSTEIN und LEWINE (1950) in Ringerlösung *keine* Leistungsunterschiede zwischen den isolierten Zwerchfellen bzw. der isolierten Bauchmuskulatur aus normalen und adrenalektomierten Ratten.

Als weiteres wichtiges Symptom der Nebenniereninsuffizienz kann eine verminderte Ansprechbarkeit auf muskel- bzw. endplattenwirksame Pharmaka gelten: Die Masseterkontraktionen normaler Ratten werden z. B. durch 1,5—5 γ Prostigmin/100 g i.v. regelmäßig um das 2—3fache gesteigert [EICHHOLTZ, HOTOVY und ERDNISS (1949)]; vgl. Abb. 6. Auch

Eserin und Adrenalin zeigen unter Umständen sehr deutliche kontraktionsverstärkende Effekte. Dagegen reagiert die Kaumuskulatur nebennierenloser, adynamer Ratten auf die gleichen Stoffe in der Regel überhaupt nicht [NEUKAMM (1948)]. Auch diese pharmakologisch interessanten Kriterien der Nebenniereninsuffizienz verschwinden in Ringerlösung: An isolierten Zwerchfellen aus völlig adynamen Ratten wirken dann Prostigmin, Adrenalin und Eserin ebenso wie an Zwerchfellen aus normalen Tieren.

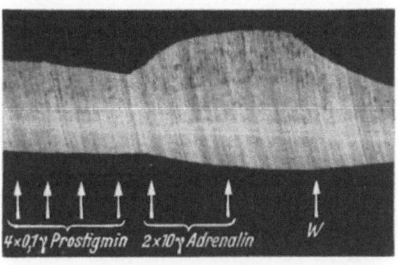

Der Effekt kleinster Mengen Eserin oder Prostigmin besteht am isolierten Zwerchfell normaler Ratten darin, eine nachfolgende, an sich kaum wirksame Adrenalingabe zu potenzieren (vgl. Abb. 7). Genau das gleiche Phänomen am isolierten Zwerchfell einer adrenalektomierten Ratte ist in Abb. 8 wiedergegeben (nach 6 Std Tätigkeit bei einer Reizfrequenz von 40/min!). Dieses Zwerchfell wurde 9 Tage nach der Nebennierenexstirpation aus einem sterbenden Tier nach dem spontanen Atemstillstand herauspräpariert.

Abb. 8. Linkes Zwerchfellphrenicuspräparat einer nebennierenrindeninsuffizienten Ratte (Tier Nr. 5). Reizfrequenz 40/min. Nach 6 Std Tätigkeit steigt nach 2 Gaben von je 10 γ Adrenalin — in Gegenwart von 0,4 γ Prostigmin — die Arbeitskurve an. Nach dem Auswaschen Rückkehr zur Norm. [Nach TAUGNER, TAUGNER, LOHMÜLLER und FLECKENSTEIN (1949).]

Auch die pharmakologischen Reaktionen der nach Adrenalektomie adynamen Muskulatur kehren also bei einem normalen K^+-Gehalt des Extracellulärraums weitgehend zur Norm zurück.

c) Weitere Hinweise auf extramuskuläre Ursachen der Adynamie bei Nebenniereninsuffizienz.

Das Versagen der Muskulatur in der adynamischen Krise kommt also offenbar nicht in erster Linie durch eine akute Störung des Muskelstoffwechsels, sondern durch den Anstieg des extracellulären K^+ zustande. *Die kritische Adynamie wird dabei dem Muskel von außen aufgezwungen.* Unsere Ergebnisse stehen damit in voller Übereinstimmung mit der Auffassung von HASTINGS und COMPERE (1931), ZWEMER und SULLIVAN (1934), ZWEMER und TRUSZKOWSKI (1936), MARANON und COLLAZO (1935), NILSON (1937), die in dem extracellulären K^+-Anstieg das Hauptsymptom der Nebennierenrindeninsuffizienz sahen; so konnten bereits ZWEMER und TRUSZKOWSKI (1936) zeigen, daß alle typischen Symptome der Nebenniereninsuffizienz (Abmagerung, Muskelschwäche, niederer Blutzucker, niederes Blut-Na^+, hoher Rest-N-Wert, degenerative Nierenveränderungen, Tod durch Herzstillstand in Diastole) an sonst gesunden Tieren reproduziert werden können, wenn man den K^+-Gehalt des Plasmas durch K^+-Salzinfusionen für einige Zeit auf einem Wert von 30—40 mg-% hält. Ähnliche Befunde wurden auch von MILLER und DARROW (1940a) an Ratten erhoben, deren Plasma-K^+ durch KCl-Injektionen erhöht war; solche Tiere gerieten schon nach wenigen Minuten Schwimmen in einen Zustand völliger Erschöpfung.

Die Abnahme der extracellulären Na^+-Werte bei Nebenniereninsuffizienz dürfte dagegen nach unseren Versuchen für das Muskelversagen erst indirekt von Bedeutung sein. Die hervorragende Wirkung der NaCl-Therapie bei Nebenniereninsuffizienz [vgl. ROGOFF und STEWART (1928), BANTING und GAIRNS (1926), MARINE und BAUMANN (1927), COREY (1927), LOEB und Mitarbeiter (1933), HARROP und Mitarbeiter (1933), SWINGLE und Mitarbeiter (1934)] erklärt sich wohl am besten durch ein

Zurückdrängen der antagonistischen K^+-Ionen. Beim Auffüllen des extracellulären Raumes mit NaCl-haltiger Flüssigkeit wird die extracelluläre K^+-Konzentration wieder erniedrigt und die K^+-Ausscheidung durch die Niere steigt an. Ohne NaCl-Zufuhr vermögen adrenalektomierte Tiere ihre K^+-Werte im Serum nicht einzuregulieren [NILSON (1937)]. Außerdem beseitigt Kochsalz die Kollapsbereitschaft des nebennierenrindeninsuffizienten Organismus, was sich wohl ebenfalls günstig auf die Muskelleistung auswirkt. Im Masseterversuch kann bei adynamen Ratten allein die Injektion einer NaCl-Lösung (z. B. 5 ml Tyrodelösung intraperitoneal) die abgesunkene Muskeltätigkeit wieder verbessern, während Adrenalin, Prostigmin sowie künstliche Sauerstoffbeatmung ohne Effekt sind [NEUKAMM (1948)]. Durch Verabreichung von NaCl, Na^+-Citrat und K^+-Reduktion in der Nahrung (auf unter 200 mg K^+/Tag) können adrenalektomierte Hunde nach Ergebnissen von ALLERS und KENDALL (1937) sogar monatelang ohne Hormon am Leben gehalten werden. Ähnliches gilt für adrenalektomierte Ratten [INGLE (1940)], doch läßt sich die Arbeitsfähigkeit ohne Hormon nur teilweise restituieren. Umgekehrt kann ein extremer Na^+-Mangel bei Mensch und Tier unter Umständen Symptomenbilder verursachen, die einer Nebennierenrindeninsuffizienz sehr ähnlich sind; entscheidend dürfte auch hierbei ein K^+-Anstieg im Extracellulärraum sein. Manches spricht dafür, daß ein wesentlicher Funktionsausfall nach Entfernung der Nebennieren in den Tubuli der Niere zu suchen ist, die die Fähigkeit verlieren, K^+ auszuscheiden und Na^+ rückzuresorbieren [vgl. hierzu HARRISON und DARROW (1939), WIRZ (1945)]. Vielleicht ist auch die Leber in ihrem Mineralstoffwechsel gestört.

Sicherlich sind noch viele Fragen über den Mechanismus der extracellulären K^+- und Na^+-Regulation bzw. über das Wesen der Regulationsstörung bei Nebennierenrindeninsuffizienz ungeklärt. Über die entscheidende Abhängigkeit der Muskelfunktion von den extracellulären K^+- und Na^+-Konzentrationen kann jedoch heute kein Zweifel mehr bestehen. Es ist befriedigend, daß sich die klinische Nebennierenrindenforschung und die Muskelphysiologie bzw. Muskelpharmakologie in dieser Erkenntnis gut ergänzen.

III. Die Kalium- und Natriumverschiebungen bei der Erregung und Kontraktion.

Als OVERTON zum erstenmal bemerkte, daß ein Muskel bei Entzug des Na^+ seine Erregbarkeit und Kontraktilität verliert, da ging er — wie er 1902 schreibt — für einige Stunden ins Freie, um über das dargebotene Rätsel nachzusinnen. Und er kam zurück mit der Vermutung, *„daß bei der Kontraktion bzw. bei der Erregungsleitung ein gewisser Austausch zwischen den Kationen, die sich im Innern der Muskelfasern befinden (also am wahrscheinlichsten von K^+-Ionen) und den Na^+-Ionen in der die Muskelfasern umspülenden Lösung stattfinden müsse"*. Dieser Austausch und damit die Kontraktion würde unmöglich, wenn keine extracellulären Na^+-Ionen für den Eintritt ins Innere der Fasern mehr zur Verfügung stünden oder wenn durch Erhöhung der extracellulären K^+-Werte der K^+-Austritt aus dem Innern erschwert oder vereitelt würde. Die Lähmung durch Na^+-Entzug sowie durch extracelluläre K^+-Erhöhung wurde so zum erstenmal aus einer einzigen Vorstellung heraus verständlich.

a) Der Austausch von K^+ und Na^+ bei der normalen Muskeltätigkeit.

Es ist heute gesichert, daß bei jeder Kontraktion K^+-Ionen von der erregten Muskelfaser nach außen abgegeben werden. ERNST und SCHEFFER fanden 1928 als erste an durchströmten Froschgastrocnemien einen K^+-Verlust bis zu 50%, wenn die Muskeln 5—6 Std lang direkt gereizt wurden; bei Kontrollmuskeln im Ruhezustand gingen dagegen in der gleichen Zeit nur 6—15% K^+ verloren. Auch andere Autoren wie FENN und COBB (1936), BUREAU (1937), SOMOGYI und VERZÁR (1941a) kamen zu prinzipiell ähnlichen Ergebnissen. Bei indirekter Reizung des Froschmuskels wird ebenfalls K^+ freigesetzt [BUREAU (1937); FENN (1937a)]. Die K^+-Verarmung erreichte jedoch bei diesen Versuchen nie das bei direkter Reizung beobachtete Ausmaß. Dieser Umstand erklärt die negativen Befunde der ersten Untersucher (ERNST und CSUCS (1929); MOND und NETTER (1930); FENN und COBB (1936)].

Besonders eingehend wurde die K^+-Abgabe an der tätigen Muskulatur von Warmblütern (Ratten, Hunden, Katzen und Kaninchen) studiert. Schon bei angestrengter spontaner Arbeit kommt es z. B. in der Beinmuskulatur schwimmender Ratten zu einer sicheren K^+-Abnahme [FENN (1937b)]. Weit stärkere Veränderungen zeigten sich bei indirekter elektrischer Reizung; hier können nach Beobachtungen an Katzen und Ratten 15—20% des Muskelkaliums im Austausch gegen eintretendes Natrium verloren gehen [FENN (1938a); FENN (1940); FENN, COBB, MANERY und BLOOR (1938); TIPTON (1938)]. Gleichzeitig mit der Freisetzung von K^+-Ionen steigt der Wasser- und Chloridgehalt der Muskulatur an. Der Gewinn an Wasser und Chlorid beruht jedoch nach Befunden von HEPPEL (1940a) auf einer Zunahme der extracellulären Flüssigkeit, die unabhängig von den K^+-Verschiebungen eintritt. Die Zunahme an Wasser und Chlorid war daher schon 5 min nach Einsetzen der Reizung maximal, während die K^+-Werte der Muskeln mit der Reizdauer weiter absanken und erst nach 30 min ein Minimum erreichten.

Der Kaliumaustritt ist der Größe der Kontraktionsarbeit im allgemeinen proportional. Bei rhythmischer Tätigkeit (8 Reize/sec) sind jedoch die K^+-Verluste stärker als bei tetanischen Kontraktionen [FENN (1937a); FENN (1938a)]. Bei Katzen konnte der K^+-Verlust der arbeitenden Muskulatur durch $CaCl_2$- oder Cortininjektionen etwas gesenkt werden [TIPTON (1938)]. Lähmende Dosen von Curare unterdrückten dagegen bei indirekter Reizung die K^+-Austritte aus der Muskulatur vollständig.

Ein Teil des freigesetzten K^+ gelangt rasch in den Kreislauf. Schon unmittelbar nach Reizbeginn steigt daher der K^+-Spiegel des abfließenden Venenblutes an. Versuche von WOOD, COLLINS und MOE (1939) am M. gastrocnemius des Hundes und von FENN, KOENEMANN, FAVATA und SHERIDAN (1940) bzw. SOMOGYI und VERZÁR (1941b) am M. gastrocnemius der Katze führten in diesem Punkt zu gut übereinstimmenden Resultaten. Nach eigenen Beobachtungen an der Katze [FLECKENSTEIN (1950c)] geht das Plasma-K^+ in der V. femoralis schon 10 sec nach Beginn der Ischiadicusreizung steil in die Höhe; im Laufe von 1 min werden nicht selten Werte über 30 mg-% K^+ erreicht (vgl. Abb. 9). Ebenso rasch erfolgt die Rückkehr des K^+-Spiegels zur Norm nach Beendigung der Tätigkeit. Das Plasma-K^+ des ungereizten Beines bleibt dagegen fast unverändert.

Die vorliegenden Befunde machen verständlich, warum bei jeder schweren Muskelarbeit eine Erhöhung des gesamten Blut-K^+ eintreten kann. Die ersten Beobachtungen am Menschen wurden von EWIG und WIENER (1928) mitgeteilt; diese Autoren fanden bei stärkster Arbeit eine K$^+$-Zunahme von 25—50% des Ruhewertes. Relativ hohe K$^+$-Anstiege wurden vor allem bei experimentell gesetzten Krämpfen gesehen [PHILIPPOT und DALLEMAGNE (1948)]. Dagegen sinkt der K$^+$-Spiegel bei voller Muskelruhe in der Narkose unter die Norm [LARSON und BREWER (1939)]. Abgesehen von Krampf und Narkose, können auch weniger drastische Veränderungen der motorischen und psychischen Reaktionslage bei Hund, Katze und Kaninchen zu typischen Schwankungen des K$^+$-Spiegels führen; selbst Schlafen und Wachen kann sich so unter Umständen in den K$^+$-Werten des Blutes widerspiegeln [CLOETTA, FISCHER und VAN DER LOEFF (1934)].

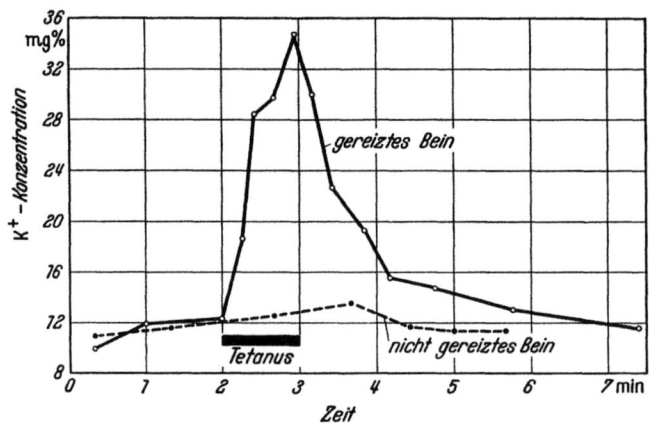

Abb. 9. K$^+$-Abgabe des M. gastrocnemius der Katze bei tetanischer Reizung des N. ischiadicus. Bestimmung des Plasmakaliums im abfließenden Blut der V. femoralis. Anstieg des Plasma-K$^+$ innerhalb 1 min auf 35 mg-%, anschließend rascher Abfall. Der K$^+$-Gehalt im Plasma des Venenblutes aus dem ungereizten Bein ändert sich nicht. Katze, ♂, 3,6 kg, Belastung des M. gastrocnemius mit 2000 g. N. peronaeus durchschnitten. Venen aus anderen Muskelgebieten nach Möglichkeit unterbunden. [Nach FLECKENSTEIN (1950c).]

Wesentlich ist, daß die K$^+$-Abgabe unabhängig von der Milchsäurebildung verläuft. Dementsprechend erhöht sich der Milchsäurespiegel langsamer als der K$^+$-Spiegel und bleibt auch nach Abschluß der Arbeit und der K$^+$-Abgabe noch längere Zeit über den Normalwerten. Im gleichen Sinne spricht auch, daß man durch Vergiftung des Muskels mit Monojodessigsäure die Milchsäurebildung unterdrücken kann, ohne die K$^+$-Freisetzung zu beeinträchtigen [FENN, KOENEMANN, FAVATA und SHERIDAN (1940); HEPPEL (1940); SOMOGYI und VERZÁR (1941a)]. Die K$^+$-Freisetzung muß also in der Kette rasch aufeinanderfolgender Reaktionen, die sich bei der Erregung und Kontraktion des Muskels abspielen, zeitlich *vor* den Prozeß der Milchsäurebildung eingeordnet werden. Tatsächlich steht die Kaliumverschiebung ganz am Anfang; dies läßt sich vielleicht am klarsten bei galvanischer Durchströmung des Kaltblütermuskels erkennen. Hier werden im Bereich der Kathode K$^+$-Ionen aus dem Zellinnern in Richtung des Stromflusses nach außen übergeführt [Bureau (1937)]. Die Muskelfasern reagieren dabei unter der Kathode mit einer reversiblen Dauerverkürzung („Kathodenwulst"). Der kontrahierte Zustand besteht solange, wie der Strom fließt und verschwindet sofort nach der Abschaltung. Die K$^+$-Freisetzung ist also offenbar nicht Folge oder Begleiterscheinung, sondern tatsächlich der entscheidende Initialprozeß.

Die Abgabe von K$^+$-Ionen vollzieht sich bei der normalen Muskelkontraktion, wie schon OVERTON *vermutete, im Austausch gegen extracelluläre*

Na^+-Ionen [ERNST und SCHEFFER (1928), TIPTON (1938), STEINBACH (1947), FENN und Mitarbeiter u. a.). Bei erschöpften Muskeln kann daher das „Fasernatrium" bis um 100% erhöht sein [MALORNY und NETTER (1937)]. STEINBACH faßte die bis 1947 vorliegenden Befunde dahingehend zusammen, daß bei sorgfältiger Bestimmung von K^+ und Na^+ in jedem Fall bei der Erregung ein Austausch in annähernd äquivalenten Mengen gefunden werden konnte.

Die Bestimmung des in die Faser eintretenden Na^+ ist nicht so einfach wie die Bestimmung der K^+-Verluste; denn in gereizten Muskeln ist — erkennbar an dem Wasser- und Chloridgewinn — auch die extracelluläre Na^+-haltige Flüssigkeit vermehrt. Man muß deshalb zwischen der Zunahme des extracellulären Natriums und der Zunahme des „Fasernatriums" unterscheiden. Als „Fasernatrium" kann dabei nur derjenige Teil des im Gesamtmuskel gefundenen Natriums gelten, der nicht durch die vorhandene Chloridmenge gedeckt wird („Überschußnatrium").

b) Die Bewegungen von K^+ und Na^+ bei den pharmakologischen Muskelkontrakturen.

Nicht nur bei der normalen Muskelkontraktion sondern auch bei den Dauerverkürzungen des isolierten Kaltblütermuskels durch hohe Konzentrationen von Chloroform, Coffein, Tribromäthylalkohol (Avertin), Milchsäure, verdünnte Natronlauge, Rhodannatrium sowie bei der Wärmekontraktur tritt K^+ aus dem Faserinnern aus [FLECKENSTEIN (1947); HARDT und FLECKENSTEIN (1948)]. Diese K^+-Abgabe geht offensichtlich dem Verkürzungsprozeß — wenigstens zu Beginn — parallel; denn die erste nachweisbare K^+-Abgabe setzt regelmäßig gleichzeitig mit der ersten nachweisbaren Verkürzung ein. *Bei allen diesen Stoffen ist die kontrakturerzeugende Schwellenkonzentration mit der Schwellenkonzentration für die K^+-Freisetzung identisch. Mit wachsender Verkürzung nimmt dann auch das Ausmaß der K^+-Austritte zu.* Als Beispiele für diesen Parallelismus sind in Abb. 10a—d Verkürzung und K^+-Abgabe einer Serie von Froschgastrocnemien bei Einwirkung von Tribromäthylalkohol (Avertin), Wärme, Chloroform und Natronlauge dargestellt. Ganz ähnliche Bilder ergeben sich für Milchsäure und Coffein. Über K^+-Austritte bei der Guanidinkontraktur ist von RITTMANN und FORM (1926) berichtet worden. Entsprechende Befunde bei der Monojodessigsäurekontraktur wurden von NETTER (1934), BUREAU (1937), SOMOGYI und VERZÁR (1941a) mitgeteilt. Digitalisglykoside sowie Strophanthin scheinen ebenfalls hierher zu gehören; denn in toxischen Dosierungsbereichen können auch diese Stoffe K^+-Austritte verursachen (CALHOUN und HARRISON (1931), CATTELL (1938), GUTTMAN (1943)]. Die motorischen Effekte toxischer Dosen (irreversible Kontraktur des Froschherzens, Kontrakturen und Verkürzungsrückstände am Froschrectus) werden so gut erklärbar.

Von Interesse ist in diesem Zusammenhang, daß wahrscheinlich auch das Kammerflimmern mit stärkeren K^+-Austritten aus der Herzmuskulatur in ursächlichem Zusammenhang steht [KEHAR und HOOKER (1935)]. Durch ein erhöhtes extracelluläres K^+-Angebot, d. h. durch Erniedrigung des K^+-Gradienten, ließ sich in den Versuchen von KEHAR und HOOKER die Flimmerbereitschaft wieder herabsetzen. Es ist möglich, daß sich auf dieser Basis unter Umständen auch die therapeutischen Effekte einer Kaliumverabreichung bei Herzirregularitäten infolge Digitalisüberdosierung erklären [vgl. SAMPSON und ANDERSON (1932), SAMPSON, ALBERTON und KONDO (1943), ENSELBERG, SIMMONS und MINTZ (1950), LOWN, SALZBERG, ENSELBERG und WESTON (1951)].

Die vorliegenden Befunde weisen auf engste Beziehungen zwischen K^+-Abgabe und Verkürzung hin. Es ist jedoch einzuwenden, daß die genannten Kontrakturen schlecht oder überhaupt nicht reversibel sind. Bei all diesen

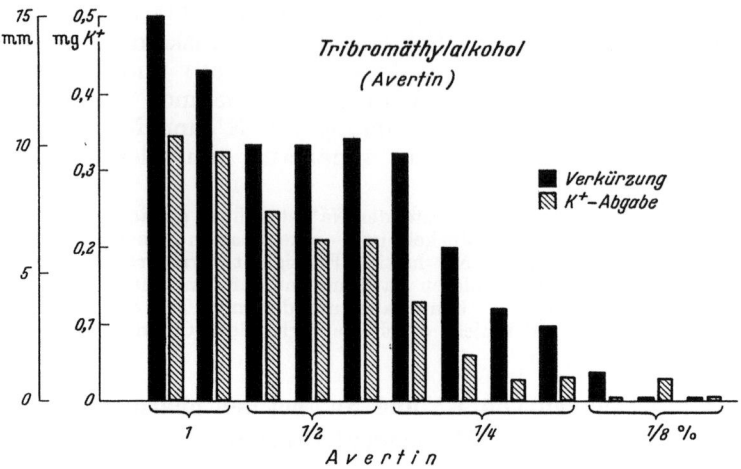
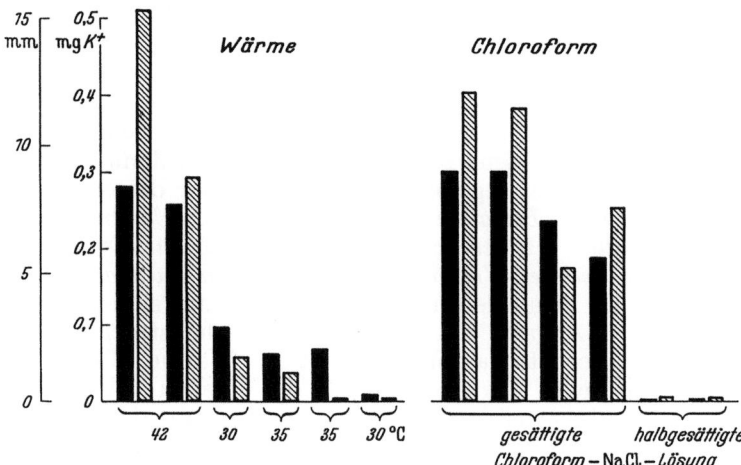
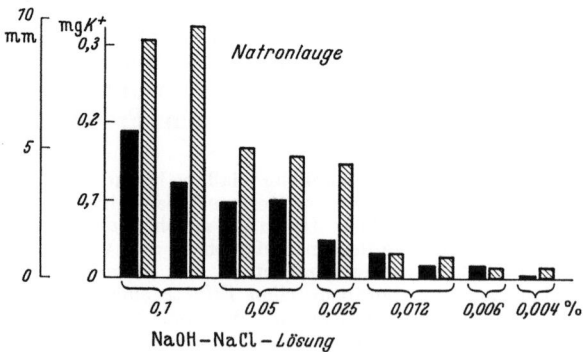

Abb. 10a—d. *Kaliumabgabe isolierter Mm. gastrocnemii vom Frosch bei pharmakologischen Dauerverkürzungen.* Die Kontrakturstoffe wurden nach 80 min Aufenthalt der Muskeln in reiner 0,6%iger NaCl-Lösung jeweils für 20 min in 25 ml 0,6%iger NaCl-Lösung zur Einwirkung gebracht. Registrierung der Verkürzung bei 4 g Belastung mit isotonischem Hebel. K$^+$-Bestimmung nach Eindampfen der Lösungen nach KRAMER und TISDALL.
[Nach Ergebnissen von HARDT und FLECKENSTEIN (1948).]

Stoffen erfolgt die K⁺-Freisetzung unter schwerer Destruktion der Membranen. Im fortgeschrittenen Stadium kommt es dann zur Starre. Die Schädigungskontrakturen können daher nur mit gewissen Vorbehalten als Modelle des physiologischen Verkürzungsvorgangs gelten. Derartige Bedenken bestehen jedoch nicht bei den reversiblen Kontrakturen durch Acetylcholin, Nicotin und Veratrin, die sich ohne stärkere Schädigung des Muskels ausbilden. Bei diesen Verkürzungszuständen sind die austretenden K⁺-Mengen geringer als bei den Schädigungskontrakturen. Die K⁺-Abgabe läßt sich hier am besten bei durchströmten Muskeln zeigen. Am LÄWEN-TRENDELENBURGschen Präparat treten z. B. nach Injektion von 0,2 ml Acetylcholinlösung 1:1000 oder Nicotin 1:2000 in den Zuflußschlauch zur Aorta Zuckungen der Beinmuskeln sowie Kontrakturen der M. recti auf und der K⁺-Gehalt der ausfließenden Ringerlösung steigt an [HARDT und FLECKENSTEIN (1948)]. Veratrin läßt — besonders bei elektrischer Reizung — ebenfalls vermehrt K⁺ ins Perfusat übertreten [SZENT-GYÖRGYI, BACQ und GOFFART (1939)]. CICARDO und MOGLIA (1940) führten ähnliche Versuche an isoliert durchströmten Hinterschenkeln von Kröten und Fröschen durch: Bei Verwendung einer K⁺-freien Ringerlösung war in der aus-

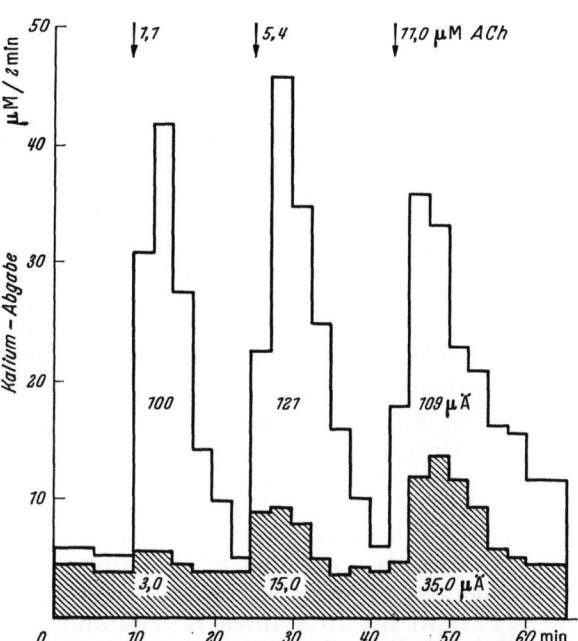

Abb. 11. *Kaliumfreisetzung an der normalen und denervierten Hinterextremität der Katze bei intraarterieller Injektion von Acetylcholin.* Auf der Ordinate ist die Kaliumabgabe der Muskulatur in μMol/2 min angegeben. Die Durchflußgeschwindigkeit war in beiden Extremitäten gleich. Beide Extremitäten erhielten jeweils die gleiche Menge Acetylcholin (angegeben in μMol). Die ausgefüllten Felder zeigen die K⁺-Freisetzung aus der normalen Extremität, die leer umrandeten Felder geben die K⁺-Verluste der denervierten Extremität wieder. Während die normale Extremität z. B. nach Injektion von 1,1 μMol Acetylcholin nur 3,0 μ Äquivalente K⁺ abgibt, erscheinen im venösen Ausfluß der denervierten Extremität nach Injektion der gleichen Acetylcholindosis 100 μ Äquivalente K⁺. [Nach KRAUPP (1955).]

fließenden Flüssigkeit etwa 1 mg-% K⁺ vorhanden. Wurde Acetylcholin in Konzentration 1:10000 zugesetzt, so stieg der K⁺-Gehalt auf 2—3 mg-% an. Weit größer waren die Acetylcholineffekte bei der Durchströmung *denervierter* Hinterschenkel, deren Muskulatur (15 bis 50 Tage nach Ischiadicusexstirpation) auf Acetylcholin mit verstärkten Verkürzungen reagierte. Hier erhöhte Acetylcholin 1:10000 den K⁺-Gehalt der ausfließenden Lösung maximal aufs 13fache! Intraarterielle Injektion von Acetylcholin setzt auch an Warmblütermuskeln K⁺ frei. SOMOGYI und VERZÁR (1941c) fanden bei Katzen nach Injektion von 40 γ Acetylcholin in die A. femoralis K⁺-Anstiege bis auf 40 mg-%. Die Beinmuskeln reagieren dabei mit einem kurzen Tetanus. Eserin kann an der durchströmten Hinterextremität der Katze die durch Acetylcholin mobilisierte K⁺-Menge auf ein Vielfaches der Norm steigern [KLUPP und KRAUPP (1954)]. Eine ähnlich starke Intensivierung der

K^+-Ausschüttung wird auch hier nach Denervierung beobachtet (vgl. Abb. 11).

Auch bei den reversibel wirkenden Kontrakturstoffen ist die K^+-Abgabe der Muskelfaser anscheinend obligatorisch mit einer Na^+-Aufnahme gekoppelt: Acetylcholin, Nicotin, Coniin und Veratrin können daher — ähnlich wie elektrische Reizung — nicht mehr zu einer Verkürzung des Froschrectus führen, wenn das extracelluläre Na^+ fehlt oder wenn das extracelluläre K^+ eine kritische Konzentration überschreitet (vgl. Kap. I a). Zahlreiche weitere Alkaloidbasen, deren Kontraktureffekt nach unseren Beobachtungen durch Na^+-Entzug aufgehoben wird, sind in Tabelle 19 zusammengestellt. *Alle diese Befunde lassen keinen Zweifel, daß die extracellulären K^+- und Na^+-Ionen bei der Erregung und Kontraktion des Muskels nicht nur Milieu, sondern entscheidende Reaktionspartner sind: Erregung und Kontraktion sind an den Austausch von K^+ und Na^+ in Richtung des Gefälles gebunden und daher nur in einem extracellulären Milieu optimal, das durch hohe Na^+-Werte und niedere K^+-Werte optimale Bedingungen für diese Kationenbewegungen bietet.*

c) Die Beteiligung von K^+ und Na^+ bei der Erregung anderer Organe (Nerv, sympathisches Ganglion, Gehirn, Speicheldrüse).

In Anbetracht der fundamentalen Bedeutung des Kationenaustauschs am tätigen Muskel kann es nicht verwundern, daß der gleiche Vorgang auch bei den Erregungsprozessen anderer Organe wiedergefunden wird. Eingehende Studien liegen für den Nerven vor. Schon die ersten Untersucher [COWAN (1934), YOUNG (1938)] sahen an den Beinnerven von Maia squinado (Dreieckskrabben) bzw. von Limulus polyphemus nach 15 min Reizung mit 40—140 Impulsen/sec eine K^+-Abnahme von 6—7% des Gesamtgehaltes. Froschnerven verloren bei protrahierter Reizung (60 Impulse/sec während 60—120 min) bis 10% ihres K^+-Bestandes [ARNETT und WILDE (1941)]. Am N. ischiadicus der Katze in situ konnte dagegen nach 30 min Reizung keine eindeutige K^+-Verminderung nachgewiesen werden [FENN (1938b)].

Die genaue experimentelle Klärung des Kationenaustauschs am Nerven setzte 1947 mit den grundlegenden Arbeiten des HODGKINschen Arbeitskreises in Cambridge ein. Diese Untersuchungen wurden vor allem an den Riesenfasern des Tintenfisches (Loligo) sowie an isolierten Einzelfasern von Carcinus maenas unter Verwendung von radioaktivem K^{42} und Na^{24} durchgeführt. An den Tintenfischfasern ließen sich die K^+- und Na^+-Verschiebungen besonders gut verfolgen. Elektrische Reizung von 20 min Dauer (100 Impulse/sec) senkte z. B. den K^+-Gehalt von einem Ruhewert von 325 mM K^+/kg auf 250 mM K^+/kg, während umgekehrt der Na^+-Gehalt von 37 mM/kg auf 125 mM/kg anstieg [KEYNES und LEWIS (1950)]. Radioaktives Na^{24} trat unter diesen Reizbedingungen etwa 15mal rascher in die isolierten Tintenfischfasern ein als im Ruhezustand [KEYNES (1949)]. Je Nervenimpuls und Quadratzentimeter Membranoberfläche werden beim Tintenfisch-Axon etwa $3—4 \times 10^{-12}$ Mol K^+ gegen eine annähernd äquivalente Menge Na^+ ausgetauscht. Einige durch verschiedene Versuchsanordnungen ermittelte Werte sind in Tabelle 2 zusammengestellt [vgl. auch HODGKIN (1951), KEYNES (1950, 1951), KEYNES und LEWIS (1951a)].

Auch die Erregbarkeit des Nerven erlischt, wenn der Kationenaustausch durch einen Anstieg des extracellulären K^+ oder durch Abfall des extracellulären Na^+ behindert wird. OVERTON machte schon 1904 darauf aufmerksam, daß die lähmende K^+-Konzentration für die Erregungsleitung

Tabelle 2. *Quantitative Daten in Mol für den K^+-Austritt und Na^+ Eintritt bei Nervenerregung*

Nervenart	K^+-Austritt je cm² und Impuls	Na^+-Eintritt je cm² und Impuls	Methode	Autoren
Nerven von Carcinus maenas	$1,7 \times 10^{-12}$	—	indirekt	Hodgkin und Huxley (1947)
desgl.	$2,1 \times 10^{-12}$	—	Isotop K^{42}	Keynes (1948)
Tintenfisch-Einzelfaser	Minimum $1,5 \times 10^{-12}$	Minimum $1,5 \times 10^{-12}$	indirekt	Hodgkin und Katz (1949)
desgl.	$5,0 \times 10^{-12}$	—	Isotop K^{42}	Keynes
desgl.	$3,6 \times 10^{-12}$	$3,8 \times 10^{-12}$	Na^{24}, K^{42}	Keynes und Lewis (1951b)
desgl.	—	$4,3 \times 10^{-12}$	Na^{24}	Nachmansohn (1950)

im Nerven mit der lähmenden Grenzkonzentration für den Muskel praktisch identisch ist. Das Eindringen einer KCl-Lösung erfolgt jedoch beim Nerven wegen der Dichte der Bindegewebshüllen viel langsamer als beim Muskel. Auch die lähmende Wirkung des Na^+-Entzuges wird daher an einem gewöhnlichen Nervenpräparat erst nach einer längeren Latenzzeit manifest; es kann so unter Umständen der Eindruck erweckt werden, als ob die Nervenfasern gegenüber diesen Einflüssen resistenter als der Muskel seien. Entfernt man jedoch die Hüllen, so werden alle Reaktionen außerordentlich beschleunigt [vgl. Feng und Gerard (1930), Kato (1936), Feng und Liu (1949)]. Eine Na^+-freie Glucoselösung verursacht dann bei isolierten markhaltigen Fasern vom Froschnerven schon in wenigen Sekunden einen reversiblen Block. Die Leitungsunterbrechung tritt auf, sobald die extracelluläre Na^+-Konzentration unter 0,011 Mol fällt [Huxley und Stämpfli, zit. nach Hodgkin und Katz (1949)].

Eine besonders wichtige Rolle scheinen die Hüllen der Nerven bei pflanzenfressenden Insekten zu spielen, deren Hämolymphe bis 70 mM K^+/L aufweist [Bishop, Briggs und Ronzoni (1925), Brecher (1929), Drilhon (1934)]. Hier wäre bei direktem Kontakt der einzelnen Nervenfasern mit den Körpersäften eine K^+-Lähmung zu erwarten. Untersuchungen von Hoyle (1952) haben jedoch neuerdings ergeben, daß der Insektennerv (Locusta migratoria L.) durch die umgebenden Hüllen anscheinend vor der hohen K^+-Konzentration der Körpersäfte geschützt wird. Spritzt man die K^+-Salzlösung in den Spaltraum zwischen Nervenfasern und Hülle, so tritt — genau wie bei Vertebraten- und Crustaceennerven — ein Block zutage.

Das vegetative Nervensystem und das Gehirn geben bei Erregung ebenfalls K^+ ab. Am Ganglion cerv. superius des Hundes wurde z. B. von Marthe Vogt (1936) bei längerer faradischer Reizung der präganglionären Fasern (10—35 min) eine K^+-Abnahme von 8—62% des Ruhewertes festgestellt. Cicardo und Torino (1942) studierten die Koppelung von K^+-Freisetzung und Erregung am Gehirn; sie verwendeten dabei curarisierte Hunde oder Spinalhunde, bei denen die Reizung des Gehirns nicht zu muskulären Konvulsionen führt, und analysierten das abfließende Venenblut des oberen longitudinalen Sinus. Sofort nach Beginn der Reizung stiegen die K^+-Werte an, ohne daß im übrigen Kreislauf eine ähnliche K^+-Erhöhung festzustellen war. Dulière und Loewi (1939) bearbeiteten das Problem der K^+-Freisetzung aus Hirngewebe durch Acetylcholin.

Selbst die Erregung der Speicheldrüse ist durch K^+-Verluste charakterisiert. Elektrische Reizung, Pilocarpin und Acetylcholin wirken hier im Prinzip gleich. Am stärksten sind jedoch die Effekte von Pilocarpin, das zu einer ausgesprochenen K⁺-Verarmung des Drüsengewebes (Submaxillardrüse der Katze in situ) führen kann [WILLS und FENN (1938)]. Auch das Verhalten von Speicheldrüsenschnitten in vitro ließ auf K⁺-Verluste bei der Erregung und auf K⁺-Rückbindung bei der Erholung schließen [BROCK, DRUCKREY und HERKEN (1939)].

d) Die Blockade des Kationenaustauschs durch erregungshemmende Lokalanaesthetica.

In der Physiologie und Biochemie hat es schon häufig einen Schritt nach vorwärts bedeutet, wenn irgendein fundamentaler Prozeß durch

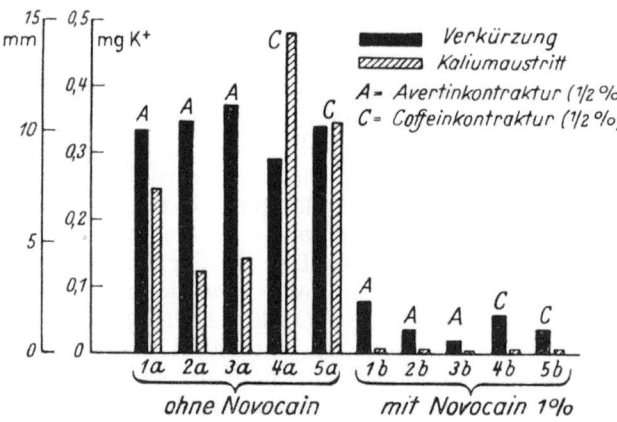

Abb. 12. *Beeinflussung der Avertin- und Coffeinkontraktur des M. gastrocnemius und der gleichzeitigen K⁺-Abgabe durch Novocainvorbehandlung.* Muskeln 1 a—5 a sind die rechten Mm. gastrocnemii, Muskeln 1 b—5 b sind die linken Mm. gastrocnemii der gleichen Esculenten. Avertin (¹/₂%), Coffein (¹/₂%) und Novocain (1%) wurden jeweils in 0,6%iger NaCl-Lösung zur Einwirkung gebracht. Die Zeit der Novocainvorbehandlung betrug 1 Std, die Zeit der Avertin- bzw. Coffeinkontraktur 20 min. Kaliumbestimmung nach KRAMER und TISDALL. [Nach HARDT und FLECKENSTEIN (1948).]

spezifisch wirksame Substanzen blockiert werden konnte. Bekannte Beispiele hierfür sind Curare, Blausäure, Monojodessigsäure. Es war daher naheliegend, auch nach spezifischen Hemmstoffen für den K⁺- und Na⁺-Austausch zu suchen. Bei diesem Bemühen stießen wir 1947 auf die Lokalanaesthetica [vgl. FLECKENSTEIN (1947), HARDT und FLECKENSTEIN (1948), FLECKENSTEIN und HARDT (1949)]. *Tatsächlich scheinen diese Stoffe alle physiologischen Reaktionen auszuschalten, für die — nach den vorausgegangenen Erörterungen — der Austausch von K⁺ und Na⁺ als entscheidend angesehen werden kann:*

a) Lokalanaesthetica unterdrücken die Prozesse der Erregung und Erregungsleitung in den sensiblen und motorischen Nervenfasern,

b) Lokalanaesthetica hemmen in stärkerer Konzentration Erregung und Kontraktion in den quergestreiften und glatten Muskelfasern sowie am Herzen,

c) Lokalanaesthetica verhindern zahlreiche pharmakologische Kontrakturen.

Das Lokalanaestheticum Novocain ist z. B. ein Antagonist der Kontrakturstoffe Acetylcholin [RIESSER und NEUSCHLOSZ (1921)], Nicotin [FRANK und KATZ (1921)], Veratrin [SCHÜLLER und ATHMER (1921)],

Guanidin [FRANK und STERN (1921)], Natriumrhodanid [DE BOER (1922)], Coffein [SCHÜLLER (1925)], Tribromäthylalkohol = Avertin [HARDT und FLECKENSTEIN (1948)]. Die „Erregungskontrakturen" durch Acetylcholin, Nicotin und Veratrin, bei denen die K$^+$-Mobilisierung durch schonende Permeabilitätserhöhung der Membranen erfolgt, werden durch Lokalanaesthetica unter Umständen noch in millionenfachen Verdünnungen gehemmt. Schwächer sind die Lokalanaesthetica gegenüber den „Schädigungskontrakturen". Trotzdem können auch bei diesen Verkürzungszuständen die K$^+$-Austritte durch hohe Dosen geeigneter Lokalanaesthetica fast vollständig verhindert werden. Abb. 12 gibt z. B. den Einfluß von Novocain (1 Std Vorbehandlung mit 1% Novocain in 0,6%iger NaCl-Lösung) auf die Kontraktur und die K$^+$-Abgabe des M. gastrocnemius von Esculenten bei Einwirkung von Coffein und Tribromäthylalkohol wieder. Die rechten Mm. gastrocnemii zeigten ohne Novocainbehandlung eine kräftige Kontraktur bei starker K$^+$-Abgabe, dagegen wurde durch Novocain die Kontraktur und die K$^+$-Abgabe der linken Mm. gastrocnemii weitgehend unterdrückt. Die nicht mit Novocain behandelten Muskeln waren am Ende des Versuchs starr und irreversibel geschädigt; die Novocainmuskeln er-

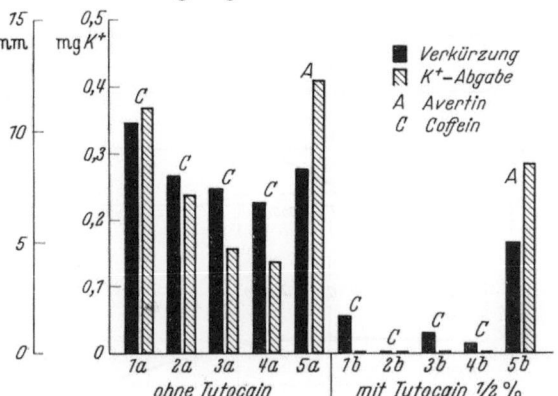

Abb. 13. *Beeinflussung der Avertin- und Coffeinkontraktur des M. gastrocnemius und der gleichzeitigen K$^+$-Abgabe durch Tutocainvorbehandlung.* Versuchsanordnung wie in Abb. 12. Avertin wurde hier in 1%iger Lösung angewendet. Der Kontraktureffekt dieser Konzentration konnte durch Vorbehandlung der Muskeln mit ¹/₂% Tutocain nicht wesentlich abgeschwächt werden. Dementsprechend wurden auch die K$^+$-Austritte kaum reduziert. Die K$^+$-Abgabe und die Kontraktur der Coffeinmuskeln wurde dagegen durch Tutocain fast vollständig unterdrückt. [Nach Ergebnissen von HARDT und FLECKENSTEIN (1948).]

langten dagegen nach einiger Zeit in normaler Ringerlösung ihre volle elektrische Erregbarkeit zurück. Tutocain ($^1/_2$%) und Pantocain ($^1/_4$%) reduzierten die Coffeinkontraktur ($^1/_2$%) und die gleichzeitigen K$^+$-Austritte ähnlich stark wie 1% Novocain (vgl. Abb. 13).

Besonderes Interesse verdienen auch diejenigen Kontrakturformen, bei denen die Lokalanaesthetica versagten. Cocain ($^1/_2$%ige Lösung) war z. B. gegenüber der Verkürzung durch Tribromäthylalkohol (1%) und Coffein ($^1/_2$%) ohne deutliche Wirkung. Andere Schädigungskontrakturen (Milchsäure-, Natronlauge-, Wärmekontraktur) konnten durch kein einziges der geprüften Lokalanaesthetica gehemmt werden. Tatsächlich blieb in all diesen Fällen auch die K$^+$-Abgabe durch das Lokalanaesthetikum unbeeinflußt. *Es ergibt sich hieraus der Schluß, daß die Lokalanaesthetica den Verkürzungsmechanismus jeweils in gleichem Maße blockieren, wie sie die durch Kontrakturstoffe verursachte K$^+$-Mobilisierung zu unterdrücken vermögen.* Kontrakturstoffe sind offenbar Substanzen, die die Membranen der Muskelfasern reversibelo der irreversibel im Sinne einer erhöhten Kationendurchlässigkeit verändern. Die Wirkung der Lokalanaesthetica dürfte dagegen auf einem — den Kontrakturstoffen antagonistischen — Dichtungs- und Stabilisierungseffekt beruhen. Es überrascht nicht, daß dieser Einfluß bei grober Destruktion der Membranen unter Umständen nicht mehr genügt. Auch SHANES (1948b, 1950b) kam in einer Reihe von Arbeiten zu der

Auffassung, daß die Wirkung der Lokalanaesthetica mit einer Herabsetzung der „Kaliumpermeabilität" zusammenhängt. Abb. 14 gibt ein Experiment von SHANES (1951) am Froschnerven wieder: Veratrin kann hier als erregendes Pharmakon beträchtliche K^+-Austritte aus den Fasern verursachen; Cocainzusatz (0,1%) unterbindet die K^+-Freisetzung vollständig. Die Wirkung der Lokalanaesthetica auf die Permeabilität der Membranen ist in vielen Punkten der dichtenden Wirkung von Ca^{++} ähnlich [vgl. FLECKENSTEIN und HARDT (1949)].

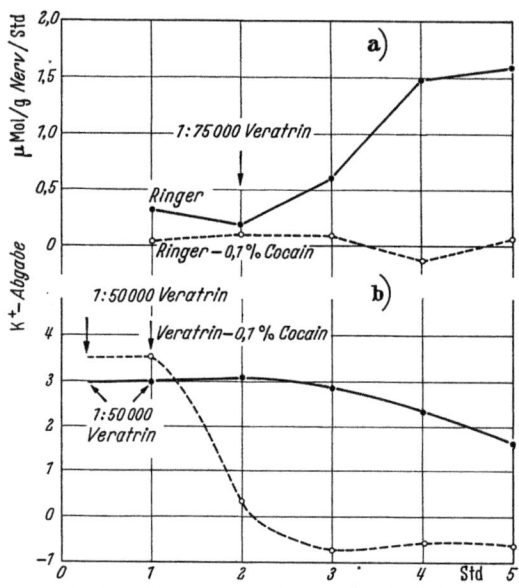

Abb. 14. K^+-*Freisetzung am Froschnerven bei Einwirkung von Veratrin und die Hemmung dieses Effektes durch Cocain.* Teil a: Zusatz von Veratrin in Konzentration 1:75000 zu einer normalen Ringerlösung führt zu einer Abgabe von etwa 1,5 μMol K^+/g Nerv/Std. Dieser Veratrineffekt fehlt, wenn man Veratrin in gleicher Konzentration in eine cocainhaltige Ringerlösung gibt. Teil b: In einer Veratrinlösung (Veratrinkonzentration 1:50000) verlieren 2 Nerven 3—4 μMol K^+/g Nerv/Std. Sobald man diese Lösung bei dem einen Nerven gegen eine cocainhaltige Veratrin-Ringerlösung auswechselt, wird die K^+-Abgabe gestoppt und schlägt für den Rest der Beobachtungszeit (2—5 Std) ins Gegenteil, d. h. in eine K^+-Aufnahme um. [Nach SHANES (1951).]

Auch die Ca^{++}-Ionen sind z. B. Antagonisten von Veratrin und setzen die Erregbarkeit von Nerv und Muskel herab. In stärkerer Konzentration kann Ca^{++} sogar Lokalanaesthesie und Nervenblock verursachen. Ausgedehnte Untersuchungen von EICHHOLTZ und Mitarbeitern haben weiterhin gezeigt, daß auch hinsichtlich der Beeinflussung der Capillarpermeabilität und Capillarfragilität eine überraschende Ähnlichkeit zwischen Calcium und den lokalanaesthetischen Stoffen besteht; so läßt sich z. B. an der Bauchhaut der Ratte nach intravenösen Novocaininjektionen eine stundenlang anhaltende Erhöhung der Capillarresistenz im Saugtest nachweisen [vgl. EICHHOLTZ (1950)].

Die Dichtung der Membranen für Kationen beruht wahrscheinlich auf einem relativ einfachen physikalisch-chemischen Effekt; denn nach unseren Modellversuchen an künstlichen Kollodiummembranen können Lokalanaesthetica auch hier die Kationenpermeabilität aufheben [FLECKENSTEIN, GÜNTHER und WINKER (1951)]: Alle gebräuchlichen Lokalanaesthetica sind stickstoffhaltige Alkaloidbasen, die sich an der negativen Kollodiummembran adsorptiv verankern. Der entscheidende Unterschied zwischen erregenden Alkaloidkationen (Acetylcholin, Nicotin, Veratrin, Coniin usw.) und den erregungshemmenden Lokalanaestheticumkationen liegt in der Festigkeit der adsorptiven Bindung. Erregende Stoffe haften locker und werden durch Auswaschen der Kollodiummembran rasch entfernt. Die Lokalanaesthetica haften dagegen fest und lösen sich unter Umständen erst nach Stunden und Tagen wieder von der Membran los. In Abhängigkeit von dieser Bindung verliert die Kollodiummembran ihre Permeabilität für K^+ und Na^+. Es bestehen gute Gründe für die Annahme, daß die freie Passage für K^+ und Na^+ durch Einlagerung der Lokalanaesthetica in die Poren der Kollodiummembran blockiert wird; denn solche festfixierten Kationen können die Beweglichkeit der viel mobileren K^+- und Na^+-Ionen in den Poren durch elektrostatische Abstoßung stark herabsetzen. Ein ähnlicher physikalisch-chemischer Mechanismus könnte auch für die Einschränkung der Kationenpermeabilität an lebenden Membranen wesentlich sein. Daneben muß aber auch die Möglichkeit einer direkten Verdrängung locker adsorbierbarer erregender Kationen (Acetylcholin, Nicotin, Coniin, Veratrin usw.) durch die fester haftenden Lokalanaesthetica diskutiert werden. Dieser Mechanismus der „competitive inhibition" kann immer dann ins Spiel kommen, wenn die Erregung nicht rein elektrisch, sondern durch eine chemische Substanz ausgelöst bzw. übertragen wird.

IV. Die restitutiven Kalium- und Natriumverschiebungen.

Das Problem der restitutiven Kationentrennung wurde schon 1902 von OVERTON diskutiert. Die Hauptschwierigkeit für die Annahme eines Kationenaustausches bei der Muskelkontraktion sah OVERTON darin, „daß man sich zur Zeit keine rechte Vorstellung darüber bilden kann, wie die in die Muskelfasern übertretenden Natriumionen aus den Muskelfasern wieder herausgeschafft werden sollen"; denn es würde „*ein vollständiger Ausgleich zwischen den Concentrationen der Kalium- und Natriumionen in den Muskelfasern und den Säften allmählich erfolgen, wenn nicht irgendein Mechanismus (im weitesten Sinne des Wortes) einem solchen Ausgleich entgegenwirkte*". „Man könnte vielleicht geneigt sein, diese letztere Schwierigkeit so hoch zu schätzen, daß sie allein genüge, um die ganze Hypothese eines Ionenaustausches während der Contraction oder der Fortpflanzung der Erregung unannehmbar zu machen. Mir scheinen indessen die Schwierigkeiten, welche der Erklärung vieler tatsächlich stattfindender Stoffwanderungen durch Drüsenzellen usw. entgegenstehen, vielfach von derselben Ordnung". Es ist erstaunlich, daß diese von OVERTON postulierte „Natriumpumpe" erst eine Generation später die gebührende Beachtung gefunden hat.

a) Die Kaliumbindung in Muskel und Leber.

Während der Erholungsphase vollzieht sich der umgekehrte Prozeß wie bei Muskeltätigkeit. K^+ wird aus dem Extracellulärraum wieder ins Faserinnere zurückresorbiert und Na^+ aus dem Faserinnern in den Extracellulärraum abgeschoben. Diese Rückkehr der K^+-Werte zur Norm im Anschluß an ermüdende Reizung wurde bis jetzt an der Ratten-, Katzen- und Froschmuskulatur studiert. An Hunden ließ sich die Rückbindung von K^+ auch durch Analyse des arteriellen und venösen Blutes verfolgen [WOOD, COLLINS und MOE (1939)]. Erschöpfte Muskeln mit 100% Anstieg des Fasernatriums erreichen am Ende der oxydativen Restitutionsphase ebenfalls wieder die normalen Ausgangswerte [MALORNY und NETTER (1937)]. Bei Kaninchen wurden hierzu etwa $1^1/_2$ Std Erholungszeit benötigt.

Die Intensität der restitutiven Kationenverschiebungen muß bei Dauerleistung im steady state der K^+-Abgabe und dem Na^+-Eintritt annähernd das Gleichgewicht halten, wenn es nicht zu einem raschen Absinken der intracellulären K^+-Vorräte kommen soll. Schon während der Muskeltätigkeit muß daher eine erhöhte K^+-Rückbindung erfolgen. Daß dies tatsächlich zutrifft, wurde zuerst von HAHN und HEVESY (1941) unter Verwendung

Tabelle 3. *Aufnahme von radioaktivem K^{42} durch den M. gastrocnemius bei ruhenden und schwimmenden Ratten.* (Nach HAHN und HEVESY.)

Nr.	Ratten	Getötet nach Injektion min	Prozent injizierter Aktivität enthalten in		Verhältnis Prozent Aktivität Muskel / Prozent Aktivität Plasma	Prozent K^+-Austausch
			1 g Plasma	1 g Muskel		
1	ruhend	48	0,080	0,102	1,27	6,7
2	ruhend	49	0,102	0,162	1,59	7,4
3	ruhend	51	0,072	0,122	1,69	7,9
4	schwimmend	47	0,060	0,409	6,82	27,1
5	schwimmend	48	0,088	0,368	4,17	18,5
6	schwimmend	51	0,060	0,492	8,20	39,8

von radioaktivem K^{42} nachgewiesen; diese Autoren konnten z. B. zeigen, daß die Beinmuskulatur von Ratten bei angestrengtem Schwimmen 4mal mehr radioaktives K^{42} fixierte als im Ruhezustand (vgl. Tabelle 3). NOONAN, FENN und HAEGE (1941) beobachteten ganz ähnliche Effekte bei indirekter elektrischer Reizung des Rattengastrocnemius: Hier wurde vom gereizten Muskel fünfmal mehr radioaktives K^{42} aufgenommen als auf der nichtgereizten Seite. Bei dieser K^+-Rückresorption kann der tätige Muskel anscheinend nur schwer zwischen K^+ und den nahe verwandten Rb^+-Ionen unterscheiden. So kommt es, daß bei Durchströmung der Hinterextremitäten eines Frosches mit Rb^+-haltiger Ringerlösung das gereizte Bein auch Rb^+ aufnimmt [MITCHELL und WILSON (1921), MITCHELL, WILSON und STANTON (1921)].

Die K^+-Rückbindung im Muskel verläuft mit großer Geschwindigkeit. Es dürfte daher nur ein Teil des bei der Kontraktion tatsächlich freigesetzten K^+ im venösen Blut erscheinen. *Das Auffangorgan für dieses in den Kreislauf übertretende K^+ ist offenbar vor allem die Leber.* In Experimenten von FENN (1939) konnten 31% des in der Muskulatur zu Verlust gegangenen K^+ in der Leber wiedergefunden werden. Noch auffälligere Ergebnisse brachte die Injektion von radioaktivem K^{42} beim Menschen. Von MCARDLE und MERTON (1952) wurde z. B. 20 mg K^+, enthaltend 100 Mikrocurie (μC) K^{42}, im Laufe von 5 min intravenös verabreicht. Schon 1 min nach Beendigung der Injektion waren 91% der gesamten Radioaktivität in der Leber; nach 10 min hatten 98% des i.v. injizierten K^{42} die Blutbahn verlassen. Schaltet man die Leber aus, so steigt das Plasmakalium bei intensiver Muskelarbeit, z. B. bei Krämpfen, weit über die Norm an [PHILIPPOT und DALLEMAGNE (1948)]. Die Leber scheint also die Aufgabe zu haben, bei angestrengter Muskeltätigkeit nicht nur die anfallende Milchsäure, sondern auch einen Überschuß an K^+ aus dem Blut aufzunehmen.

Die Umkehr dieser Reaktion wurde 1934 von D'SILVA entdeckt: Injiziert man intravenös Adrenalin, so erfolgt in kürzester Zeit ein steiler Anstieg des Serumkaliums. Stärkere Adrenalindosen (50—100 γ i.v.) können z. B. bei der Katze den Kaliumspiegel 1—2 min nach der Injektion auf das 2—3fache des Ausgangswertes steigern. Schon wenige Minuten später kehren die K^+-Werte zur Norm zurück. Schaltet man jedoch die Leber aus, so fehlt der K^+-Anstieg im Serum vollkommen. *Unter dem Einfluß von Adrenalin macht also die Leber wieder Kalium — zusammen mit Glucose — frei und stellt damit dem Muskel die für die Erholung entscheidenden Stoffe erneut zur Verfügung.* Alle diese Befunde lassen wenig Zweifel, daß die Leber eine wichtige Rolle bei der Regulation des Blutkaliums spielt. Man kann geradezu von einem *Kreislauf des Kaliums* sprechen, wobei Kalium + Milchsäure aus der tätigen Muskulatur zur Leber gelangen und Kalium + Glucose aus der Leber zur Muskulatur zurückkehren (vgl. Abb. 15). Darüber hinaus scheint Adrenalin — nach Ergebnissen von GOFFART und PERRY (1951) — die intracelluläre Fixation von radioaktivem K^{42} in der quergestreiften Muskulatur (isoliertes Rattenzwerchfell) zu fördern.

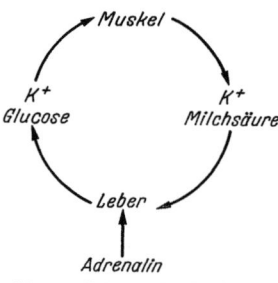
Abb. 15. Schema des Kaliumkreislaufs zwischen Muskel und Leber.

Bei Injektion massiver Kaliumdosen beteiligt sich außer der Leber auch die gesamte Muskulatur an der K^+-Resorption aus dem extracellulären Raum. KCl-Verabreichung an Ratten erhöht daher — gleichzeitig mit der Steigerung des K^+-Gehaltes im Serum — auch den K^+-Gehalt der Muskulatur [MILLER und DARROW (1940a, b)]. Von Froschmuskeln kann nach Beobachtungen von NETTER (1934) mehr als $^1/_5$ des Muskelkaliums noch dazu aufgenommen werden; das gleiche gilt für isolierte Krötenherzen [CICARDO und MARENZI (1938)]. Bei langsamer intravenöser Dauerinfusion von KCl treten daher erst dann gefährliche K^+-Anstiege im Extracellulärraum ein, wenn das K^+-Bindungsvermögen der Leber und Muskulatur erschöpft ist und auch die K^+-Ausscheidung durch die Nieren nicht mehr genügt. Kaninchen können etwa 150 mg K^+/kg Körpergewicht intracellulär deponieren, bevor es zur K^+-Vergiftung kommt [TETENS HALD (1905)]. Bricht man die Infusion ab, so kehrt das Serum-K^+ außerordentlich schnell zur Norm zurück. Bei Katzen beobachteten z. B. BREWER und LARSON (1938) nach einer KCl-Infusion von 10 min Dauer (10 mg KCl/kg Katze/min) einen Serum-Kaliumwert von 40,5 mg-%. Schon 33 sec nach Beendigung der KCl-Zufuhr war das Serum-K^+ wieder auf 32,8 mg-% und nach 68 sec auf 27 mg-% abgefallen. WALKER und WILDE (1952) fanden, daß auch bei eviscerierten Kaninchen ohne Leber bis 90% des i.v. injizierten radioaktiven K^{42} schon während der ersten Minute aus der Zirkulation verschwinden.

Es ist anzunehmen, daß auch in diesen Fällen die intracelluläre K^+-Stapelung mit einer Na^+-Abschiebung Hand in Hand geht. Isolierte Froschmuskeln, deren intracellulärer K^+-Gehalt in K^+-freier Ringerlösung abgesunken ist [STEINBACH (1940, 1951)], sowie Rattenmuskeln, die durch K^+-freie Ernährung an K^+ verarmt sind [HEPPEL (1940)], gewinnen ihr K^+ ebenfalls unter Abschiebung von Na^+ wieder. Solche K^+-verarmten Ratten sind gegen KCl-Infusionen besonders resistent, da ihre Muskulatur besonders große K^+-Mengen stapeln kann [MILLER und DARROW (1940b)]. Nach CONWAY und HINGERTY (1948) soll dabei K^+ etwa dreimal schneller gebunden werden, als Na^+ aus dem Faserinnern eliminiert wird. Im Überschuß angebotenes K^+ wird jedoch von der Leber und Muskulatur nur vorübergehend aufgenommen; denn letzten Endes erscheint fast alles Überschuß-K^+ im Urin. Bei Menschen im Kaliumgleichgewicht wurden z. B. nach langsamer intravenöser Injektion von 10 g K^+ 90—95% wieder ausgeschieden, davon 85—90% durch die Niere [TARAIL und ELKINTON (1949)]. *Alle diese Befunde lassen ohne Schwierigkeit erkennen, daß der Organismus über sehr aktive Regulationsmechanismen verfügt, um die hohen Konzentrationsunterschiede zwischen den extra- und intracellulären K^+- und Na^+-Ionen selbst bei schwerster Muskeltätigkeit behaupten zu können.* Voraussetzung hierfür ist jedoch sicherlich die Intaktheit der Nebennierenrinde. Neuere Ergebnisse sprechen dafür, daß eine Erhöhung des Plasma-K^+ als spezifischer Reiz für die Ausschüttung von Aldosteron aus den Nebennieren angesehen werden kann.

b) Das Muskelversagen bei Kaliummangel, die paroxysmale Lähmung und das klinische Kaliummangelsyndrom.

Die Erhöhung der extracellulären K^+-Werte über die Norm beeinträchtigt die K^+-Freisetzung und damit den Prozeß der Erregung und Kontraktion. *Umgekehrt erschwert eine Erniedrigung der extracellulären K^+-Werte unter die Norm die Rückbindung von K^+ und damit den Prozeß der Erholung.* Es ist daher nicht verwunderlich, daß auch ein extracellulärer K^+-Mangel zu einem Muskelversagen führen kann.

Ein solcher Zustand der Erschöpfung infolge extracellulären K^+-Entzuges tritt z. B. immer dann ein, wenn isolierte Muskeln einige Zeit in einer K^+-freien Ringerlösung tätig sind, d. h. wenn nicht mehr genügend K^+ für die Restitution zur Verfügung steht und das Faserinnere an K^+ verarmt. Die Leistung eines kontinuierlich gereizten Zwerchfell-Phrenicuspräparats aus kleinen Ratten oder Mäusen sinkt daher in K^+-freier Tyrodelösung schon während 30 min Tätigkeit hochgradig ab [BRAUN und TAUGNER (1952)]. Setzt man jedoch der K^+-freien Tyrodelösung 20 mg-% K^+ zu, so erfolgt bei gleichzeitiger Anwesenheit von Glucose schon innerhalb 1—2 min Erholung [vgl. Abb. 16 nach TAUGNER, TAUGNER, LOHMÜLLER und FLECKENSTEIN (1949)]. Entscheidend für das Muskelversagen ist offenbar ein

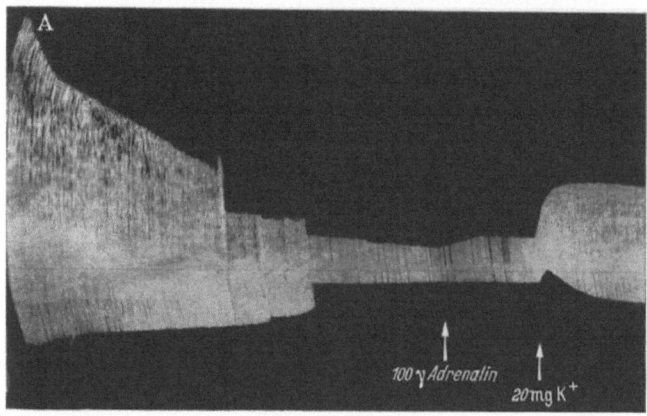

Abb. 16. *Erholung eines K^+-verarmten Zwerchfellphrenicuspräparats bei K^+-Zugabe.* Zwerchfell in K^+-freier, glucosehaltiger (200 mg-%) Tyrodelösung kontinuierlich gereizt (Frequenz 40/sec). Nach 20 min Tätigkeit wird durch 3maliges Abstellen des Kymographions für je 15 min der beschleunigte Abfall der Kontraktionen in der K^+freien Lösung besonders deutlich gemacht. Der Zusatz von 20 mg-% K^+ führt nach insgesamt 110 min Tätigkeit in der K^+-freien Lösung zu einer prompten Erholung. Eine vorausgegangene Gabe von 100 γ Adrenalin war dagegen fast wirkungslos. [Nach TAUGNER, TAUGNER, LOHMÜLLER und FLECKENSTEIN (1949).]

intracelluläres K^+-Defizit und das Unvermögen weiter K^+ abzugeben. Bei welchem Grad der intracellulären K^+-Verarmung dieser Zustand eintritt, hängt anscheinend stark von den Reizbedingungen ab. Isolierte Froschmuskeln können z. B. bei frequenter Reizung schon unerregbar werden, wenn mehr als 5% des intracellulären K^+ zu Verlust gegangen sind [SOMOGYI und VERZÁR (1941a)]. Läßt man jedoch einen isolierten Froschgastrocnemius durch tagelangen Aufenthalt in K^+-freier Ringerlösung bei 4^0 C langsam an K^+ verarmen, so wird nach Beobachtungen von IVANOFF und SCHEINER (1946) eine völlige Lähmung erst durch einen K^+-Verlust von 70% verursacht. Isolierte Froschherzen werden ebenfalls erst bei hochgradiger K^+-Verarmung ganz unerregbar [KROGH (1946)]. Eine Reduktion des extracellulären K^+ beeinträchtigt — wie zu erwarten ist — auch die Abschiebung von Na^+. Die Geschwindigkeit der Elimination von radioaktivem Na^{24} fällt z. B. beim ruhenden Froschmuskel bzw. Tintenfisch-Axon sofort auf etwa $1/3$ der Norm ab, wenn man mit einer K^+-freien Lösung spült [vgl. Abb. 17 nach HODGKIN und KEYNES (1953a)].

Von besonderem Interesse ist in diesem Zusammenhang das seltene, aber gut durchforschte Krankheitsbild der paroxysmalen Lähmung. Bei dieser ererbten Störung kommt es anfallsweise zu einem tiefen Absinken des Serumkaliums und in Abhängigkeit davon zu einer schlaffen Lähmung der gesamten Skeletmuskulatur [AITKEN, ALLOT, CASTLEDEN und WALKER (1937); ALLOT und MCARDLE (1938), PUDENZ, MCINTOSH und MCEACHERN (1938), GAMMON, AUSTIN, BLITHE und REID (1939)]. Die Beziehungen zwischen dem extracellulären K$^+$-Mangel und der Lähmung sind gesetzmäßig: Bei 68 genau untersuchten Anfällen wurde z. B. von JANTZ (1947) kein einziges Mal eine stärkere Senkung des K$^+$-Spiegels vermißt. Die Schwere des Lähmungszustandes und der Verlauf des Anfalls gehen den K$^+$-Werten in allen Phasen parallel. Die Muskelfunktion kehrt zurück, sobald sich der K$^+$-Spiegel wieder normalisiert (vgl. Tabelle 4). Eine perorale Gabe von 15 g KCl in Wasser beendet selbst Zustände völliger Lähmung nach 1—2 Std (vgl. Abb. 18). Umgekehrt lassen sich bei den Trägern dieser

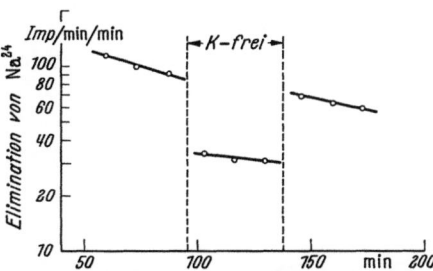

Abb. 17. *Elimination von radioaktivem Na^{24} aus einer isolierten Tintenfischnervenfaser in normalem (10 mM K$^+$) und in K$^+$-freiem künstlichem Seewasser.* In K$^+$-freiem Seewasser geht die Eliminationsgeschwindigkeit sofort auf etwa $^1/_3$ der Norm zurück. Bei Rückkehr zu normalem Seewasser steigt die Eliminationsgeschwindigkeit von Na^{24} sofort wieder auf den Normalwert an. Eliminationsgeschwindigkeit angegeben in Impulsen/min/min. [Nach HODGKIN und KEYNES (1953a).]

Anomalie in den anfallsfreien Zeiten Lähmungen provozieren, wenn man den K$^+$-Spiegel senkt. Besonders geeignet ist hierfür Desoxycorticosteron (20 mg i.m.), das nach 8—12 Std ziemlich regelmäßig einen Anfall auslösen kann (vgl. Abb. 20). Das Krankheitsbild erweist sich hierdurch als ein der Nebennierenrindeninsuffizienz entgegengesetzter Zustand. Mit 30 E Insulin und 50 g Traubenzucker lassen sich ebenfalls K$^+$-Senkungen bis zum Eintritt von Lähmungen erzeugen (Abb. 19). Auch die Herzfunktion wird im Anfall beeinträchtigt [vgl. JUNG und JANTZ (1939), STEWART, SMITH und MILHORAT (1940), STOLL und NISNEWITZ (1941), TALBOT (1941), JANTZ (1947), PERELSON und COSBY (1949)]. Dementsprechend ist bei schwerer Muskellähmung der Herzschatten verbreitert und das Elektro-

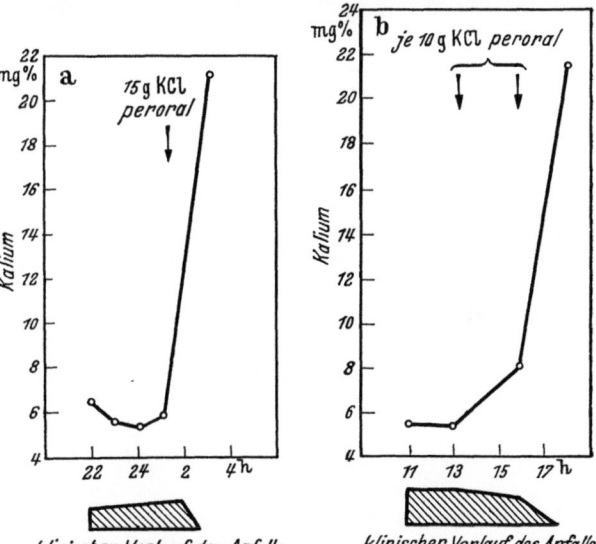

Abb. 18a u. b. Paroxysmale Lähmung: a Spontananfall mit sehr schwerem klinischem Bild. Beispiel für die rasche Wirksamkeit der Kaliumchloridgabe (Gesamtdauer 4$^1/_2$ Std). b Spontananfall mit sehr schwerem klinischem Bild. Beispiel für die Lösung des Anfalls nach Doppelgabe von Kalium, wenn die erste Kaliumeinnahme ohne Erfolg ist. (Gesamtdauer 6$^1/_2$ Std.) [Nach JANTZ (1947).]

kardiogramm in typischer Weise verändert (Verlängerung bis Verdoppelung des Q-T-Intervalls, Abflachung und Dehnung der T-Zacke; vgl. Abb. 21). Gleichzeitig mit dem Serumkalium sinken während der Lähmung auch die Werte für Kreatin und anorganisches Phosphat ab. Die eigentlichen Ursachen der Störung sind noch nicht klar, doch dürfte der extracelluläre K$^+$-Schwund wahrscheinlich als Folge eines pathologisch gesteigerten K⁺-Bedarfs der Leber und Muskulatur anzusehen sein. Die Anfälle treten besonders leicht im Stadium der Erholung nach ermüdender Muskelarbeit ein.

Das Symptomenbild der paroxysmalen Lähmung hat in vieler Beziehung Ähnlichkeit mit bestimmten anderen Zuständen von Kaliummangel, die in der Klinik neuerdings wachsende Beachtung gefunden haben: *An erster Stelle ist hier das schwere Kaliummangelsyndrom zu nennen, das bei der Insulinbehandlung acidotischer Diabetiker auftreten kann.* Seit den klassischen

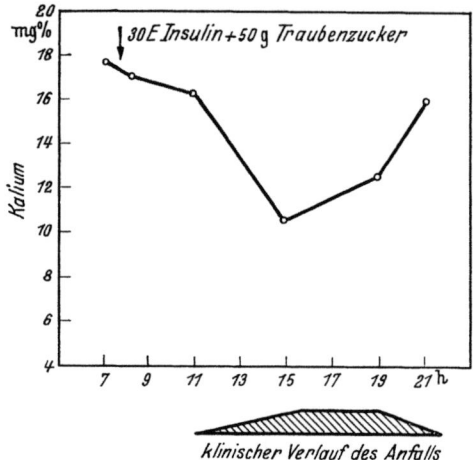

Abb. 19. Paroxysmale Lähmung: Beispiel der Serum-Kaliumkurve bei Provokation durch Insulin-Traubenzucker. Klinisch leichtes Bild, spontane Lösung. Gesamtdauer: 18 Std. [Nach JANTZ (1947).]

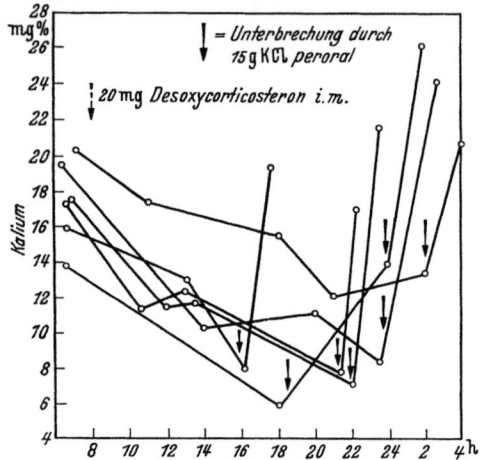

Abb. 20. Paroxysmale Lähmung: Provokationsversuch in 6 Fällen durch Desoxycorticosteron (20 mg intramuskulär). Immer Erfolg. [Nach JANTZ (1947).]

Untersuchungen von ATCHLEY, LOEB, DICKINSON, BENEDICT und DRISCOLL (1933) ist bekannt, daß es bei diabetischer Acidose zu massiven K⁺- und Phosphatverlusten — hauptsächlich wohl aus der Muskulatur — kommt. Nach Insulinentzug wurde z. B. von Diabetikern in 4 Tagen bis 15 g K⁺, d. h. etwa 10% des gesamten Körperbestandes im Urin ausgeschieden. Umgekehrt führen große Dosen von Insulin zu einer intracellulären K⁺-Fixation [BRIGGS, KOECHIG, DOISY und WEBER (1923), HARROP und BENEDICT (1924), KERR (1938)]. *Bei acidotischen Diabetikern schlägt daher mit dem Einsetzen der Insulinbehandlung die Periode der muskulären K⁺-Verluste*

Tabelle 4. *Symptomatologie der paroxysmalen Lähmung in Abhängigkeit vom K⁺-Gehalt des Serums.* (Nach JANTZ.)

Muskelsymptome	Serum-K⁺
Volle Muskelfunktion im anfallsfreien Zustand	17—20 mg-%
Leichte Beeinträchtigung der Muskelfunktion: Herabsetzung der Muskelkraft. Abschwächung der Eigenreflexe. Erschwerung der Willkürbewegungen. Verminderung der elektrischen Erregbarkeit. Schweregefühl in der Muskulatur	14—17 mg-%
Schwerer Lähmungszustand der gesamten Skeletmuskulatur mit Ausnahme der Gesichtsmuskeln: Verschwinden der Willkürpotentiale. Starke Herabsetzung der elektrischen Erregbarkeit. Verbreiterung des Herzschattens und Verlängerung des Kammerpotentials mit Abflachung und Verlängerung der T-Welle	5—12 mg-%

plötzlich in eine Periode gesteigerter intracellulärer K^+-Bindung um. Der K^+-Bedarf der sich erholenden Muskulatur kann dabei die beschränkten K^+-Reserven des Extracellulärraumes unter Umständen erheblich übersteigen. Die Folge ist dann ein tiefes Absinken des Plasma-K^+ auf lebensbedrohliche Werte. Der erste Fall dieser Art wurde 1946 von HOLLER mitgeteilt: Bei einer Patientin, die sich unter Insulinbehandlung von einer diabetischen Acidosis erholte, war das Serum-K^+ auf 9,8 mg-% abgefallen und eine hochgradige Muskelschwäche mit kompletter Zwerchfellähmung aufgetreten. Der Zustand erforderte die Verwendung einer „eisernen Lunge". Langsame intravenöse Injektion von 1,5 g KCl (2 %ige Lösung) brachte schon nach

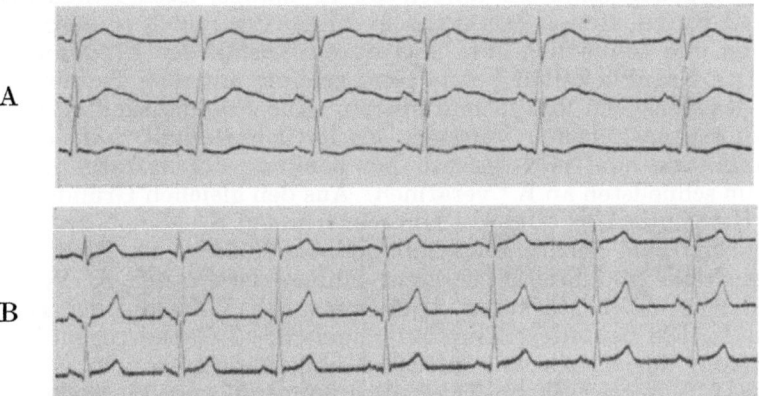

Abb. 21. *Elektrokardiogramm bei paroxysmaler Lähmung (Anfall durch Insulin provoziert). Teil A:* EKG im Zustand schwerster Lähmung. Serum-K^+ 12,6 mg-%. Extreme Verlängerung der Kammeraktionstromdauer QT auf 0,6 sec bei einer Frequenz von 65/min mit abgeflachtem, verlängertem und doppelgipfeligem T. PQ mit 0,13 sec unverändert. QRS mit 0,09 sec ganz leicht verlängert. *Teil B:* EKG nach Unterbrechung des Lähmungsanfalls durch KCl per os unter Ansteigen des Serum-K^+ auf 20,4 mg-%. Völlige Rückbildung der EKG-Veränderungen mit erhöhter T-Welle und verkürztem QT auf 0,3—0,35 sec bei einer Frequenz von 75/min. PQ 0,12, QRS 0,07 sec. [Nach JUNG und JANTZ (1939).]

20 min eine dramatische Erholung. Gleichzeitig besserte sich der EKG-Befund. In einem anderen Fall von FRENKEL, GROEN und WILLEBRANDS (1947) hatte sich nach Verabreichung von insgesamt 1500 E Insulin ein ähnlicher Zustand entwickelt (Serum-K^+ 7 mg-%). Das Zwerchfell und die untere Thoraxmuskulatur waren gelähmt. Die Sehnenreflexe waren nicht mehr auslösbar. Der Puls war unregelmäßig und das Herz nach links dilatiert. Außerdem hatte sich ein systolisches Geräusch eingestellt und als Zeichen der Herzinsuffizienz eine Venenstauung ausgebildet. Schon durch 2 g KCl peroral konnte dieses bedrohliche Bild im Laufe von 30 min beseitigt werden. Die Zahl derartiger klinischer Beobachtungen hat in den letzten Jahren stark zugenommen [vgl. LOGSDON und McGAVACK (1948), STEPHENS (1949), GREENMAN, MATEER, GOW, PETERS und DANOWSKI (1949), KEYE (1952)]. Auch während der Erholung nach schweren Operationen und bei Säuglingsdiarrhoen [BUTLER, McKHANN und GAMBLE (1933)] sind K^+-Defizite mit teilweise tödlichem Ausgang beschrieben worden. Nach Analysen von DARROW (1946) war der K^+-Gehalt der Muskulatur von Säuglingen, die an Kaliummangel zugrunde gingen, etwa 40 % geringer als der normale K^+-Gehalt der Säuglingsmuskulatur. Die klinischen K^+-Mangelzustände wurden kürzlich von PLATTNER (1954) monographisch dargestellt. K^+-Verarmung führt auch zu einer Lähmung der Darmmuskulatur [STREETEN und VAUGHAN WILLIAMS (1952)]. In solchen Fällen ist die Anwendung pharmakologischer Exzitantien unwirksam und sinnlos, wenn nicht

vorher durch Beseitigung des K^+-Defizits die Reaktionsfähigkeit der Muskelfasern auf erregende Pharmaka restituiert wird.

Die Folgen einer experimentellen K^+-Verarmung äußern sich auch beim Tier (Hund, Ratte) in muskulären Ausfallserscheinungen. Durch K^+-arme Diät läßt sich z. B. das Muskel-K^+ bei Ratten um 30—50% erniedrigen [MILLER und DARROW (1940a, b), HEPPEL (1940)]. In den Versuchen von HEPPEL sank nach 45 Tagen K^+-Mangel der K^+-Gehalt der Rattenmuskulatur von 110 auf 64 mM/kg ab, während das Na^+ von 18 auf 54 mM/kg anstieg. Der Wassergehalt änderte sich dabei nicht. Solche Muskeln sind zwar noch arbeitsfähig, ermüden aber sehr schnell und liefern wenig Spannung. Bei Hunden kann der alimentäre K^+-Mangel nach Beobachtungen von GOWER-SMITH, BLACK-SCHAFFER und LASATER (1950) zu ausgeprägten Lähmungen und schließlich zum Tod durch Ausfall der Atemmuskulatur führen. Das Krankheitsbild beim Hund stimmt mit dem Kaliummangelsyndrom des Menschen weitgehend überein. Die Atemmuskeln (Zwerchfell, untere Thoraxmuskulatur) versagen vermutlich deshalb als erste, weil sie dauernd tätig sind und deshalb bei Senkung des extracellulären K^+-Spiegels am schnellsten an K^+ verarmen. Aus den gleichen Gründen scheint auch das Herz unter Umständen schon sehr früh auf K^+-Mangel zu reagieren. Oft läßt schon eine leichte Hypokaliämie die T-Zacke im Elektrokardiogramm niedriger und breiter werden. Höhere Grade der K^+-Verarmung führen zu einer noch stärkeren Abflachung der T-Zacke oder zu einem negativen T. Die besondere Empfindlichkeit der T-Zacke gegenüber einer K^+-Verarmung des Myokards wird durch neue Ergebnisse von WILDE und O'BRIEN (1953) verständlich. Diese Autoren studierten an isolierten normalen Schildkrötenherzen nach vorheriger Beladung mit radioaktivem K^{42} die K^+-Freisetzung während einer einzelnen Systole. Dabei ergab sich eine zeitliche Koïnzidenz der T-Zacke mit dem Maximum der K^+-Austritte. Auch Schweine können bei K^+-Mangeldiät eine Verlängerung des Q-T-Intervalls und eine Negativität der T-Zacke in allen 3 Ableitungen zeigen [THOMAS, MYLON und WINTERNITZ (1940)]. Bei K^+-verarmten Kälbern wurden Verlängerungen des QRS-Komplexes bis aufs Doppelte der Norm beobachtet [SYKES und ALFREDSOHN (1940)]. Ratten reagieren auf K^+-Mangel nicht nur mit Insuffizienz, sondern darüber hinaus mit schweren, morphologisch feststellbaren Myokardschädigungen [MILLER und DARROW (1940a), FOLLIS, ORENT-KEILES und McCOLLUM (1942), KORNBERG und ENDICOTT (1946)]. Dabei kommt es zu herdförmigen Zerstörungen der Fasern durch schollig-körnigen Zerfall oder hyaline Entartung, manchmal mit Vacuolisation [vgl. GRUNDNER-CULEMANN (1952)]. In anderen Fällen ergab sich das Bild einer diffusen Myokarditis. Nach ORENT-KEILES und McCOLLUM (1941) ist der K^+-Gehalt des Herzmuskels K^+-verarmter Ratten um etwa 30% erniedrigt. Rubidiumsalze können die Folgen des K^+-Mangels zum Teil mildern und das Auftreten histologischer Schädigungen am Myokard verhüten [FOLLIS (1943)]; die Tiere sterben aber trotzdem. Umgekehrt werden die Myokardläsionen bedeutend intensiviert, wenn man zusätzlich NaCl verabreicht oder Desoxycorticosteron injiziert, das die NaCl-Retention begünstigt [MILLER und DARROW (1942), CANNON, FRAZIER und HUGHES (1953)].

Die mechanische Leistungsfähigkeit und strukturelle Intaktheit der Herz- und Skeletmuskulatur ist also nach den vorliegenden Ergebnissen aufs engste an die volle Auffüllung der intracellulären K^+-Depots geknüpft. Es kann daher nicht überraschen, daß wahrscheinlich auch bei anderen Formen muskulärer

Insuffizienz ein K$^+$-Defizit der Fasern mit ins Spiel kommt. Von CALHOUN, CULLEN, CLARKE und HARRISON wurde z. B. schon 1931 über eine K$^+$-Abnahme im menschlichen Myokard bei *Herzinsuffizienz* berichtet. Während der normale linke Ventrikel etwa 285 mg-% K$^+$ enthielt, wurden bei tödlicher Herzinsuffizienz im Mittel nur noch 195 mg-% gefunden. WILKINS und CULLEN (1933) sowie MANGUN, REICHLE und MYERS (1941) kamen zu den gleichen Ergebnissen. Nach CALHOUN und Mitarbeitern ist die K$^+$-Verminderung in der Muskulatur desjenigen Ventrikels besonders deutlich, der im Sinne einer Rechts- oder Linksinsuffizienz besonders stark geschädigt ist. Der Gehalt an Kreatin und Phosphat sinkt ebenfalls. Nach Beseitigung der Insuffizienz durch ausreichende Digitalisierung wurde neuerdings eine Rückkehr der K$^+$-Werte zur Norm gefunden [CLARKE und MOSHER (1952)]. Ob K$^+$-Verluste des Herzmuskels konstante Charakteristica bei jeder Form von Myokardschwäche sind, sei dahingestellt; doch scheint, wie HEGGLIN (1947) annimmt, eine intracelluläre K$^+$-Verarmung bei der sog. „energetisch-dynamischen" Herzinsuffizienz wesentlich zu sein. Ähnliche Vorstellungen wurden neuerdings auch von LENZI und CANIGGIA (1952, 1953) sowie von RAAB (1954) vertreten. SALTER (1952) macht auf Fälle von schwerer Dekompensation beim Menschen aufmerksam, wo andere Therapien versagten und erst nach Verabreichung von Liquor kalii acetici dramatische Besserungen eintraten. Auch beim Beriberi-Herzen ist ein Zusammenhang zwischen Myokardschwäche und K$^+$-Verarmung zu vermuten; denn junge, B$_1$-avitaminotische Ratten weisen in der Herz- und Skeletmuskulatur ebenfalls erniedrigte K$^+$-Werte und erhöhte Na$^+$-Werte auf [PECORA (1952)]. Die Erscheinungen des K$^+$- und Thiaminmangels am Herzen zeigen auch im histologischen Bild Ähnlichkeiten [vgl. GRUNDNER-CULEMANN (1952)].

Die Myotonia congenita (THOMSEN) hängt nach Beobachtungen von GRÜTTNER und MERTENS (1953) vielleicht ebenfalls mit einer Störung des K$^+$-Stoffwechsels zusammen; denn durch K$^+$-Entzug in der Nahrung mittels Kationenaustauschern ließen sich die myotonen Reaktionen beseitigen. Die Regularisierung der Muskeltätigkeit trat in einem Fall bei 11 mg-% K$^+$ im Serum ein, d. h. bei einem K$^+$-Spiegel, der normalerweise Lähmungen zur Folge haben würde (vgl. Tabelle 4).

c) Das Zusammenwirken von Kalium und Glucose bei der Muskelerholung.

Die Rückresorption von K$^+$ und das Abschieben von Na$^+$ erfolgt bei der Muskelerholung *gegen* das Diffusionsgefälle und benötigt daher den Aufwand von Energie. *Die restitutiven Kationenverschiebungen sind daher nur möglich, wenn der Muskelstoffwechsel intakt ist und ausreichende Reserven an oxydablen Substraten vorliegen.* Für die Erholung eines Muskels, der infolge K$^+$-Verarmung erschöpft ist, kann daher das Angebot von K$^+$ *und* Glucose in gleicher Weise wichtig sein.

Das Zusammenwirken von K$^+$ und Glucose konnte in besonders klarer Weise an isolierten Zwerchfell-Phrenicuspräparaten aus kleinen Ratten und Mäusen demonstriert werden, die in K$^+$- und glucosefreier Tyrodelösung bis zur Unerregbarkeit gereizt worden waren [TAUGNER, TAUGNER, LOHMÜLLER und FLECKENSTEIN (1949), BRAUN und TAUGNER (1952)]. Gibt man bei solchen Zwerchfellen KCl allein oder Glucose allein in die Lösung, so tritt keine Erholung ein; erst wenn K$^+$ *und* Glucose zusammen oder nacheinander in die K$^+$- und glucosefreie Tyrodelösung gegeben werden, kehrt die Erregbarkeit sehr rasch zurück.

Abb. 22 zeigt als Beispiel ein doppeltes Zwerchfell-Phrenicuspräparat einer Maus von 25 g, das nach 40 min Tätigkeit in K$^+$- und glucosefreier

Tyrodelösung bei einer Reizfrequenz von 24/min völlig erschöpft war. Die rechte Zwerchfellhälfte (oben) reagierte hier auf alleinigen Zusatz von 20 mg-% K$^+$ in die Lösung innerhalb von 15 min nicht mit Leistungsverbesserung. Erst die weitere Gabe von Glucose (250 mg-%) stellte hier schon im Laufe von 1 min die Erregbarkeit wieder her. Die linke Zwerchfellhälfte (unten) erhielt zuerst 250 mg-% Glucose in die K$^+$ und glucosefreie Tyrodelösung, ohne innerhalb von 15 min eine Leistungsverbesserung zu zeigen. Erst der weitere Zusatz von 20 mg-% K$^+$ führte zur Erholung. Dickere Rattenzwerchfelle zeigen meist schon nach alleiniger Glucosegabe eine gewisse Erholung (vgl. Abb. 23). Es ist anzunehmen, daß sich bei solchen Zwerchfellen immer noch etwas K$^+$ im interstitiellen Raum zwischen den Fasern befindet. Die Erholung wird aber auch hier erst nach weiterem Zusatz von K$^+$ vollständig.

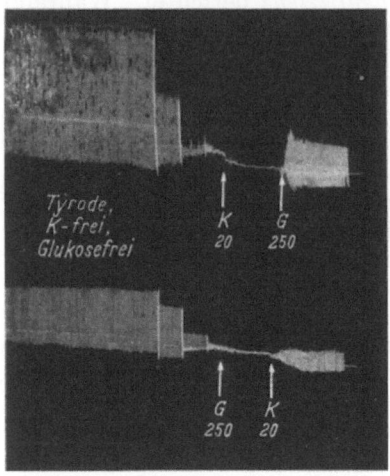

Abb. 22. Doppeltes Zwerchfellphrenicuspräparat der Maus (♂ Tiergewicht 25 g, Reizfrequenz 24/min). Erschöpfung beider Zwerchfellhälften in Abwesenheit von Kalium und Glucose. Weder durch alleinigen Zusatz von 20 mg-% Kalium (oben) noch durch den alleinigen Zusatz von 250 mg-% Glucose (unten) wird die Erholung ermöglicht. Nur nach weiterer Zugabe von 250 mg-% Glucose (oben) bzw. 20 mg-% Kalium (unten) erfolgt bei beiden Zwerchfellhälften Rückkehr der Erregbarkeit. [Nach BRAUN und TAUGNER (1952).]

Der restitutive Effekt der Glucose auf die mechanische Leistung des Muskels scheint also ebenso von der Anwesenheit extracellulärer K$^+$-Ionen abzuhängen, wie der restitutive Effekt der K$^+$-Ionen an die Glucose gebunden ist. Glucose kann dabei auch durch Natriumlactat oder Natriumpyruvat ersetzt werden (vgl. Abb. 23 nach BRAUN und TAUGNER).

Von hohem Interesse ist, daß Zwerchfelle, die gleichzeitig an K$^+$ und Substrat verarmt sind, auf alleiniges K$^+$-Angebot nicht nur keine Erholung zeigen, sondern — falls noch eine gewisse Erregbarkeit besteht — sogar zusätzlich geschädigt werden: Die Wiederherstellung der normalen extracellulären K$^+$-Konzentration von 20 mg-% führt in diesen Fällen regelmäßig zu einer raschen Verminderung der Kontraktionshöhe und zum Eintritt völliger Unerregbarkeit (vgl. Abb. 24). Solche substratverarmten Zwerchfelle können offensichtlich das angebotene K$^+$ nicht mehr speichern. Der K$^+$-Zusatz ins extracelluläre Medium wird daher die abgesunkenen Konzentrationsunterschiede zwischen den extra- und intracellulären K$^+$-Ionen noch weiter verringern und dadurch die Erregbarkeit unter Umständen ganz aufheben. Nur bei gleichzeitiger Anwesenheit von oxydablen

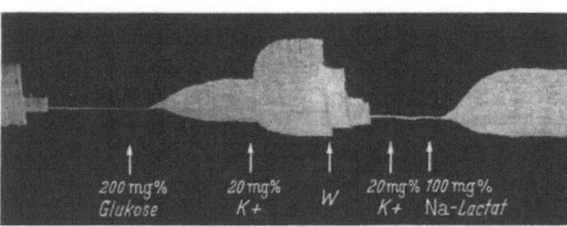

Abb. 23. Rechtes Zwerchfellphrenicuspräparat (Ratte ♀ 210 g; Reizfrequenz 58/min). Nach 2½ Std Tätigkeit in K- und glucosefreier Lösung tritt Unerregbarkeit ein. Bei alleinigem Zusatz von 200 mg-% Glucose ist die eintretende Erholung nicht optimal. Erst die Zugabe von 20 mg-% Kalium ermöglicht eine volle Erholung. Nach Waschung (W) erneute Tätigkeit von 30 min Dauer in K- und glucosefreiem Milieu bis zu erneuter Erschöpfung. Kaliumzusatz allein bewirkt in diesem Zustand — wie zu erwarten — keine Erholung. Erst Lactat restituiert die Erregbarkeit. [Nach BRAUN und TAUGNER (1952).]

Substraten, die den Rücktransport von K⁺ ins Innere der Faser energetisch ermöglichen und so zur Wiederherstellung der ursprünglichen Konzentrationsdifferenz beitragen, gewinnt die Muskulatur ihre Erregbarkeit zurück.

Auf dieser Basis erklärt sich auch ein Phänomen, das schon 1921 von LIBBRECHT am isoliert schlagenden Froschherzen (Temporarien) gefunden wurde. Durchspült man solche Herzen mit K⁺-freier Ringerlösung (ohne Glucose), so kommt es bald zu stark verlangsamten Kontraktionen (Stadium I) und nach 30—60 min zum Stillstand (Stadium II). Rückkehr zu Ringerlösung mit normalem K⁺-Gehalt (7,3 mg-%) führt jedoch im Stadium I nicht zur Restitution, sondern zu einem augenblicklichen Stopp in Diastole (Stadium II). Erst nach einiger Zeit nimmt das Herz seine Tätigkeit wieder auf. Dieses „Kaliumparadoxon" von LIBBRECHT kann unter Umständen schon ausgelöst werden, wenn man von einer K⁺-freien Ringerlösung auf eine Ringerlösung mit $^1/_7$ des normalen K⁺-Gehalts übergeht. Die zu einer K⁺-Lähmung führende, extracelluläre K⁺-Konzentration ist also offenbar besonders niedrig, wenn die intracellulären K⁺-Vorräte vorher stark abgesunken sind.

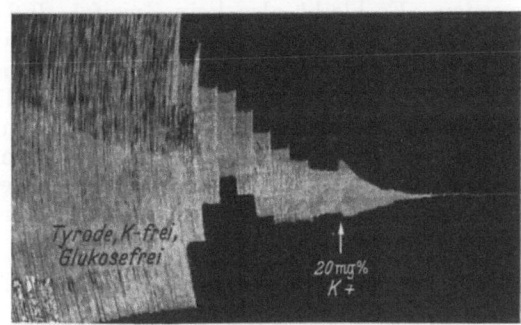

Abb. 24. Rechtes Zwerchfellphrenicuspräparat (Ratte ♀ 160 g; Reizfrequenz 60/min) in K- und glucosefreier Tyrodelösung. In *Abwesenheit* von Glucose führt der Zusatz von 20 mg-% Kalium nach 2stündiger K-Verarmung zu einer raschen Abnahme der Kontraktionshöhe und zum Eintritt der Unerregbarkeit. Das Zwerchfell zeigt außerdem eine Glucose-Entzugskontraktur. [Nach BRAUN und TAUGNER (1952).]

Die vorliegenden Befunde zeigen, daß die Funktion der Muskelfasern bzw. die Erregungsbildung im Herzen nicht in erster Linie von der absoluten extracellulären oder intracellulären K⁺-Konzentration abhängt, sondern viel stärker durch das Verhältnis K innen/ K außen bestimmt wird. Entscheidend ist offenbar die Steilheit des Konzentrationsgefälles für K⁺ und Na⁺, über welches der Kationenaustausch im Augenblick der Erregung erfolgen muß. *Das Zusammenwirken von K⁺ und Glucose bei der Erholung besteht darin, die — für die Funktion der Faser erforderliche — Steilheit der Gradienten unter Energieaufwand wiederherzustellen.*

V. Die Ungleichgewichte zwischen der extra- und intracellulären Kationenverteilung und ihre Bedeutung als Energiespeicher.

Die hohen Konzentrationsdifferenzen zwischen den extra- und intracellulären Kationen stellen ein osmotisches System dar, das vom stabilen Gleichgewicht weit entfernt ist. Das System kann im Ruhezustand der Muskelzelle als im dynamischen Gleichgewicht befindlich betrachtet werden, wobei ein K⁺-stapelnder und Na⁺-abschiebender Prozeß jeder Abnahme dieser Konzentrationsunterschiede entgegenwirkt. Das Verhältnis zwischen den extra- und intracellulären K⁺-Ionen ist bei normalen Froschmuskeln im Ruhezustand annähernd 1:40, bei den Säugetiermuskeln meist mehr als 1:20. Beinahe umgekehrte Verhältnisse gelten für die Na⁺-Ionen, doch ist der Na⁺-Gradient etwas weniger steil. Tabelle 5 gibt über die Verteilung einen Überblick. Die Verschiebungen von K⁺ und Na⁺ zwischen dem Zellinnern und dem Extracellulärraum erfolgen also jeweils über außerordentlich hohe Konzentrationsunterschiede. *Hieraus ergibt sich zwangsläufig, daß der Kationenaustausch in beiden Richtungen mit starken Energieverschiebungen gekoppelt sein muß:* Die *restitutiven Kationenbewegungen* (K⁺-Bindung, Na⁺-Abschiebung) erfolgen gegen das Diffusionsgefälle und erfordern daher den

Aufwand einer beträchtlichen osmotischen Arbeit, die nur durch intensive Stoffwechselprozesse gedeckt werden kann. Dagegen verlaufen die Kationenbewegungen bei der Erregung bzw. Kontraktion thermodynamisch freiwillig in Richtung des Gefälles; beim Ausgleich der Konzentrationsdifferenzen könnte daher unter Umständen wieder Arbeit zurückgewonnen werden. Es bleibt also kein Zweifel, daß der Muskelstoffwechsel in Form der hohen Konzentrationsdifferenzen zwischen den extracellulären und intracellulären K^+- und Na^+-Ionen ein arbeitsfähiges System weitab vom stabilen Gleichgewicht unterhält und dieses System nach jeder Beanspruchung — besonders im Anschluß an die Energieabgabe bei Muskelarbeit — wieder aufbaut. Die Oxydationsenergie des Muskels dient demnach nicht nur der chemischen Resynthese von Glykogen, Adenosintriphosphorsäure und Kreatinphosphorsäure, sondern auch der aktiven Kationenkonzentrierung.

Tabelle 5. *Kalium- und Natriumkonzentrationen (mM/kg) im Gesamtmuskel, Faserinnern und Extracellulärraum von Frosch- und Säugetier-Skeletmuskeln.*

Art	K^+ im Gesamt- muskel $[K_m]$	K^+ im Faser- innern $[K_i]$	K^+ extra- cellulär $[K_e]$	K_i/K_e	Na^+ im Gesamt- muskel $[Na_m]$	Na^+ im Faser- innern $[Na_i]$	Na^+ extra- cellulär $[Na_e]$	Na_e/Na_i	Cl^- im Gesamt- muskel $[Cl_m]$
Frosch[1]	83,0	97,2	2,5	39	25,4	17,1	106	6,2	10,9
Ratte[2,3]	101,4	118,3	6,3	19	26,6	12,1	157	13,0	16,3
Katze[4-6]	113,5	133	3,5	38	21,4	9,3	163	17,5	13,5
Rind[7]	84,4	98,6	4,0	25	18,3	—	141	—	—
Mensch[8-12]	90,0	105	4,5	23	44,5	15,8	148	9,4	31,1

Alle diese Überlegungen veranlaßten FLECKENSTEIN (1942) *eine entscheidende energetische Bedeutung des K^+-Speichers im Muskel zu postulieren und diesen physikalisch-chemischen Energiespeicher den konventionellen chemischen Energiespeichern an die Seite zu setzen.* Darüber hinaus ergab sich schon damals als Hauptproblem, ob und in welcher Weise diese bisher unbeachtete Energiequelle, d. h. die K^+- und Na^+-Bewegungen *energetisch* mit den mechanischen Zustandsänderungen der Muskelfaser gekoppelt sind.

Es ist zu beachten, daß die Werte für das Faser-K^+ und Na^+ aus den üblichen K^+-, Na^+- und Cl^--Werten für den ganzen Muskel erst errechnet werden müssen; denn bei den üblichen Analysenwerten ist der Extracellulärraum zwischen den Muskelfasern nicht berücksichtigt. Dieser Extracellulärraum beträgt nach HASTINGS, EICHELBERGER und anderen Autoren etwa 15—20% des Gesamtvolumens (beim Frosch nach SANDOW etwa 15%). Die tatsächliche K^+-Konzentration im Faserinnern ist infolgedessen etwas höher und die tatsächliche Na^+-Konzentration im Faserinnern ganz bedeutend niedriger als die Analysenwerte für den Gesamtmuskel.

Die tatsächliche Na^+-Konzentration für das Faserinnere (Na^+_i) läßt sich aus der Na^+-Konzentration für den ganzen Muskel (Na^+_m) unter der Annahme errechnen, daß das extra-

---

[1] FENN, W. O.: Physiol. Rev. **16**, 450 (1936).
[2] CONWAY, E. J.: Biol. Rev. **20**, 56 (1945).
[3] VERZÁR, F., u. L. LASZT: Vgl. VERZÁR, Die Funktion der Nebennierenrinde. Basel 1939 (Serum-Natrium).
[4] FENN, W. O. u. Mitarb.: Am. J. Physiol. **121**, 595 (1938).
[5] BAUMAN, E. J., u. S. KURLAND: J. biol. Chem. **71**, 281 (1926) (Serum-Natrium).
[6] HARDT, A., u. A. FLECKENSTEIN: Unveröffentlicht (Plasma-Kalium).
[7] WILKINS, W.: Proc. Soc. Exper. Biol. a. Med. **31**, 1117 (1933/34).
[8] MYERS, V. C., u. G. H. MANGUN: J. Biol. Chem. **132**, 701 (1940) (Muskel-Kalium).
[9] KATZ, J.: Pflügers Arch. **63**, 1 (1896) (Muskel-Kalium).
[10] CULLEN u. Mitarb.: J. biol. Chem. **102**, 415 (1933).
[11] HALD, P. M., u. A. J. EISENMAN: J. biol. Chem. **118**, 275 (1937) (Serum-Kalium).
[12] MARINIS, T. P., u. Mitarb.: J. Lab. a. Clin. Med. **32**, 1208 (1947) (Serum-Kalium).

celluläre Na$^+$ als Chlorid vorliegt, während die Faser praktisch Cl-frei ist. Als intracelluläres Na$^+$ gilt dann nur das „Überschußnatrium", das nicht durch Chlorid gedeckt wird. Diese Berechnung setzt also die Kenntnis der Chloridkonzentration im ganzen Muskel (Cl^-_m) voraus.

$$\mathrm{Na^+}_i = \frac{\mathrm{Na^+}_m - \mathrm{Cl^-}_m}{V_i} \; \frac{mM}{\mathrm{kg\,Faser}}.$$

Eine Berechnung des Faserkaliums (K^+_i) aus dem Kalium des Gesamtmuskels (K^+_m) kann nach der Formel erfolgen:

$$\mathrm{K^+}_i = \frac{\mathrm{K^+}_m \cdot V_m - \mathrm{K^+}_e \cdot V_e}{V_i} \; \frac{mM}{\mathrm{kg\,Faser}}.$$

Dabei hat V_m (Muskelvolumen) den Wert 1; V_i (Volumen des Faserinnern) bzw. V_e (Volumen des Extracellulärraums) sind Bruchteile von 1. Bei 15% Extracellulärraum gilt z. B. $V_i = 0{,}85$; $V_e = 0{,}15$. Die Berechnung der K$^+$- und Na$^+$-Werte für das Faserinnere erfolgte in der Tabelle unter der Annahme von 15% Extracellulärraum. Als extracelluläre K$^+$- und Na$^+$-Werte wurden die Serum- bzw. Plasmakonzentrationen eingesetzt.

a) Die Kaliumspeicherung der Zelle als aktive Stoffwechselleistung.

Die Auffassung, daß die Konzentrationsunterschiede zwischen den extra- und intracellulären K$^+$- und Na$^+$-Ionen unter dauerndem Aufwand von Energie durch die Zelle erzwungen werden, ist heute nicht mehr Theorie, sondern eine — durch die verschiedensten Versuchsanordnungen fest bewiesene — Tatsache. Schon im Ruhezustand des Muskels bedarf es dauernder restitutiver Prozesse, um den hohen intracellulären K$^+$-Bestand aufrechtzuerhalten. Isolierte Rattenzwerchfelle und die Bauchdeckenmuskulatur von Mäusen verlieren daher in glucosefreier Ringerlösung schon ohne Reizung eine erhebliche Menge K$^+$ (etwa 50 mg-% in 90 min). Setzt man jedoch Glucose (200—400 mg-%) und Insulin zu, so hört die K$^+$-Abgabe auf bzw. schlägt in eine K$^+$-Aufnahme um [LEUPIN und VERZÁR (1949)]. Der oxydative Stoffwechsel ist wohl in erster Linie für diese K$^+$-Fixation verantwortlich; auch die glykolytischen Umsetzungen können jedoch zur K$^+$-Bindung beitragen. Nach Untersuchungen von DEAN (1940) verlieren z. B. normale Froschmuskeln in Abwesenheit von Sauerstoff nur langsam K$^+$; hier verhütet die Glykolyse eine stärkere K$^+$-Verarmung. Umgekehrt ist die völlige Hemmung der Glykolyse durch Monojodacetat (0,00033 mol-Lösung) solange ohne stärkeren Einfluß auf den K$^+$-Gehalt, als noch Sauerstoff für die Atmung zur Verfügung steht. Erst wenn Atmung *und* Glykolyse gleichzeitig ausfallen (Monojodacetatvergiftung + Sauerstoffentzug) treten erhebliche K$^+$-Verluste ein; dabei schwellen die Froschmuskeln unter Aufnahme von Na$^+$-Ionen und Wasser stark an. Beim Warmblüter genügt schon Sauerstoffmangel allein, um K$^+$-Austritte aus der Muskulatur herbeizuführen. Nach BAETJER (1935) geben die Beinmuskeln der Katze K$^+$ ab, sobald die Durchblutung um über 80% gedrosselt wird. Das Serum-K$^+$ nimmt dementsprechend bei Sauerstoffmangel schnell zu [CATTEL und CIVIN (1938)]. Die Muskulatur ist jedoch an diesem K$^+$-Anstieg nicht allein beteiligt; denn auch die Leber setzt im Sauerstoffmangel — wahrscheinlich unter dem Einfluß von Adrenalin — K$^+$-Ionen frei [FENN, WILDE, BOAK und KOENEMANN (1939)].

Die enge Verknüpfung der intracellulären K$^+$-Stapelung mit den aeroben und anaeroben Stoffwechselabläufen ist in den letzten Jahren an den verschiedensten Geweben nachgewiesen worden: Sauerstoffmangel führt auch an Frosch- und Krabbennerven zu K$^+$-Verlusten [FENN und GERSCHMAN (1950), SHANES 1950a)]. Gibt man die Nerven in eine Sauerstoff-Atmosphäre zurück, so wird K$^+$ schnell wieder gebunden. Dagegen bleiben die

K⁺-Austritte trotz Sauerstoffentzugs gering, wenn genügend Glucose für den anaeroben Abbau zur Verfügung steht (SHANES). In ähnlicher Weise trägt die Glykolyse auch in Gehirnschnitten zur K⁺-Bindung bei [DIXON (1949)]. Entzug der Glucose oder Vergiftung der Glykolyse durch NaF hat dementsprechend sofortige K⁺-Verluste zur Folge. Eine besondere Bedeutung für die K⁺-Stapelung in Gehirnschnitten und in Retinagewebe kommt anscheinend der Glutaminsäure zu [TERNER, EGGLESTON und KREBS (1950)]. Die Erythrocyten von Mensch und Säugetier halten ihren K⁺-Bestand nach Befunden von WILBRANDT (1940), DANOWSKI (1941), HARRIS (1941), DAVSON (1941), PONDER (1950), SALOMON (1953) u. a. überwiegend durch glykolytische Prozesse aufrecht; die Vergiftung der Glykolyse mit Monojodacetat oder NaF hebt auch hier die Fähigkeit zur K⁺-Speicherung auf. Eine ähnliche K⁺-Abnahme ist bei Verlangsamung des Stoffwechsels in der Kälte (2—5°C über 5 Tage) zu beobachten [HARRIS (1941)]. Bei Rückkehr auf eine Temperatur von 25—37°C wird dann K⁺ von den Erythrocyten — unter Intensivierung des glykolytischen Stoffwechsels [MAIZELS (1948)] — wieder aufgenommen. KÜSEL und NETTER (1951) fanden, daß das Erythrocyten-K⁺ auch bei Einwirkung von Resorcin zu Verlust geht; nach dem Auswaschen von Resorcin und in Anwesenheit von Glucose bzw. Milchsäure und Phosphat kehrt dann K⁺ bei 37°C wieder in die Erythrocyten zurück. Bei den kernhaltigen, atmenden Erythrocyten des Hühnchens hängt der aktive Kationentransport hauptsächlich von den oxydativen Prozessen ab. Azid, Cyanid und Anoxie hemmen daher die Transportmechanismen außerordentlich stark [MAIZELS (1954)]. Ein anderes geeignetes Objekt für das Studium der aktiven K⁺- und Na⁺-Bewegungen ist die Chorionmembran von Hühnereiern (KROGH 1943).

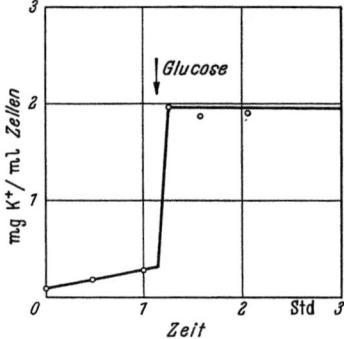

Abb. 25. *Sofortiges Einsetzen der K⁺-Stapelung bei Colibakterien nach Zusatz von Glucose.* Suspension von 1 g Colibakterien in 99 ml 0,85%iger NaCl-Lösung. Zur Zeit 0 werden 13,2 mg K⁺ in Form von KCl in die Suspension gegeben. Der K⁺-Gehalt der Zellen steigt daraufhin während 1 Std nur langsam an. Erst nach Glucosezusatz (40 mg-%) geht der K⁺-Gehalt innerhalb weniger Minuten sprunghaft um ein Vielfaches in die Höhe. [Nach COWIE, ROBERTS und ROBERTS (1949).]

Die Geschwindigkeit, mit der die normale Zelle im Ruhezustand K⁺ in den Extracellulärraum verliert und wieder bindet, ist bei den einzelnen Zellarten sehr verschieden: Untersuchungen mit radioaktivem K⁴² haben z. B. ergeben, daß menschliche Erythrocyten nur etwa 1,6—2% des Zellkaliums in 1 Std durch K⁺-Aufnahme von außen wieder ersetzen müssen, um den K⁺-Bestand zu erhalten [RAKER, TAYLOR, WELLER und HASTINGS (1950), SHEPPARD und MARTIN (1950), SHEPPARD, MARTIN und BEYL (1951)]. Dagegen tauscht sich nach Befunden von KREBS, EGGLESTON und TERNER (1951) das K⁺ von Gehirngewebe bei 37°C 120mal und das K⁺ der Retina etwa 250mal schneller als das menschliche Erythrocyten-K⁺ aus. Zwischen 7% und 10% des Retina-K⁺ muß je Minute durch K⁺-Rückbindung erneuert werden. Noch rascher ist der Austausch bei Nierenschnitten von Meerschweinchen. WHITTAM und DAVIES (1954a) fanden hier bei 37°C einen K⁺-Austausch von 16%/min. Im Laufe von etwa 6 min tauscht sich also eine K⁺-Menge aus, die dem gesamten Kaliumbestand der Nierenzelle entspricht. Kühlung auf 0°C oder Sauerstoffentzug bei 37°C läßt auch bei Nierenschnitten den K⁺-Gehalt schnell sinken und gleichzeitig die Na^+-Werte ansteigen [WHITTAM und DAVIES (1953)]. Den gleichen Effekt haben zahlreiche Stoffwechselinhibitoren [MUDGE (1951a, b)]. Der K^+-Austausch am normalen isolierten Rattenzwerchfell beträgt im Ruhezustand bei 37° C etwa 1,5%/min [CALKINS, TAYLOR und HASTINGS (1954)].

An ruhenden Geweben ist wahrscheinlich nicht der gesamte „steady-state turnover", der ohne Konzentrationsänderung zwischen dem extracellulären K^+ und dem intracellulären K^+ stattfindet, als Folge einer aktiven K^+-Aufnahme ins Faserinnere anzusehen. USSING (1949) hat in diesem Zusammenhang auf die Möglichkeit einer „exchange diffusion" aufmerksam gemacht, die auch an unbelebten Systemen zu beobachten ist. So kann z. B. ein mit K^+ beladener Kationenaustauscher radioaktives K^{42} aus einer neutralen, verdünnten $K^{42}Cl$-Lösung ohne Energiezufuhr im Austausch gegen eigenes K^+ aufnehmen. Mit Sicherheit aktiv sind nur diejenigen Stapelungsvorgänge, die von einem Anstieg der intracellulären K^+-Werte begleitet sind [vgl. auch DAVIES und KREBS (1952), WHITTAM und DAVIES (1954b)].

An niederen Organismen wurde ebenfalls ein enger Zusammenhang zwischen der Kohlenhydrat-Assimilation und der K^+-Aufnahme festgestellt. PULVER und VERZÁR (1940), HEVESY und NIELSEN (1941), ROTHSTEIN und ENNS (1946) zeigten diese Gesetzmäßigkeit an Bäckerhefe, LEIBOWITZ und KUPERMINTZ (1942) sowie ROBERTS, ROBERTS und COWIE (1949) an Colibakterien. In Abb. 25 ist das sprunghafte Einsetzen der intracellulären K^+-Stapelung in Colibakterien bei Glucosezusatz wiedergegeben [nach COWIE, ROBERTS und ROBERTS (1949)]. Umgekehrt senken Stoffwechselinhibitoren wie Monojodessigsäure und NaF auch an Bäckerhefe und Colibakterien den K^+-Gehalt. In einer 0,15 mol NaF-Lösung werden Hefezellen nach einigen Stunden fast K^+-frei [vgl. Abb. 26 nach SCOTT, JACOBSON und RICE (1951)].

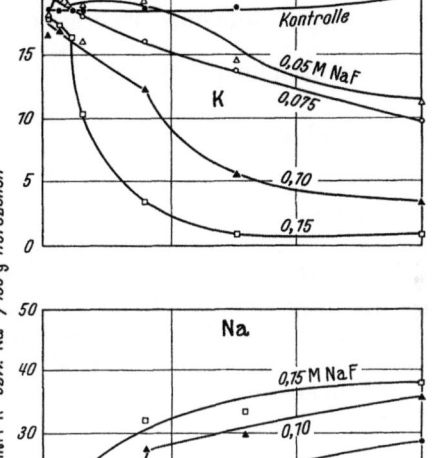

Abb. 26. *Abnahme des K^+Gehalts und Zunahme des Na^+-Gehalts von Bäckerhefe nach Vergiftung der Glykolyse durch verschiedene Konzentrationen von Natriumfluorid.* Versuchstemperatur 25° C, pH 6,5—7. [Nach SCOTT, JACOBSON und RICE (1951).]

Von besonderem Interesse ist der Einfluß von Monojodessigsäure auf die K^+-Fixation in der Grünalge Ulva lactuca; hier hemmt Monojodacetat die K^+-Stapelung nur im Dunkeln, d. h. solange die Alge ihren Energiebedarf für die K^+-Akkumulation durch Abbau der vorhandenen Substratreserven bestreiten muß, sobald dagegen im Licht die Assimilation beginnt (Photosynthese von Phosphoglycerinsäure?), gewinnen die monojodacetatvergifteten Algen die Fähigkeit zur K^+-Stapelung zurück [SCOTT und HAYWARD (1953)]. Zwischen dem Vorgang der K^+-Bindung und der Na^+-Abscheidung besteht bei diesen Algen keine obligatorische Koppelung [HAYWARD und SCOTT (1953)]. *Die Experimente an Hefezellen und Algen zeigen mit aller Deutlichkeit, daß die Fähigkeit zur K^+-Resorption und Na^+-Sekretion nicht auf die tierische Zelle beschränkt ist, sondern eine fundamentale Lebensäußerung des Protoplasten darstellt.*

b) Der Energieinhalt des Kaliumspeichers im Muskel im Vergleich zu den chemischen Energiespeichern.

Bei den üblichen Aufstellungen über die Energievorräte im Muskel sind bisher immer nur die chemischen Energien berücksichtigt worden, die beim fermentativen Abbau der einzelnen „Tätigkeitssubstanzen" erhältlich sind. Dagegen wurden die hohen osmotischen Energien, die in den Muskelfasern infolge der selektiven Akkumulation der K^+-Ionen gestapelt sind, lange Zeit übersehen. Nach einer Aufstellung von LOHMANN (1937) könnte die maximale Aufspaltung der in 1 g Froschmuskel vorhandenen „Tätigkeitssubstanzen" folgende Energiemengen freisetzen:

Adenosintriphosphorsäure $\underset{\text{anaerob}}{\overset{\text{anaerob}}{\rightleftarrows}}$ Adenylsäure (AMP) $+ 2 H_3PO_4$: 0,09 cal.

Kreatinphosphorsäure $\underset{\text{anaerob u. aerob}}{\overset{\text{anaerob}}{\rightleftarrows}}$ Kreatin $+ H_3PO_4$: 0,23 cal.

Glykogen $\underset{\text{aerob}}{\overset{\text{anaerob}}{\rightleftarrows}}$ 2 Milchsäure : 1,2 cal.

Milchsäure $\xrightarrow{+ 3 O_2}$ $3 CO_2 + 3 H_2O$: 30—60 cal.

Es fragt sich, wie hoch vergleichsweise der osmotische Energievorrat in 1 g Froschmuskel zu veranschlagen ist. Die osmotische Arbeit, welche geleistet werden muß, um 1 Mol von der Anfangskonzentration c_o auf eine Endkonzentration c_x zu konzentrieren, beträgt bei isotherm-reversibler Führung [vgl. FLECKENSTEIN (1947)]:

$$A = RTv \cdot \int_{c_o}^{c_x} \ln \frac{c_x}{c_o} \cdot d \cdot c_x.$$

Bei Ausführung der Integration ergibt sich:

$$A = RT \left[v \cdot c_x \left(\ln \frac{c_x}{c_o} - 1 \right) + v \cdot c_o \right].$$

Bei der Berechnung der Arbeit, die für die K^+-Bindung in 1 g Froschmuskelfaser benötigt wird, bedeutet $(v \cdot c_x)$ die molare Menge der in 1 g Froschmuskelfaser gestapelten K^+-Ionen = 0,000097 Mol (vgl. Tabelle 5) und $(v \cdot c_o)$ die vor Beginn des Konzentrierens in 1 g Froschmuskelfaser enthaltene molare K^+-Menge; c_o ist die Anfangskonzentration, c_x die Endkonzentration; das Verhältnis $c_x/c_o = 39$, T bei 17^0 C $= 290^0$. Die Gaskonstante $R = 2$ cal.

Die Konzentrationsarbeit für Kalium ist dann:

$A = 2 \cdot 290 \, (0{,}000097 \, (3{,}66 - 1) + 0{,}0000025)$ cal.
$A = 580 \cdot 0{,}00026$ cal $\approx 0{,}15$ cal.

Führt man die entsprechende Berechnung für Natrium durch, so ergibt sich bei Zugrundelegen der Werte von Tabelle 5:

$A = 2 \cdot 290 \, (0{,}000106 \, (1{,}8 - 1) + 0{,}000017)$ cal.
$A = 580 \cdot 0{,}000102$ cal $\approx 0{,}06$ cal.

Da bei der K^+-Stapelung gleichzeitig Na^+ gegen das Gefälle in den extracellulären Raum abgeschoben wird, setzt sich die osmotische Gesamtenergie additiv aus den Konzentrationsarbeiten für K^+ und Na^+ zusammen. Beim vollen Konzentrationsausgleich des Kationenbestandes des Muskels auf die — als konstant angesehenen — Kationenkonzentrationen der extracellulären Flüssigkeit könnte diese Energie unter Umständen wieder gewonnen werden. Die Berechnung zeigt also, daß bei einem intracellulären Gehalt von 0,097 mM K^+ und 0,017 mM Na^+ in 1 g Froschmuskelfaser etwa 0,21 cal osmotische Energie enthalten sind. Die Fasermasse macht jedoch nur etwa 85% des Froschmuskels aus; der für 1 g Froschmuskelfrischgewicht zutreffende Wert wäre daher etwa 0,18 cal.

Der von uns 1947 mit der gleichen Formel errechnete Wert [vgl. FLECKENSTEIN (1947)] betrug wegen der Verwendung etwas anderer Na^+-Konzentrationen 0,24 cal. Beide Zahlen sind etwas zu hoch, da in die Rechnung anstatt der Molaritäten richtiger die Aktivitäten einzusetzen wären; bei den intracellulären Elektrolyten würde dies aber Schwierigkeiten machen. Wesentlich ist, daß auch die — unter Berücksichtigung der Aktivitäten zu gewinnenden — Werte kaum 10% unter unseren Werten liegen dürften. Das prinzipielle Ergebnis wird also durch diesen Fehler nicht stärker beeinflußt.

Vergleicht man den in 1 g Froschmuskel gestapelten osmotischen Energiebetrag (0,18 cal) mit dem Energieinhalt des Kreatinphosphatspeichers (0,23 cal nach LOHMANN), *so liegen beide Werte in der gleichen Größenordnung.* Dabei ist der LOHMANNsche Wert von 0,23 cal/g Froschmuskel sehr hoch; denn nach eigenen Analysen sind z. B. im M. rectus abdominis vom Frosch (Temporarien) nur etwa 12 μMol Kreatinphosphat/g Muskel enthalten. Bei einer Spaltungsenergie von 12000 cal/Mol wären aus 12 μMol Kreatinphosphat nur etwa 0,14 cal zu beziehen. Sehr hoch ist auch der LOHMANNsche Wert für den Energieinhalt des ATP-Speichers (0,09 cal/g Muskel). Nach eigenen Analysen beträgt der ATP-Gehalt des Froschrectus (Herbstfrösche) im Mittel 2,80 μMol/g. Da lediglich die Umsetzung ATP → ADP + PO_4 als energieliefernde Reaktion bei der Muskelverkürzung zur Diskussion steht, könnten aus 2,80 μMol ATP/g Muskel nur 0,034 cal Energie bezogen werden, d. h. nur etwa $1/3$ des von LOHMANN angegebenen Betrages von 0,09 cal. *Der Energieinhalt des Kaliumspeichers dürfte also mit 0,18 cal tatsächlich rund 5mal größer sein als der aus der ATP-Spaltung (zu ADP) je 1 g Froschmuskel zu beziehende chemische Energiebetrag.* Die vorliegende Berechnung zeigt, daß der Kaliumspeicher in jeder Energiebilanz des Muskelstoffwechsels volle Berücksichtigung finden muß.

Die Kurzbezeichnung „Kaliumspeicher" wird der Einfachheit halber auch in den folgenden Kapiteln weiter verwendet werden. Unter dem Energieinhalt dieses „Kaliumspeichers" ist jedoch immer die Summe der Konzentrationsarbeiten für die K^+-Stapelung *und* Na^+-Elimination zu verstehen, d. h. die osmotische Gesamtenergie, die in den hohen Konzentrationsunterschieden zwischen den extra- und intracellulären K^+- und Na^+-Ionen vorliegt.

c) Quantitative Beziehungen zwischen Muskelarbeit und Kationenaustausch.

Der osmotische Energiespeicher im Muskel wird bei jeder Kontraktion beansprucht. Die Kaliumabgabe und Natriumaufnahme bei mechanischer Tätigkeit bedeutet ein Absinken der Konzentrationsdifferenzen zwischen den extra- und intracellulären Kationen, d. h. eine Abnahme der im ruhenden Muskel vorliegenden osmotischen Energie. Offensichtlich ist die Arbeitsfähigkeit der Muskelfaser nur dann optimal, wenn die Konzentrationsdifferenzen und damit die in ihnen gespeicherten Energien hoch sind. Werden diese Konzentrationsdifferenzen verringert (K^+-Anstieg oder Na^+-Entzug im Extracellulärraum, K^+-Verarmung oder Na^+-Zunahme im

Intracellulärraum), so sinkt, wie in den vorausgegangenen Kapiteln dargelegt wurde, die Arbeitsfähigkeit der Muskelfaser schnell bis zur Unerregbarkeit ab. Es ergab sich hieraus folgerichtig die Frage, welche energetische Bedeutung dieser osmotische Energiespeicher für die Kontraktion besitzt [FLECKENSTEIN (1942)].

Es ist nicht schwierig zu berechnen, welche arbeitsfähige Energie beim spontanen Austausch einer bestimmten Menge K^+ gegen eine äquivalente Menge Na^+ im Augenblick der Erregung gewonnen werden kann bzw. welche osmotische Arbeit bei der Erholung der Muskelfaser wieder aufgewendet werden muß, um K^+ zurückzubinden und Na^+ aus der Faser zu eliminieren. Erforderlich für diese Berechnung ist die Kenntnis der K^+- und Na^+-Konzentrationen im Faserinnern und im Extracellulärraum. Zur Überführung von x Mol eines homogen gelösten Stoffes von der Konzentration c auf die höhere Konzentration c' wird bei isotherm-reversibler Führung folgende Arbeit benötigt:

$$A = RT x \ln \frac{c'}{c}.$$

Im Falle des K^+- und Na^+-Austausches setzt sich die osmotische Gesamtarbeit additiv aus den Konzentrationsarbeiten der K^+- und Na^+-Verschiebungen zusammen [vgl. FLECKENSTEIN (1942)]:

$$A = RT x \left(\ln \frac{K_i}{K_e} + \ln \frac{Na_e}{Na_i} \right).$$

R (Gaskonstante) = 2 cal; T = absolute Temperatur; x = ausgetauschte Menge K^+ bzw. Na^+ in Mol.

In Tabelle 6 sind die mit dieser Formel errechneten Energiebeträge zusammengestellt, die beim spontanen Austausch von 1 γ K^+ gegen eine äquivalente Menge Na^+ in den Muskeln der verschiedenen Tierarten unter Umständen zu gewinnen sind.

Tabelle 6. *Kalium-Arbeitsäquivalente bei der Frosch- und Säugetier-Skeletmuskulatur*[1].

1 γ K^+ kann im Austausch gegen eine äquivalente Menge Na^+ folgende Energiebeträge liefern:

Frosch	3,5 gcm	
Ratte	3,7 gcm	Mittel 3—4 gcm
Katze	4,4 gcm	[= 3—4 Kcal/Mol K^+]
Mensch	3,6 gcm	

Im Mittel kann demnach 1 γ K^+ beim Austausch mit Na^+ 3—4 gcm Arbeit liefern. Das vorliegende Resultat ist unabhängig von irgendeiner Theorie der Muskelkontraktion und gibt lediglich die Änderungen der freien Energie an, die — unter den physiologisch herrschenden Bedingungen der Temperatur und der extra- und intracellulären K^+- und Na^+-Werte — mit dem Platzwechsel der Kationen verknüpft sind. Während der Erholung muß dann 3—4 gcm osmotische Arbeit wieder aufgewendet werden, um 1 γ K^+ unter Abschiebung von Na^+zurückzuresorbieren. *Es ist ein physiologisches Problem von grundsätzlicher Bedeutung, inwieweit dieses errechnete Kalium-*

---

[1] T wurde beim Frosch — entsprechend einer Temperatur von 17⁰ C — als 290 angenommen; bei den Warmblütermuskeln (37⁰ C) wurde T = 310 in die Formel eingesetzt. Die Werte für K_i, K_e, Na_e und Na_i wurden Tabelle 5 entnommen.

Arbeitsäquivalent mit dem tatsächlichen Verhältnis zwischen Muskelarbeit und K^+-Abgabe übereinstimmt. Eine solche Übereinstimmung würde besagen, daß aus dem Platzwechsel von K^+ gegen Na^+ genügend Energie bezogen werden könnte, um damit die Ausgaben für die mechanische Arbeit des Muskels zu decken.

In der Literatur liegen bisher nur wenige Untersuchungen vor, in denen die quantitativen Beziehungen zwischen K^+-Abgabe und Muskelarbeit geprüft wurden. Die ersten Ergebnisse wurden von SOMOGYI und VERZÁR (1941b) mitgeteilt; sie fanden bei 1 min indirekter Reizung des Katzengastrocnemius ein Verhältnis von 1,5 mg K^+/4000 gcm Arbeit (= 1 γ K^+/2,7 gcm Arbeit). Dieses Verhältnis würde — worauf wir 1942 hinwiesen — mit dem oben errechneten Kalium-Arbeitsäquivalent gut übereinstimmen. Nach eigenen Beobachtungen [vgl. FLECKENSTEIN, HILLE und ADAM (1951)] kann sich dieses Verhältnis jedoch beträchtlich verschieben, wenn man den Muskel stärker belastet; in manchen Fällen konnten in unseren Versuchen nicht mehr als 5—10% der Kontraktionsarbeit aus der ins venöse Blut abgegebenen K^+-Menge gedeckt werden. Es ist jedoch anzunehmen, daß ein Großteil des tatsächlich freigesetzten K^+ nicht im venösen Blut erscheint, sondern sofort aus dem interstitiellen Raum in die Muskelfasern zurückresorbiert wird. Ähnliche Fälle sind am Nerven bekannt geworden, wo z. B. isolierte Einzelfasern je Impuls 6—10mal mehr K^+ verloren als im Nervenverband [vgl. HODGKIN und HUXLEY (1947), SHANES (1951)]. Auch hier stellt der interstitielle Raum ein K^+-Reservoir dar, aus dem nach jedem Nervenimpuls eine Rückbindung von K^+ erfolgen kann. Am M. sartorius von Esculenten (Reizung bis zur Ermüdung) wurde von SOMOGYI und VERZÁR (1941a) eine Relation gefunden, die ebenfalls in der Größenordnung des errechneten Kalium-Arbeitsäquivalents liegt (1 γ K^+/6,7 gcm). Mehr als Annäherungswerte können bei derartigen Versuchen nicht erwartet werden, denn gerade an isolierten Muskeln wird das freigesetzte K^+ infolge des Fehlens der Zirkulation nie vollständig austreten.

Einwandfreie Messungen der K^+-Freisetzung liegen für die Systole des Schildkrötenherzens vor [O'BRIEN und WILDE (1952), WILDE und O'BRIEN (1953)]. Bei diesen Untersuchungen wurde das Herz zuerst in vivo mit radioaktivem, intraperitoneal verabreichtem K^{42} beladen und später nach Tötung des Tieres durch die Coronararterie mit K^{42}-freier Ringerlösung perfundiert. Der venöse Ausfluß wurde dann auf ein rotierendes Filterpapier geleitet und je Systole in etwa 200 Fraktionen unterteilt, deren Radioaktivität getrennt ermittelt werden konnte. Das sich ergebende „Effluogramm" zeigte

a) eine Gesamtfreisetzung von 1/400 des Totalbestandes an K^+ pro Systole, und

b) ein Maximum der K^+-Freisetzung, das unter Berücksichtigung der Ausflußzeit wahrscheinlich auf die T-Zacke des EKG zu beziehen ist (vgl. Abb. 27).

Für 1 g Herzmuskelmasse kann also mit einer Abgabe von rund 10 γ K^+ (0,25 μMol K^+)/Systole gerechnet werden. Die daraus zu gewinnende Arbeit von 30—40 gcm/Systole/g Herzmuskel liegt in der Größenordnung der normalen Herzarbeit. Die Langsamkeit des Erregungsablaufs im Schildkrötenherzen kann in den Experimenten von WILDE und O'BRIEN als besonderer Vorteil angesehen werden; denn die tatsächlich freigesetzte K^+-Menge dürfte so besser erfaßbar sein als bei raschen Muskeln mit sofort einsetzender K^+-Rückbindung. Ausgedehnte elektrokardiographische Befunde am

Schildkrötenherzen unter dem Einfluß der verschiedensten Ionenveränderungen im extracellulären Milieu wurden neuerdings von LENZI und CANIGGIA (1952, 1953) mitgeteilt.

Es ist in diesem Zusammenhang von Interesse, daß die Geißeln der Forellenspermatozoen ihre Fortbewegungsenergie tatsächlich aus dem „Kaliumspeicher" zu beziehen scheinen: Nach Untersuchungen von SCHLENK und KAHMANN (1938) sind die Forellenspermatozoen bewegungsunfähig, solange sie sich in der normalen Spermaflüssigkeit („Sperma liquor") mit

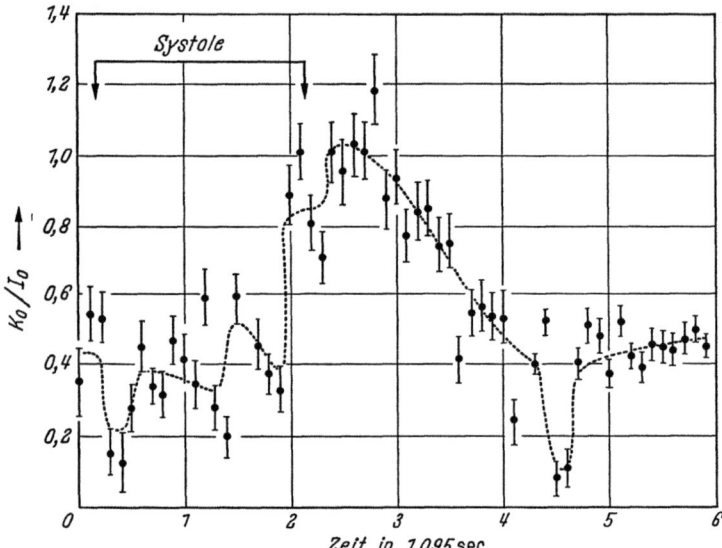

Abb. 27. *Effluogramm des isolierten Schildkrötenherzens nach vorheriger Beladung mit radioaktivem, intraperitoneal injiziertem K^{42}*. Perfusion von K^{42}-freier Ringerlösung durch die Coronararterie. Ableitung des venösen Ausflusses auf rotierendes Filterpapier und Aufteilung in etwa 200 Fraktionen je Systole. Als Volumenindicator wurde der K^{42}-freien Durchströmungsflüssigkeit vorher NaI^{131} (in anderen Versuchen $P^{32}O_4$) mit einer längeren Halbwertszeit als K^{42} beigegeben. Durch eine sofortige Zählung am 1. Tag wurde in den einzelnen Fraktionen die Summe der Aktivität von $I^{131} + K^{42}$ ermittelt. Eine zweite Zählung der Fraktionen erfolgte 5 Tage später; sie erfaßte — wegen des raschen Zerfalls von K^{42} — praktisch nur noch die Aktivität von I^{131}. Der Differenzbetrag zwischen den beiden Zählungen entspricht der Aktivität von K^{42}. Die K^{42}-Konzentration im venösen Ausfluß ist dann durch das Verhältnis K_0/I_0 gegeben, wobei K_0 und I_0 die — unter Berücksichtigung des Zerfalls berechneten — Aktivitäten zur Zeit 0 darstellen. Die Abbildung zeigt den raschen Anstieg der K^{42}-Konzentration im venösen Ausfluß kurz nach der Systole; die Freisetzung aus dem Myokard erfolgt während der Systole. Die vertikalen Linien geben die mittleren Fehler der Mittelwerte an. [Nach O'BRIEN und WILDE (1952).]

einem K^+-Gehalt von etwa 0,01 Mol K^+/L befinden. Sobald jedoch die K^+-Konzentration des Liquors durch Verdünnung mit Wasser im Verhältnis 1:10 auf unter 0,001 Mol K^+/L ($\approx$ 4 mg-% K^+) sinkt, tritt volle Aktivierung ein. Die Spermatozoen können sich nun für 30—60 sec bewegen und bleiben nach Ablauf dieser Zeit in erschöpftem Zustand liegen. Die genaue Analyse des Bewegungsablaufs führte zu folgenden Ergebnissen:

1. Der Ruhezustand der Spermatozoen im Liquor ist durch ein Konzentrationsgleichgewicht zwischen den K^+-Ionen des Spermaliquors und der Geißel verursacht.

2. Der durch Verdünnung des Spermas mit Wasser geschaffene Konzentrationsunterschied des K^+ zwischen Geißel und Milieu dürfte die Quelle der Bewegungsenergie sein. Die Beladung der Geißel mit K^+ stellt also wahrscheinlich ihren Inhalt an potentieller Energie dar. Der mechanische Effekt des Geißelschlags ist die Folge der K^+-Austritte in das K^+-ärmere Milieu.

3. Die Erschöpfung der Geißeln am Ende des Bewegungsablaufs ist durch das Absinken ihres K^+-Gehalts verursacht. Es ist möglich, solche erschöpften Spermatozoen durch Einbringen in eine KCl-Lösung erneut mit K^+ zu beladen; sie schwimmen dann ein zweites Mal, sobald man diese KCl-Lösung wieder ausreichend mit Wasser verdünnt.

4. Die Forellenspermatozoen können durch vorübergehenden Aufenthalt in einer stärker konzentrierten KCl-Lösung mit K^+ „überladen" werden.

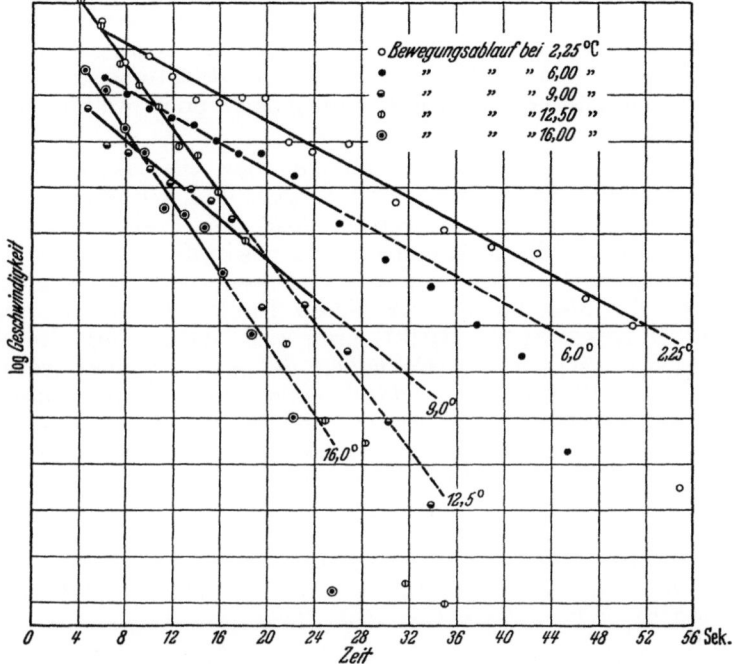

Abb. 28. Der Logarithmus der Fortbewegungsgeschwindigkeit der Forellenspermatozoen für 5 Temperaturen als Funktion der Zeit. (Um die Abbildung übersichtlich zu machen, sind die Geraden in der Richtung der Ordinate auseinandergezogen.) [Nach SCHLENK und KAHMANN (1938).]

Die normale K^+-Konzentration des Spermaliquors ist dann nicht mehr ausreichend, um die Bewegung zu unterdrücken. Der Eintritt der Bewegung ist also tatsächlich nicht an die Unterschreitung einer *bestimmten* K^+-Konzentration, sondern allgemeiner an die Bedingung einer *relativen* Konzentrationsverminderung des Mediums geknüpft.

5. Die Fortbewegungsgeschwindigkeit der Spermatozoen bzw. die Intensität des Geißelschlags entspricht — bei ausreichender Verdünnung des Spermaliquors — der Kinetik einer monomolekularen Reaktion; dies ist zu fordern, wenn die Bewegungsenergie durch Diffusion von K^+ aus den Geißeln gewonnen wird (vgl. Abb. 28).

Die Parallelen zwischen dem Mechanismus der Geißelbewegung und den für die Muskelkontraktion geltenden Gesetzmäßigkeiten sind also offensichtlich sehr eng: In beiden Fällen sind die mechanischen Phänomene an K^+-Austritte gekoppelt und durch extracelluläre K^+-Erhöhung hemmbar; intracelluläre K^+Verarmung führt in beiden Fällen zur Erschöpfung, Wiederauffüllung des K^+-Depots stellt die mechanische Leistungsfähigkeit wieder her. Ein wesentlicher Unterschied scheint nur darin zu bestehen, daß bei der Bewegung der Forellenspermatozoen kein extracelluläres Na⁺ als Austauschkation für K⁺ benötigt wird. Die Verhältnisse sind auch deshalb einfacher, weil bei den Forellenspermatozoen normalerweise keine K⁺-Rückbindung durch restitutive Prozesse erfolgt. Die Geißel der Forellenspermatozoen ist demnach nur ein grobes Modell der Muskelfaser; dieser Mangel an Differenziertheit wird jedoch durch den besseren Einblick in das Grundsätzliche aufgewogen. Die vorliegenden Berechnungen und experimentellen Daten zeigen, daß der K⁺-Speicher als mögliche Energiequelle für die Kontraktion in Betracht gezogen werden muß. Die Muskelfaser wäre nach dieser Vorstellung eine Art „Kaliumbatterie", die sich mit Hilfe des Stoffwechsels auflädt und dann — unter Freisetzung der Kontraktionsenergie — wieder entlädt. Zur endgültigen Klärung sind jedoch noch weitere *quantitative* Studien nötig.

Die Annahme eines Kausalzusammenhangs zwischen den Kationenbewegungen und der Kontraktion setzt voraus, daß der Austausch von K⁺ und Na⁺ nicht nach dem Kontraktionsakt erfolgt. Die Frage nach der genauen zeitlichen Einordnung des Kationenaustausches in die Kette der im tätigen Muskel ablaufenden Prozesse ist daher von besonderer Wichtigkeit. Nicht immer waren die Meinungen über diesen Punkt einheitlich. Die eigene Vorstellung [FLECKENSTEIN (1942)] ging z. B. dahin, *daß der Austausch von K⁺ und Na⁺ die stoffliche Grundlage des Aktionsstroms sei und daher tatsächlich an die Spitze der — durch einen äußeren Reiz ausgelösten — Reaktionen gesetzt werden müsse.* Diese Annahme konnte sich auf Ergebnisse der Elektrophysiologie stützen und wurde später [FLECKENSTEIN (1947)] durch Studien über den Wirkungsmechanismus der Lokalanaesthetica weiter fundiert. Andererseits gab es Vorstellungen, die in den K⁺- und Na⁺-Bewegungen eine Folge nachgeordneter Stoffwechselprozesse sahen; so wurde z. B. der Na⁺-Eintritt in den tätigen Muskel auch mit den Umsetzungen der Milchsäure in Zusammenhang gebracht [MALORNY und NETTER (1937)]. *Die Ergebnisse der Elektrophysiologie aus den letzten Jahren haben aber nunmehr eine Klärung dieses Problems ermöglicht und die primäre Stellung des Kationenaustausches gesichert.*

B. Die Elektrophysiologie der Kationenverschiebungen.

Die Entdeckung der tierischen Elektrizität geht bekanntlich auf LUIGI GALVANI (1786) zurück. Die näheren Bedingungen der Stromentstehung und die Richtung des Stromflusses wurden jedoch erst später — vor allem durch die grundlegenden Untersuchungen von DU BOIS-REYMOND (1848/49) aufgeklärt. Seit dieser Zeit ist bekannt

a) daß sich der Muskel an einer verletzten Stelle gegenüber der intakten Oberfläche elektronegativ verhält,

b) daß die elektromotorische Kraft eines verletzten Muskels im Tetanus abnimmt, was zum erstenmal auf eine Entladung der Fasern bei der Erregung hinwies,

c) daß die Erregungsleitung bzw. Erregungsübertragung an elektrische Prozesse gekoppelt ist und durch eine „negative Schwankung", d. h. den „Aktionsstrom" erfolgt.

Eine naturwissenschaftlich wohlfundierte Erklärung für die Spannungsentstehung in lebenden Geweben war jedoch in der Mitte des letzten Jahrhunderts noch nicht möglich; denn die damals in der Physik bekannten elektrischen Spannungsquellen enthielten ohne Ausnahme Metalle.

Erst durch die Forschungen von OSTWALD und NERNST wurden die Möglichkeiten der Spannungsentstehung beim Diffusionsausgleich unterschiedlicher Ionenkonzentrationen aufgedeckt. Auf diesen Untersuchungen konnte dann JULIUS BERNSTEIN 1902 seine Membrantheorie der bioelektrischen Potentiale fundieren. Nach der BERNSTEINschen Auffassung entstammt die elektrische Energie der verletzten bzw. erregten Muskelfasern nicht einem chemischen Prozeß, sondern einem einfachen osmotischen Ausgleich vorher vorhandener Konzentrationsunterschiede zwischen den extra- und intracellulären Ionen. Tatsächlich müssen die Ionen als Träger elektrischer Ladungen elektrische Ströme verursachen, sobald es durch Veränderung der Membran-Eigenschaften an der verletzten oder erregten Stelle zu einem Ausgleich der osmotischen Ungleichgewichte zwischen dem Faserinnern und dem Extracellulärraum kommt. Schon frühzeitig wurde dabei von BERNSTEIN und HÖBER den Bewegungen des Kaliums die Hauptbedeutung beigemessen. Es ist ein eigenartiges Zusammentreffen, daß die BERNSTEINsche Membrantheorie dem gleichen Jahre wie die OVERTONsche Theorie des Kationenaustausches entstammt.

In den folgenden Kapiteln wird die Bedeutung von K^+ und Na^+ für das Ruhe- und Aktionspotential besprochen und die Verknüpfung der elektrischen Ladungsänderungen mit den mechanischen Zustandsänderungen des Muskels dargelegt. Diese Analyse läßt wenig Zweifel, daß die entscheidenden physiologischen Funktionen von K^+ und Na^+ auf bioelektrischem Gebiet liegen dürften. Unsere Darstellung baut — unter Berücksichtigung neuerer Ergebnisse — auf der Grundlage der „Elektrophysiologie" von H. SCHAEFER (1940) auf. Zahlreiche der zu diskutierenden Probleme sind dort näher erörtert.

I. Die Bedeutung der Kalium- und Natriumionen für die elektrischen Phänomene in Muskel und Nerv.

a) Die Konzentrationsunterschiede zwischen den extra- und intracellulären Kationen als Ursache des Membranpotentials.

Die Membranen der Muskel- und Nervenfasern im Ruhezustand sind bekanntlich Sitz eines beträchtlichen elektrischen Potentials, wobei sich die Außenseite jeweils positiv gegenüber der Innenseite verhält. Dieses Potential wird als „Ruhepotential" bezeichnet oder auch „Demarkationspotential" bzw. „Verletzungspotential" genannt — entsprechend den Umständen, unter denen die Potentialdifferenz in Erscheinung tritt.

Die wahre Höhe des Ruhepotentials kann heute mit intracellulär eingeführten Mikroelektroden (Glascapillaren mit einer Spitze von 0,1—0,5 μ Durchmesser) genau bestimmt werden. Die dabei erhaltenen Werte sind größer als die — mit gewöhnlichen extracellulären Elektroden gemessenen — „Verletzungs-" bzw. „Demarkationspotentiale"; denn bei intracellulärer Ableitung treten keine Spannungsverluste durch Nebenschlüsse ein. Die Fasern des M. sartorius vom Frosch weisen z. B. ein wahres Ruhepotential von über 90 mV auf: LING und GERARD (1949a) fanden im Mittel 97 mV, KUFFLER und VAUGHAN WILLIAMS (1953b) 95 mV (Streuung 80—105 mV),

HODGKIN und NASTUK (1949) 87 mV. Mit extracellulären Elektroden wurden dagegen früher gewöhnlich nur 25—50 mV gemessen. Die langsamen Tonusfasern (M. iliofibularis vom Frosch) haben nach KUFFLER und VAUGHAN WILLIAMS (vgl. Abb. 29) ein niedrigeres Ruhepotential (Mittel 50—60 mV, Streuung 35—70 mV). Weitere Ergebnisse sind in Tabelle 7 zusammengestellt (vgl. auch Abb. 30 und 31).

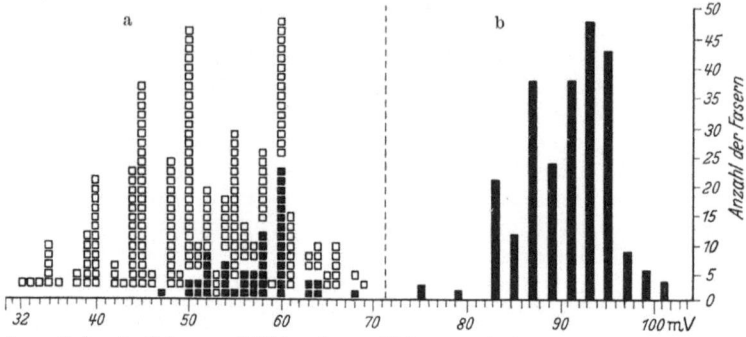

Abb. 29 a u. b. a Ruhepotentiale von 244 Tonusfasern ("slow muscle fibres") aus dem M. iliofibularis vom Frosch. Potentiale im Durchschnitt zwischen 50 und 60 mV, keine Potentiale über 70 mV. b Ruhepotentiale von 239 schnellen Muskelfasern ("twitch fibres") aus dem M. sartorius vom Frosch. Durchschnittliches Potential um 95 mV. [Nach KUFFLER und VAUGHAN WILLIAMS (1953).]

Die heutige Lehre von der Entstehung des Ruhepotentials geht auf eine Anregung von W. OSTWALD zurück, der schon 1890 den Gedanken aussprach, die bioelektrischen Ströme könnten unter Umständen durch das Studium der „Konzentrationsketten" eine Erklärung finden. Als einfachsten Fall kennt die physikalische Chemie die sog. Diffusionspotentiale; sie

Tabelle 7. *Ruhe- und Aktionspotentiale bei Messung mit intracellulären Elektroden (Mittelwerte).*

Objekt	Ruhe-potential mV	Aktions-potential mV	Autoren
M. sartorius (Frosch)	87	115	HODGKIN und NASTUK (1949)
Skeletmuskel (Meerschweinchen)	84,5	121	TRAUTWEIN, ZINK und KAYSER (1953)
Skeletmuskel (Katze)	79,5	116	TRAUTWEIN, ZINK und KAYSER (1953)
Froschherz (Ventrikel)	60	81	WOODBURY und WOODBURY (1950)
	64,5	77,2	WOODBURY, HECHT und CHRISTOPHERSON (1951)
	64	77,5	TRAUTWEIN und ZINK (1952)
Herzmuskulatur (Hund) Purkinje-fasern	90	121	DRAPER und WEIDMANN (1951)
	89	121	TRAUTWEIN, GOTTSTEIN und FEDERSCHMIDT (1953)
Herzmuskulatur (Ziege) Purkinje-fasern	94	135	DRAPER und WEIDMANN (1951)
Vorhofsmuskulatur (Katze) . .	60	65	BURGEN und TERROUX (1952)
N. ischiadicus (Frosch)	71	116	HUXLEY und STÄMPFLI (1951a)
Tintenfischnervenfaser	48	88	HODGKIN und KATZ (1949)
Elektrisches Organ (SACHSsches Organ) vom Zitteraal	84	151	KEYNES und MARTINS-FERREIRA (1953)

kommen gewöhnlich zur Beobachtung, wenn ein Elektrolyt in einem Lösungsmittel in zwei verschiedenen Konzentrationen gelöst ist. Ursache der elektromotorischen Kraft ist dabei die Verschiedenheit der Wanderungsgeschwindigkeiten von Kation und Anion; denn das schnelle Ion, das dem langsameren im Konzentrationsgefälle vorauseilt, drückt der verdünnteren Lösung seine Ladung auf. Ist das Kation rascher, so lädt sich die verdünntere Lösung positiv auf, wandert das Anion schneller, dann wird sie negativ. Die Größe des Potentials läßt sich nach NERNST berechnen:

$$E = \frac{RT}{F} \frac{u-v}{u+v} \ln \frac{c_1}{c_2}$$
oder
$$E = \frac{u-v}{u+v} \cdot 0{,}0001983 \, T \log \frac{c_1}{c_2}. \quad (I)$$

Dabei sind c_1 und c_2 die Konzentrationen des Elektrolyten; $u =$ Wanderungsgeschwindigkeit des Kations; $v =$ Wanderungsgeschwindigkeit des Anions; $T =$ absolute Temperatur; $F =$ FARADAYsche Konstante; $R =$ Gaskonstante.

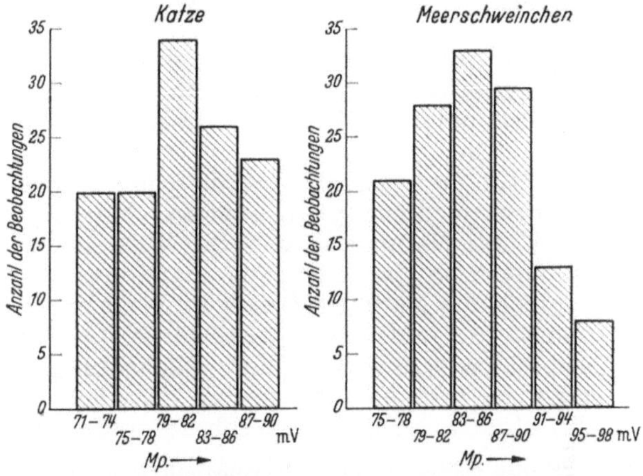

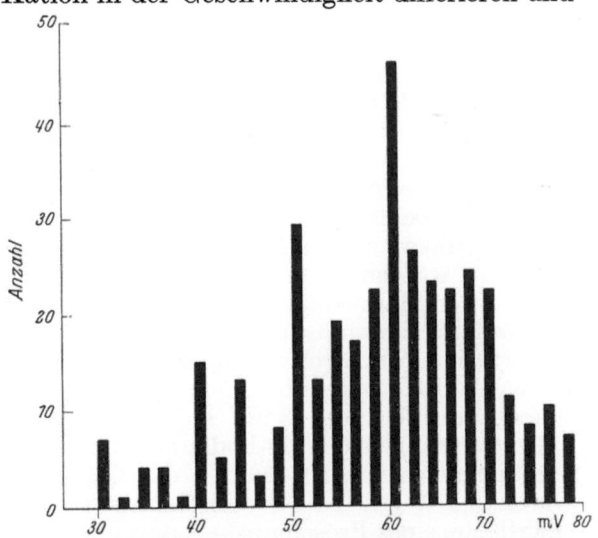

Abb. 30. Graphische Darstellung sämtlicher registrierter Membranpotentiale der Skeletmuskulatur von der Katze und vom Meerschweinchen. [Nach TRAUTWEIN, ZINK und KAYSER (1953).]

Die elektromotorische Kraft ist also nach der vorliegenden Formel um so größer, je stärker Anion und Kation in der Geschwindigkeit differieren und je höher die Konzentrationsunterschiede zwischen den aneinandergrenzenden Lösungen sind. Es läßt sich jedoch einfach zeigen, daß die Potentiale, die unter den natürlichen Konzentrationsbedingungen bei freier Diffusion auftreten könnten, kaum mehr als 15 mV betragen, d. h. zur Erklärung der bioelektrischen Potentiale nicht ausreichen. BERNSTEIN *forderte daher in seiner Theorie die Existenz einer semipermeablen — nur für K^+ durchlässigen — Membran, die die Wanderung der Anionen unter Umständen auf Null reduziert und dadurch die Unterschiede zwischen der Diffusionsgeschwindigkeit von Kation und Anion im Vergleich zur freien Diffusion in Wasser um ein Vielfaches vergrößert.*

Abb. 31. Ruhepotentiale von 360 Messungen an den glatten Fasern des M. sphincter pupillae der Kanincheniris. Streuung zwischen 30 und 80 mV, größte Häufigkeit bei 60 mV. [Nach BÜLBRING und HOOTON (1954).]

Die für die freien Diffusionspotentiale gültige Formel (I) erlaubt ohne weiteres auch die Berechnung dieser „Membranpotentiale", wenn die modifizierten Wanderungsgeschwindigkeiten der Anionen und Kationen in der Membran bekannt sind. Für den Fall völliger Undurchlässigkeit für Na$^+$ würde sich z. B. als theoretischer Höchstwert des Membranpotentials ergeben:

$$E = 1 \cdot 0{,}0001983\ T \log \frac{K_i}{K_e}\ \text{Volt}. \qquad (II)$$

Setzt man die für den Froschmuskel in Tabelle 5 aufgeführten Werte für K_i und K_e in die Formel ein, so errechnet sich bei 17° C als maximales Membranpotential 91,5 mV. Dieses Potential resultiert also allein aus den hohen Konzentrationsunterschieden zwischen dem extra- und intracellulären K$^+$ und stimmt mit den gemessenen Ruhepotentialen des Froschsartorius ziemlich genau überein. Tatsächlich glaubt man heute allgemein a) daß im Normalzustand der Muskel- und Nervenfasern praktisch keine Anionen vom Extracellulärraum ins Faserinnere und umgekehrt übertreten, während die Kationen besser zu permeieren vermögen, b) daß die lebenden Membranen in der Ruhe auch für Na$^+$ nur wenig durchlässig sind bzw. dem Na$^+$-Eintritt mit Hilfe der „Na$^+$-Pumpe" entgegenwirken. Die Voraussetzungen für die Berechnung des Ruhepotentials nach Formel (II) sind also ohne wesentliche Einschränkung gegeben.

Sicher ist jedoch die Impermeabilität der ruhenden Membran für Anionen und Na$^+$ nicht absolut [BOYLE und CONWAY (1941), LEVI und USSING (1948), USSING (1947, 1949)], so dringt z. B. radioaktives Na$^+$ mit Leichtigkeit ins Faserinnere ein. Andererseits vermögen auch Chloride durch die Muskelmembran zu permeieren. Die Verteilung von K$^+$ und Cl$^-$ kann infolgedessen als echtes DONNAN-Gleichgewicht gedeutet werden. Dabei gilt $K_i{}^+ \cdot Cl_i{}^- = K_e{}^+ \cdot Cl_e{}^-$; die Cl$^-$-Ionen müssen sich dann umgekehrt wie K$^+$ verteilen, d. h. hauptsächlich extracellulär verbleiben. Weitgehend undurchlässig dürfte die Membran nur für die wichtigsten Anionen des Zellinnern sein (organische P-Ester, Eiweißanionen).

Nach der BERNSTEINschen Theorie ist zu fordern, daß sich die Höhe des Ruhepotentials *proportional* zur absoluten Temperatur und *umgekehrt proportional* zum Logarithmus der extracellulären K$^+$-Konzentration (K_e) verändert, falls (K_i) konstant bleibt. Die ersten sorgfältigen Experimente über den Einfluß der Temperatur auf die Höhe des Membranpotentials stammen von BERNSTEIN selbst (1902); er kam dabei zu dem Ergebnis, daß die zu beobachtenden Veränderungen — innerhalb nicht schädigender Temperaturbereiche — tatsächlich der absoluten Temperatur annähernd parallel gehen. Dieser Befund ist im Prinzip von allen Nachuntersuchern bestätigt worden: AUGER und FESSARD (1936) führten Messungen an Nerven von Maia squinado und Carcinus maenas aus; bei Erwärmung von 2° C auf 32° C nahm das Membranpotential von 36,5 auf 41 mV zu. Am M. sartorius vom Frosch fanden HODGKIN und NASTUK (1949) mit intracellulären Elektroden bei Temperaturerhöhung von 7° C auf 19° C einen Potentialanstieg von 83 mV auf 87 mV. LING und WOODBURY (1949) ermittelten mit gleicher Methodik am M. sartorius einen Q_{10} von 1,033 (Temperaturbereich von 20—30° C); der Q_{10} zwischen 4° C und 30° C betrug im Durchschnitt 1,1. In Übereinstimmung mit diesen Resultaten läßt sich die Oberfläche eines Froschmuskels durch lokale Erwärmung positivieren, während eine gekühlte Stelle gegenüber der wärmeren Umgebung negativ wird [„Thermoströme" nach HERMANN (1871)]. Das gleiche Phänomen wurde von VERZÁR (1912) für den Froschnerv zwischen 0° C und 20° C beschrieben [vgl. auch BERNSTEIN (1910)]. Höhere Temperaturen reduzieren das Ruhepotential wahrscheinlich durch Schädigung der Membran; so kommt ein Maximum des Potentials zustande, das am M. ischiadicus des Frosches zwischen 16° C und 22° C liegt [BREMER und TITECA (1933)]. Auch am Purkinjefaden des Warmblüterherzens (Kalb, Ziege) ergab sich für den

Temperaturbereich von 20—40° C ein schwach positiver Temperaturkoeffizient [CORABOEUF und WEIDMANN (1954)].

Die Abhängigkeit des Ruhepotentials vom extracellulären K^+-Gehalt (K_e) entspricht ebenfalls den Forderungen der Theorie: *Krabbennerven* [COWAN (1934), SHANES und HOPKINS (1948)], *Tintenfisch-Axonen* [CURTIS und COLE (1942)], *Ischiadicus-Einzelfasern* [HUXLEY und STÄMPFLI (1952)] sowie *Muskelfasern vom Froschsartorius* [LING und GERARD (1950)] zeigen bei systematischer Variation von K_e ein Potential, das dem Logarithmus von K_e umgekehrt proportional ist. Abb. 32 demonstriert diese Gesetzmäßigkeit am Beispiel isolierter Einzelfasern vom Froschischiadicus, Abb. 33 am Vorhof des Katzenherzens; bei niedrigem K_e treten stets gewisse Abweichungen ein. Entsprechend den theoretischen Erwartungen sinkt das Potential — wie man schon lange weiß — auf Null ab, wenn die extracelluläre K^+-Konzentration (K_e) die Höhe der intracellulären K^+-Konzentration (K_i) erreicht.

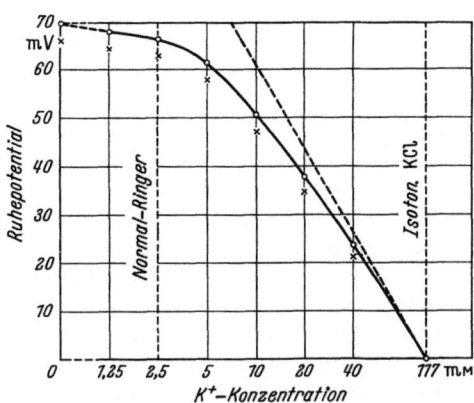

Abb. 32. Abhängigkeit des Ruhepotentials von der extracellulären K^+Konzentration (K_e). Messung des Potentials mit intracellulären Elektroden an Einzelfasern vom N. ischiadicus des Frosches. Auf der Abszisse ist die ansteigende extracelluläre K^+-Konzentration in logarithmischem Maßstab aufgetragen. Das Ruhepotential nimmt annähernd linear dazu ab. Die Kreise geben die korrigierten Potentialwerte (jeweils Mittel aus 6 Versuchen) wieder. Die gestrichelte Linie zeigt die berechneten Potentialveränderungen bei Variation von K_e (58 mV beim Verhältnis $K_i/K_e = 10/1$). [Nach HUXLEY und STÄMPFLI (1951 b).]

Die Anionen gehen in die Formel zur Berechnung des Ruhepotentials (Formel II) nicht ein. Tatsächlich ist ihr Einfluß auf das Membranpotential der Nervenfasern unbedeutend [NETTER (1928)]; dagegen wurde von HÖBER (1905) festgestellt, daß die Anionen am Froschmuskel das Membranpotential zu modifizieren vermögen. Das Ruhepotential wurde in folgender Reihe erniedrigt:
SCN< Br< J< Cl< Acetat
< HPO$_4$< SO$_4$< Tartrat.
Man muß diesen Effekt wahrscheinlich auf eine direkte Störung der Membranstruktur beziehen (Entquellung negativ geladener Membraneiweißkörper?): denn nach HOFMEISTER wird die Entquellung einer negativ geladenen Gelatinegalerte etwa in der gleichen Reihenfolge SCN< J< Br< Cl < Acetat< SO$_4$< Tartrat< begünstigt.

Überblickt man die vorliegenden Befunde, so ergibt sich auch in den Einzelheiten eine Übereinstimmung zwischen der BERNSTEINschen

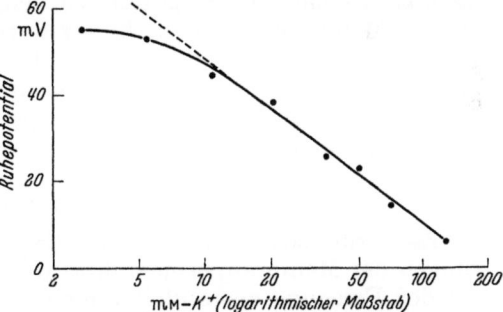

Abb. 33. Abhängigkeit des Ruhepotentials von der extracellulären K^+-Konzentration (K_e) bei der Vorhofsmuskulatur des Katzenherzens (Messung mit intracellulären Elektroden). Bei kleinem K_e sinkt das Membranpotential weniger ab, als dem Logarithmus entspricht (vgl. auch Abb. 32 und Abb. 53). [Nach BURGEN und TERROUX (1952).]

Theorie und den experimentellen Resultaten an Muskel und Nerv: Gerade die Ergebnisse der letzten Jahre haben manchen Zweifel beseitigt und die prinzipielle Natur des Ruhepotentials als „Kaliumpotential" gesichert. *Auch die elektrophysiologische Betrachtung führt also zu der Auffassung, daß die Muskel- und Nervenfaser eine Art „Kaliumbatterie" darstellt, wobei sich die — in den hohen Konzentrationsunterschieden zwischen den extra- und intracellulären K^+-Ionen gespeicherten — osmotischen Kräfte mit Hilfe selektivpermeabler Membranen in elektrische Spannung umsetzen.*

b) Der Austausch von K^+ und Na^+ als Ursache der lokalen Depolarisation und der fortgeleiteten Aktionspotentiale.

Nach der Lehre der Elektrophysiologie (vgl. BERNSTEIN, HÖBER, EBBECKE, SCHAEFER) sind die für die Erregung entscheidenden Prozesse an die Grenzflächen der Nerven- und Muskelfasern zu verlegen: Im Ruhezustand sind die Membranen der Muskel- und Nervenfasern — wie im vorausgehenden dargestellt — sowohl für Na^+ wie für Anionen „gedichtet" und weisen daher ein hohes Ruhepotential auf; dagegen tritt im Augenblick der Erregung eine *Auflockerung* und *Permeabilitätserhöhung* der Grenzflächen ein und das Ruhepotential bricht zusammen; die Membran wird „depolarisiert". Diese Depolarisation — als entscheidendes Kriterium des erregten Zustandes — kann entweder örtlich begrenzt bleiben oder zur Entstehung einer fortgeleiteten Erregungswelle führen. Als Ausdruck dieser Strukturveränderungen erleidet die Membran im Augenblick der „Aktivierung" einen Zusammenbruch ihres elektrischen Widerstandes. Genaue Messungen von COLE und CURTIS (1939) ergaben z. B. an den Riesenaxonen des Tintenfisches einen Abfall des Querwiderstandes vom Ruhewert 1000 Ohm/cm² auf etwa 25 Ohm/cm² (= 1/40 der Norm). Dieses Minimum wird erreicht, wenn der Gipfel der Erregungswelle zwischen den Widerstandselektroden hindurchläuft. Der Umkehrpunkt der Widerstandskurve fällt dabei mit dem Umkehrpunkt der Aktionsstromkurve zusammen. Auch am Froschmuskel (M. sartorius) konnte von FATT und KATZ (1951) während des Vorbeiziehens der Erregungswelle ein tiefes Absinken des Membranwiderstandes (auf etwa 1% der Norm) nachgewiesen werden. Selbst die Erregung der Süßwasseralge Nitella ist von einem Absturz des Widerstandes von etwa 100000 Ohm/cm² auf 50 Ohm/cm² begleitet [COLE und CURTIS (1938)]. *Es ist also kein Zweifel möglich, daß die Membran während der Erregung nicht mehr im gleichen Maße als Ionenbarriere wirkt wie im Ruhezustand.* Als Reiz dürften dementsprechend alle Einflüsse wirken, die die Membran in diesen besser durchlässigen, „erregten" Zustand versetzen können. Eine solche Permeabilitätserhöhung ist der einfachste Eingriff, um die in den Konzentrationsdifferenzen gespeicherten osmotischen bzw. elektrischen Energien durch einen gesteigerten Diffusionsaustausch zur Entladung zu bringen.

Zum Mechanismus der lokalen Depolarisation.

Es ergibt sich zunächst die Frage, durch welche speziellen Veränderungen der Membranpermeabilität die elektrischen Potentialveränderungen bei der Erregung zustandekommen. Nach der Auffassung älterer Autoren könnte der Zusammenbruch des Ruhepotentials dadurch verursacht sein, daß die erregten Grenzflächen ihren Charakter als Diffusionshindernis für Ionen überhaupt verlieren, so wie dies bei einer mechanischen oder thermischen Verletzung oder bei grober Membrandestruktion durch chemische Agentien der Fall ist. Auch HÖBER hat z. B. die Aktionsströme so wie die Verletzungspotentiale gedeutet. Jede erregte Stelle sollte sich so verhalten, wie wenn die Plasmahaut „durchlöchert" wäre. Das Membranleck müßte sich dann wieder schließen, wenn die Erregung abklingt. Diese Vorstellung schien sowohl den Zustand der örtlichen als auch der fortgeleiteten Erregung voll zu erklären. Trotzdem war mit der Zeit die Einschränkung nicht zu umgehen, daß die Grenzflächen von Muskel und Nerv auch während der Erregung ein Hindernis für die Anionen bleiben. An einer solchen

Membran wäre nur ein gegenseitiger Diffusionsaustausch der Kationen in äquivalenten Mengen denkbar; denn jeder K$^+$-Austritt aus den Fasern muß dabei aus Gründen der Elektroneutralität von einem entsprechenden Na$^+$-Eintritt begleitet sein. Es wurde daher von uns die Annahme gemacht,

a) daß sich die Ionenverschiebungen bei der natürlichen Erregung auf den Austausch von K$^+$ und Na$^+$ beschränken [FLECKENSTEIN (1942)],

b) daß die — für den Erregungszustand entscheidende — Veränderung der Membran in einer Zunahme der Natriumpermeabiltät besteht [FLECKENSTEIN (1947)].

Das Verständnis dieser Vorstellung wird durch Modellversuche an der selektiv-kationenpermeablen Kollodiummembran sehr erleichtert. Trennt eine solche Membran 2 Elektrolytlösungen, die in ihrer Kationenzusammensetzung mit den physiologisch vorliegenden extra- und intracellulären Konzentrationen übereinstimmen, so wird sich im Bereich der gesamten Membran ein gleichmäßiger Diffusionsaustausch zwischen K$^+$ und Na$^+$ vollziehen. Dabei erleiden jedoch die einzelnen Kationen eine unterschiedliche Beeinflussung ihrer Wanderungsgeschwindigkeiten. In Tabelle 8 sind die relativen Geschwindigkeiten der Kationenpermeation an einer getrockneten Kollodiummembran nach Ergebnissen von MICHAELIS und FUJITA (1925) zusammengestellt und mit der relativen Diffusionsgeschwindigkeit in Wasser verglichen [vgl. H. SCHAEFER (1940)].

Tabelle 8. *Kationenbeweglichkeiten*[1] *in Wasser und in einer kationenpermeablen Membran.*

	Li$^+$	Na$^+$	K$^+$	Rb$^+$	H$^+$
In der Membran	0,048	0,145	1	2,8	42,5
In Wasser	0,52	0,65	1	1,04	4,9

Demnach können große, stark hydratisierte Kationen wie Na$^+$ (und Li$^+$) eine Membran wesentlich schwerer durchdringen als die kleinen, gut beweglichen K$^+$-Ionen, deren Wassermantel viel geringer ist. Das rascher permeierende Kation — in unserem Falle K$^+$ — lädt dann die Membranseite, auf die es übertritt, positiv auf [vgl. die Modellversuche von LABES und ZAIN (1927a, b)]. Die Membran wird so Sitz eines elektrischen Potentials, das in Anlehnung an die NERNSTsche Formel (I) für Diffusionspotentiale einfach zu berechnen ist, wenn das Gefälle für die übertretenden K$^+$- und Na$^+$-Ionen die gleiche Höhe hat (K$_i$/K$_e$ = Na$_e$/Na$_i$ = c'/c).

$$E = \frac{u_\mathrm{K} - v_\mathrm{Na}}{u_\mathrm{K} + v_\mathrm{Na}} \cdot 0{,}0001983 \, T \log \frac{c'}{c} \text{ Volt.} \quad \text{(III)}$$

u und v bedeuten dabei also nicht mehr die Wanderungsgeschwindigkeiten von Kation und Anion, sondern die Geschwindigkeiten der auszutauschenden Kationensorten[2].

---

[1] Die Beweglichkeiten sind jeweils auf K$^+$ = 1 bezogen.

[2] Da die Doppelschichten an der Membran nach der vorliegenden Formel eine um so höhere Spannung zeigen, je stärker die Unterschiede in den Wanderungsgeschwindigkeiten der beiden auszutauschenden Kationensorten sind, kann man annehmen, daß ein einwertiges Alkalikation, das noch langsamer als Na$^+$ in die Muskelfasern eindringt, ein noch stärkeres Membranpotential als Na$^+$ entwickelt, während ein Alkalikation, das rascher als Na$^+$ die Membran durchsetzt, das Ruhepotential senken müßte. Falls die Membran der Muskelfaser nicht schon die Wanderung von Na$^+$ maximal hemmt, ist daher zu erwarten, daß bei Ersatz von Na$^+$ durch Li$^+$ das Membranpotential über den Normalwert in einer Ringerlösung erhöht wird. Den gegenteiligen Effekt muß der Ersatz des Na$^+$ durch Rb$^+$ haben, das eine kationenpermeable Membran sogar noch schneller als K$^+$ durchwandern kann. Tatsächlich heben Rb$^+$-Salzlösungen das Membranpotential der Muskelfaser weitgehend auf, während es, wie zu erwarten, durch Li$^+$Salzlösungen [vgl. HÖBER (1926)] unter Umständen noch etwas gesteigert wird. Die elektromotorische Wirksamkeit der einwertigen Alkalikationen

Man kann sich also das Membranpotential der Muskel- und Nervenfasern auch so entstanden denken, daß die K^+-Ionen rascher aus dem Zellinnern austreten können als die großen Na^+-Ionen eintreten und daß dadurch der ruhenden Membranaußenseite gegenüber der Innenseite eine positive Ladung erteilt wird. Bei völliger Undurchlässigkeit für Na^+ ($v_{Na} = 0$) erreicht dieses Potential ein Maximum; Formel (III) nimmt dann wieder die Gestalt von Formel (II) an, mit der im vorausgehenden das Ruhepotential berechnet wurde. *Jede Steigerung der Na^+-Permeabilität wird dagegen die Differenz zwischen den Wanderungsgeschwindigkeiten von K^+ und Na^+ in der Membran verringern und daher das Potential senken, d. h. depolarisieren.* Wenn z. B. die Membran die Durchtrittsgeschwindigkeit für Na^+ im Vergleich zur freien Diffusion (vgl. Tabelle 8) überhaupt nicht mehr beeinflussen würde, so könnte an der Membran nur noch das Potential der freien Diffusion im Wasser entstehen. Für den Froschmuskel würde sich in diesem Falle unter der Annahme ($K_i/K_e = Na_e/Na_i = 39$) bei 17^0 C folgendes Potential berechnen:

$$E = \frac{1 - 0{,}65}{1 + 0{,}65} \cdot 0{,}0001983 \cdot 290 \cdot 1{,}59 = 19{,}4 \text{ mV}.$$

Jede Abnahme des Membranpotentials vom Ruhewert von etwa 90 mV bis auf den Wert von etwa 20 mV könnte demnach ohne Schwierigkeit durch Erhöhung der Membranpermeabilität für Na^+ erklärt werden. Die Oberfläche der Muskelfaser müßte sich also an einer „erregten" — für Na^+ besser permeablen — Membranstelle gegenüber einem ruhenden, weniger permeablen Bezirk schwächer positiv aufladen, d. h. negativ werden in völliger Übereinstimmung mit den experimentellen Beobachtungen. *Die vorliegende Auffassung über den Mechanismus der Membrandepolarisation hat Gültigkeit für die Zustände lokaler, nicht fortgeleiteter Erregung und erklärt besonders die Wirkungsweise reversibel depolarisierender Pharmaka (Acetylcholin, Nicotin, Veratrin usw.).* Alle diese Stoffe setzen, wie in Kap. A, III, b besprochen, K^+ frei und führen dabei, wie in Kap. B, III, b noch näher dargelegt wird, zu einem Zusammenbruch des Ruhepotentials. Entscheidend für beide Effekte ist offenbar die Steigerung der Na^+-Permeabilität, wodurch ein erhöhter Austausch von intracellulärem K^+ gegen extracelluläres Na^+ ermöglicht wird. Fehlt Na^+ als extracelluläres Austauschkation, so büßt Acetylcholin und Nicotin seine depolarisierenden und kontrakturerzeugenden Effekte ein. Die „Mobilisierung" von K^+ dürfte also nicht durch Freisetzung aus einem nichtdiffusiblen organischen Komplex erfolgen — wie früher angenommen wurde —, sondern durch Angriff an der Membran. Solange in der Ruhe nur ganz wenig Na^+ ins Faserinnere eindringt, kann nur ganz wenig K^+ aus Gründen der Elektroneutralität die Faser verlassen. Dagegen diffundiert eine beträchtliche Menge K^+ im Austausch gegen Na^+ nach außen, sobald die erregte Membran den Weg für das Eindringen von Na^+ freigibt.

Tatsächlich scheint das Faserkalium nicht in Form intracellulärer Komplexe „fixiert" zu sein. Radioaktives K^{42} bewegt sich z. B. unter dem Einfluß eines elektrischen Feldes im Innern eines Tintenfischaxons ähnlich rasch wie in einer wäßrigen Lösung [HODGKIN und KEYNES (1953c)]. Zu dem gleichen Resultat führten Untersuchungen von HARRIS (1954) am M. sartorius des Frosches. Gegen die Existenz einer besonderen Komplexverbindung spricht auch, daß praktisch das gesamte Muskelkalium in einer osmotisch-aktiven Form vorliegt [HILL und KUPALOV (1930)].

---

scheint also hauptsächlich von ihrem Ionendurchmesser abzuhängen, wobei durch die bestimmte „Porenweite" der Muskelmembranen die Wanderungsgeschwindigkeiten gegenüber den Werten für die freie Diffusion modifiziert werden.

Zum Mechanismus der fortgeleiteten Aktionspotentiale.

Die lokale, nicht fortgeleitete Depolarisation muß wohl als die ursprüngliche und primitive Art der Erregung gelten. Dagegen ist die Fähigkeit, auf einen Reiz hin mit fortgeleiteten Aktionspotentialen zu reagieren, eine zusätzliche Eigenschaft, die durchaus nicht bei allen erregbaren Gebilden gefunden wird. So dürfte z. B. die Erregung mancher glatten Muskelfasern überwiegend in einer lokalen Depolarisation bestehen. Das gleiche gilt nach neueren Untersuchungen von KUFFLER und VAUGHAN WILLIAMS (1953b) aber auch für die „tonisch" reagierenden quergestreiften Muskelfasern des Frosches (slow muscle fibers). Während die raschen Muskelfasern (twitch fibers) fortgeleitete Impulse zeigen, bleibt bei diesen Tonusfasern die Erregung und damit die Aktivierung des kontraktilen Mechanismus örtlich begrenzt[1]. Die Innervation erfolgt hier durch multiple Nervenendigungen, die an zahlreichen Punkten über die ganze Länge der Tonusfaser hinweg an die erregbare Oberfläche herantreten. Die durch einen einzelnen Nervenimpuls verursachte Depolarisation („small nerve junctional potential" nach KUFFLER) beträgt meist nur 8—10 mV. Eine stärkere lokale Depolarisation ist daher nur durch Summierung mehrerer rasch aufeinanderfolgender, „tetanischer" Impulse möglich. Diese Summierung muß an vielen — über die ganze Oberfläche verteilten — Punkten gleichzeitig erfolgen, wenn die Faser in ihrer ganzen Länge stärker depolarisiert werden soll.

Während so die lokale Erregung entsprechend der Intensität und der Frequenz der einwirkenden Reize graduierbar ist, folgt die fortgeleitete Aktion dem Alles-oder-Nichtsgesetz und ist daher normalerweise maximal. Die fortgeleitete Erregung — als typische Reaktionsform der Nervenfasern, Herzmuskelfasern und der rasch reagierenden Skeletmuskelfasern (twitch fibers) — ist also ein sehr spezielles Geschehen. Trotzdem sind auch diese Fasern zu einer lokalen Depolarisation befähigt; sobald jedoch die lokale Aktivierung einen Schwellenwert erreicht, wird eine fortgeleitete Erregungswelle gestartet.

Die Wesensunterschiede zwischen der örtlichen und der fortgeleiteten Erregung wurden lange Zeit nicht genügend beachtet. Für beide Zustände wurde ein Zusammenbruch des Membranpotentials als entscheidend angesehen. Der einzige Unterschied sollte darin bestehen, daß der entladene Membranbezirk in dem einen Fall an Ort und Stelle verbleibt, im anderen Fall jedoch als „Depolarisationswelle" sich rasch über die Faser fortpflanzt. Das theoretische Maximum der im Aktionsstrom eintretenden Depolarisation war nach diesen Vorstellungen der Abfall des Membranpotentials auf den Wert Null.

Tatsächlich schienen alle früheren Messungen diese Auffassung vom Wesen des Aktionsstroms zu stützen; denn die Höhe der — mit extracellulären Elektroden bestimmten — Aktionspotentiale entsprach etwa der Höhe der Membranpotentiale. *Mit dem Ausbau der intracellulären Meßmethoden änderte sich jedoch die Situation von Grund auf; denn es ergab sich bald der überraschende*

---

[1] Die raschen Muskelfasern z. B. im Froschsartorius besitzen ein hohes Ruhepotential von etwa 90 mV und werden von dicken Nervenfasern mit großer Leitungsgeschwindigkeit (8—40 m/sec) innerviert. Die langsamen Muskelfasern (slow fibers) besitzen im Gegensatz dazu ein niedrigeres Ruhepotential (50—60 mV) und werden von dünnen, langsam leitenden Nervenfasern (2—8 m/sec) versorgt. Nach KRÜGER weisen die beiden Fasertypen auch bestimmte histologische Charakteristica auf („Felderstruktur" bei den Tonusfasern, „Fibrillenstruktur" bei den schnellen Fasern).

Elektrophysiologie der Kationenverschiebungen.

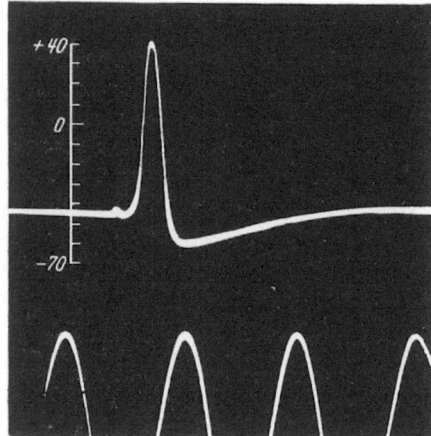

Abb. 34. *Aktionspotential einer Riesennervenfaser vom Tintenfisch in Seewasser.* Ableitung nach Punktion der Faser mittels einer intracellulären Elektrode (Zeitmarkierung 500/sec). Das Aktionspotential schießt um etwa 40 mV über den Nullwert des Potentials hinaus. [Nach HODGKIN und HUXLEY (1945).]

Befund, daß die Negativierung der erregten Stelle im Aktionsstrom in Wirklichkeit weit über den Nullwert des Membranpotentials hinausschießt („overshoot"); anstatt auf Null zu fallen, schlägt also das Membranpotential ins Gegenteil um.

Die ersten entscheidenden Messungen wurden von CURTIS und COLE (1942) und von HODGKIN und HUXLEY (1945) an isolierten Nervenfasern des Tintenfisches (Loligo) durchgeführt. Diese Fasern sind wegen ihrer außerordentlichen Dicke (über 500 μ) für intracelluläre Messungen besonders gut geeignet. Das Ruhepotential der Fasern beträgt hier etwa 45—50 mV, die Höhe des Aktionspotentials aber annähernd 90 mV (vgl. Abb. 34 und 35). Die Negativierung der erregten Stelle geht hier also um etwa 40 mV über den Nullwert des Potentials hinaus! Ähnliche Befunde wurden nur wenig später an den Fasern des Froschsartorius und am Froschherzen erhoben. Auch beim Säugetier zeigten die Aktionspotentiale der Skeletmuskulatur und der isolierten Purkinje-Fasern des Herzens einen „overshoot" von 30 bis 40 mV; ebenso verhielten sich die Nervenfasern vom Froschischiadicus. Selbst beim elektrischen Organ des Zitteraals wurde eine beträchtliche Potentialumkehr an der aktivierten Membran gefunden. Eine Zusammenstellung der Versuchsergebnisse verschiedener Autoren ist in Tabelle 7 gegeben.

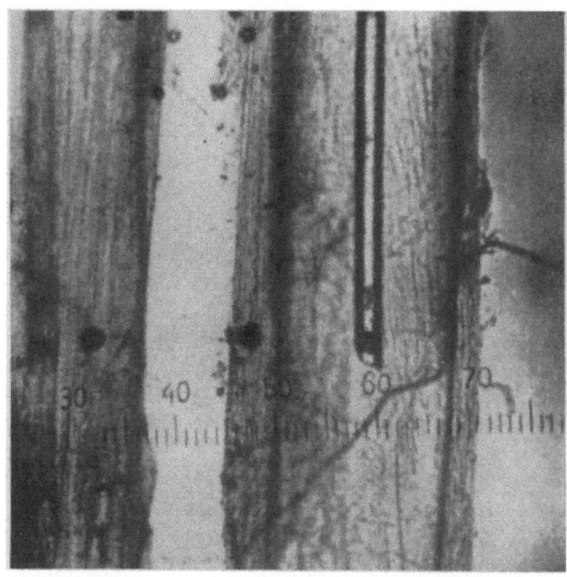

Abb. 35. *Mikrophotographie der intracellulären Elektrode (Glascapillare gefüllt mit KCl-Lösung) nach Einführung in eine Riesennervenfaser vom Tintenfisch* (1 Skalenteil = 33 μ). Die bei gewöhnlichen Nerven- und Muskelfasern verwendeten intracellulären Elektroden sind an ihrer Spitze über 100mal dünner. [Nach HODGKIN und HUXLEY (1945).]

Durch die überraschende Umkehr des Membranpotentials im Aktionsstrom wurde die Elektrophysiologie einige Jahre lang vor ein sehr schwieriges Problem gestellt; denn die lange Zeit gültigen Vorstellungen über das Zustandekommen des Aktionspotentials waren offensichtlich unzutreffend. *Erst 1949 führten Untersuchungen von* HODGKIN *und* KATZ *zu einer — heute fast allgemein akzeptierten — Lösung: Diese Autoren forderten, daß die Membran bei fortgeleiteter Erregung —*

unter Wahrung ihrer Anionen-Impermeabilität — für Na^+ sogar noch besser permeabel wird wie für K^+. An einer solchen — für Na^+ spezifisch durchlässigen — Membranstelle müßte sich die Richtung des Ruhepotentials umkehren; denn die gegen das Faserinnere vordringenden Na^+-Ionen würden die Innenseite der Membran positivieren und eine echte Negativierung der Außenseite verursachen. Falls an der erregten Stelle keine K^+-Ionen permeieren und die extracelluläre Na^+-Konzentration (Na_e) 10fach höher wäre als die intracelluläre

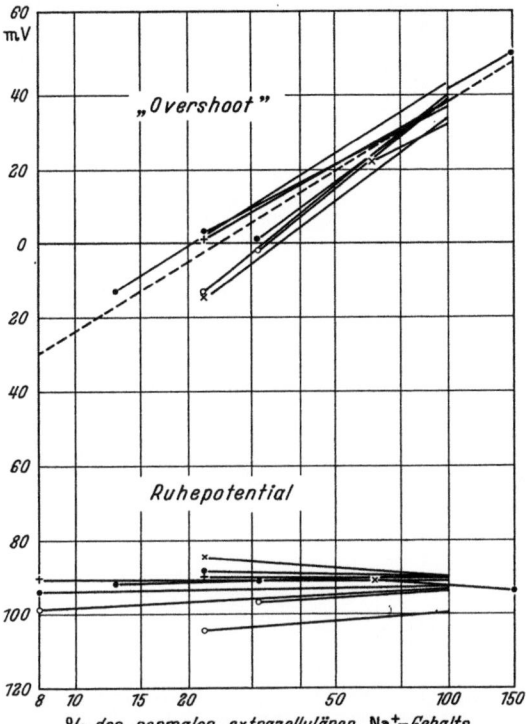

Abb. 36. *Einfluß der extracellulären Na^+-Konzentration auf die Ruhepotentiale und den "Overshoot" isolierter Purkinje-Fasern der Ziege bzw. Fasern des HISschen Bündels vom Hund*. Die Ruhepotentiale werden durch stärkste Na^+-Reduktion (bis auf 8% der Norm) nicht beeinflußt. Im Gegensatz dazu ändert sich die Höhe des „Overshoot" annähernd mit dem Logarithmus der extracellulären Na^+-Konzentration: Bei Na^+-Werten unter 30% der Norm werden nur noch fortgeleitete Aktionspotentiale ohne „Overshoot" beobachtet. Weitere Senkung des Na^+-Gehalts auf 10—20% der Norm hebt die Erregungsleitung auf.
[Nach DRAPER und WEIDMANN (1951).]

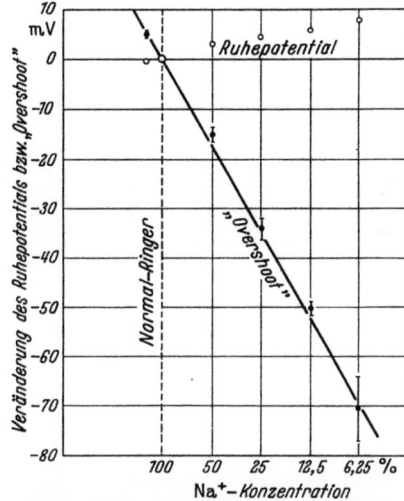

Abb. 37. *Wirkung des Na^+ Entzugs auf das Ruhepotential und den "Overshoot" an einzelnen Nervenfasern des Froschischiadicus*. Während die Höhe des Ruhepotentials bei Na^+-Entzug bis auf 6,25% des normalen Na^+-Gehalts sogar leicht zunimmt, sinkt das Ausmaß des "Overshoot" — in logarithmischer Abhängigkeit von der Na^+-Konzentration — sehr stark ab.
[Nach HUXLEY und STÄMPFLI (1951b).]

Na^+-Konzentration (Na_i) würde die Potentialumkehr bei 17°C folgenden Maximalwert erreichen:

$$E = -1 \cdot 0{,}0001983 \cdot T \log \frac{Na_e}{Na_i} = -57{,}5 \text{ mV} \quad \text{(Formel III)}.$$

Das Aktionspotential könnte also unter diesen Bedingungen um fast 60 mV größer sein als das Ruhepotential. Der entscheidende Punkt in der Theorie von HODGKIN und KATZ ist, daß die Permeabilität für Na^+ im Aktionsstrom auf einen Wert ansteigen müßte, der weit über der Durchlässigkeit für K^+ und für Anionen liegt. Es wird dabei die Annahme eines „carrier" für Na^+ nötig, der an der aktivierten Membran bevorzugte Übertrittsmöglichkeiten für Na^+ schafft. Diese Hypothese geht noch einen Schritt über unsere — für die örtliche Erregung gültigen — Vorstellungen hinaus [FLECKENSTEIN (1947)].

Aus der Theorie von HODGKIN *und* KATZ *ergibt sich als wichtigste Konsequenz, daß die Höhe des Aktionspotentials und besonders die Potentialumkehr im Aktionsstrom in hohem Maße durch Veränderungen der extracellulären* Na^+*-Konzentration beeinflußt werden müßte.* So ist zu fordern, daß der „overshoot" bei Reduktion des extracellulären Na^+ bis zum völligen Verschwinden absinkt, bei Erhöhung von Na^+ über den Normalwert jedoch weiter ansteigt. Diese Postulate haben sich bei der genauen experimentellen Prüfung an verschiedenen Objekten als richtig erwiesen. Besonders eingehende Studien galten dem Aktionspotential des Tintenfischnerven. Hier

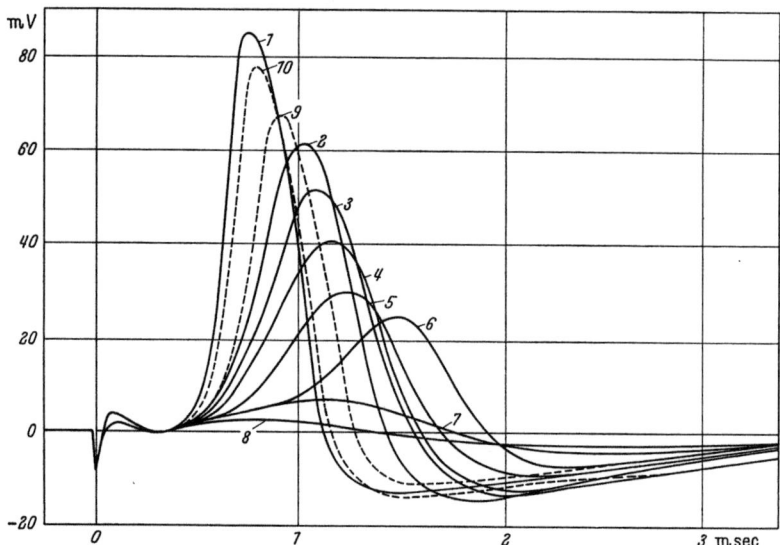

Abb. 38. *Wirkung einer* Na^+*-freien isotonischen Glucoselösung auf die Höhe der Aktionspotentiale von Tintenfisch-Nervenfasern.* Kurve 1: Normales Aktionspotential in Seewasser *vor* der Glucoseanwendung. Kurve 2—8: Absinken der Aktionspotentiale bei Registrierung in kurzen zeitlichen Abständen *nach* der Glucoseanwendung. Kurve 2 (nach 30 sec), Kurve 3 (nach 46 sec), Kurve 4 (nach 62 sec), Kurve 5 (nach 86 sec), Kurve 6 (nach 102 sec), Kurve 7 (nach 107 sec), Kurve 8 (nach 118 sec). Nach 2 min ist also die Nervenleitung ganz blockiert. Kurve 9: Weitgehende Restitution des Aktionspotentials 30 sec nach Rückkehr in Seewasser. Kurve 10: Völlige Erholung der Aktionspotentiale 90 sec und 500 sec nach der Rückkehr in Seewasser. [Nach HODGKIN und KATZ (1949).]

fanden HODGKIN und KATZ schon bei ihren ersten Untersuchungen, daß die Potentialumkehr sich annähernd mit dem Logarithmus von Na_e verändert und im übrigen nicht mehr eintritt, sobald man den extracellulären Na^+-Gehalt auf weniger als $1/3$ der Norm senkt. Abb. 36 zeigt die gleichen Verhältnisse am isolierten Purkinjefaden, Abb. 37 an markhaltigen Nervenfasern des Froschischiadicus. Während sich das Ruhepotential bei Variation von Na_e kaum verändert, reagiert hier das Aktionspotential sehr viel empfindlicher. Auch die Anstiegsgeschwindigkeit der Aktionspotentiale hängt anscheinend unmittelbar von der extracellulären Na^+-Konzentration ab: Beim Tintenfisch-Axon läßt sich dementsprechend der Potentialanstieg durch Na^+-Erhöhung auf 140% der Norm beschleunigen und durch Na^+-Erniedrigung bis auf 10% der Norm reduzieren; gleichzeitig sinkt die Leitungsgeschwindigkeit. In einer Na^+-freien Lösung werden die Aktionspotentiale völlig blockiert (vgl. Abb. 38); bei Zusatz von Na^+ kehren sie jedoch rasch zur alten Höhe zurück. Die reversible Aufhebung der Erregungsleitung bei Na^+-Entzug findet damit eine befriedigende Erklärung. Von Interesse ist, daß die Veränderungen des elektrischen Membranwiderstandes die gleiche Abhängigkeit von der extracellulären Na^+-Konzentration zeigen wie das Aktionspotential selbst. Na^+-Entzug im Außenmedium reduziert dementsprechend beim Tintenfisch-Axon das Ausmaß der Widerstandssenkung jeweils ähnlich stark wie die Höhe der „spike" [vgl. Abb. 39 nach GRUNDFEST, SHANES und FREYGANG (1953)].

Es kann nicht Aufgabe dieser Schrift sein, auf alle Untersuchungen des HODGKINschen Arbeitskreises näher einzugehen, durch die der Kationenaustausch während des Aktionsstroms weiter gesichert werden konnte [vgl. HODGKIN, HUXLEY und KATZ (1952); HODGKIN und HUXLEY (1952a); HODGKIN und HUXLEY (1952b); HODGKIN und HUXLEY (1952c), HODGKIN und HUXLEY (1953)]. Die wesentlichsten Resultate dieser ausgezeichneten Experimentalarbeiten verdienen jedoch allgemeines Interesse; denn sie geben ein sehr detailliertes Bild über die bei der fortgeleiteten Erregung ablaufenden Prozesse: Der erste Schritt scheint in der Depolarisation der ruhenden Membran durch eine erregte Stelle der Nachbarschaft zu bestehen, die sich entsprechend der Kabelstruktur der Faser weiter ausbreitet. Infolge dieser Depolarisation wird die Membran für Na^+ hochgradig durchlässig. Es entsteht daher — dem Konzentrationsgefälle folgend — ein Einwärtsstrom von Na^+-Ionen, der die Membran weiter depolarisiert, bis sich die Richtung des Potentials umkehrt und ein Gleichgewicht erreicht wird. In dieser Phase beginnt ein Auswärtsstrom von K^+-Ionen; die Fähigkeit der Membran, bevorzugt Na^+ zu leiten, nimmt ab und die Negativierung der erregten Stelle bildet sich schnell zurück. Der Kationenaustausch zerfällt

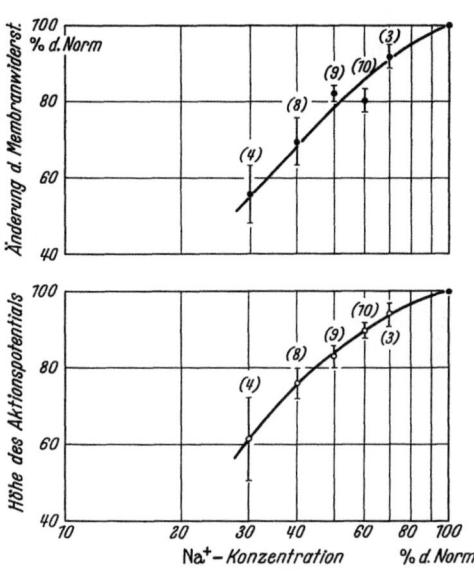

Abb. 39. *Gleichzeitige Messung des Aktionspotentials sowie der Abnahme des Membranwiderstandes von Tintenfisch-Nervenfasern bei Erregung in einem Na^+-armen Milieu (100% Na^+ = 520 mM/Liter). Die Herabsetzung des Membranwiderstandes im Augenblick der Erregung wird durch den Na^+-Entzug jeweils ebenso stark gehemmt wie die Höhe des Aktionspotentials selbst.* [Nach GRUNDFEST, SHANES und FREYGANG (1953).]

also wahrscheinlich in 2 örtlich und zeitlich getrennte Halbphasen, wobei der ansteigende Schenkel des Aktionspotentials durch den eintretenden Na^+-Strom, der abfallende Schenkel durch den austretenden K^+-Strom charakterisiert ist. Beide Ionenbewegungen erfolgen in der Richtung des Konzentrationsgefälles, so daß auch die Repolarisationsphase des Aktionspotentials großenteils ohne direkte Beteiligung aktiver Wiederaufladungsprozesse ablaufen dürfte. Erst anschließend scheinen die Mechanismen des aktiven Kationentransports für die Elimination von Na^+ und für die Rückbindung von K^+ beansprucht zu werden.

Die Ergebnisse der Elektrophysiologie ermöglichen also eine klare zeitliche Einordnung des Kationenaustausches in den Ablauf der Erregungsprozesse; sie zeigen, daß das Wesen der Erregung tatsächlich in einer Entladung der „Kaliumbatterie" besteht. Diese Entladung erfolgt entweder unter dem Bild einer lokalisierten Depolarisation oder unter der Erscheinung eines fortgeleiteten Aktionspotentials. Die rasch einsetzenden Stoffwechselprozesse haben offenbar schon wieder restitutiven Charakter und scheinen — zumindest am Nerven und am elektrischen Organ der elektrischen Fische — in erster Linie der Wiederaufladung der „Batterie" zu dienen.

II. Elektropharmakologie erregender und erregungshemmender Stoffe.

a) Die Grundmechanismen der Erregung und Erregungshemmung unter besonderer Berücksichtigung der kathodischen und anodischen Polarisation.

Der Ruhezustand der nicht erregten Muskel- und Nervenfasern ist schon im Vorausgehenden als dynamisches Gleichgewicht angesprochen worden, das bei Erregung labil wird und sich dabei unter Energieabgabe in Richtung auf das stabile Gleichgewicht hin verschiebt. Dieses dynamische Gleichgewicht ist durch die hohen Konzentrationsdifferenzen zwischen den extra- und intracellulären Kationen gekennzeichnet; eine für Na^+ nur wenig

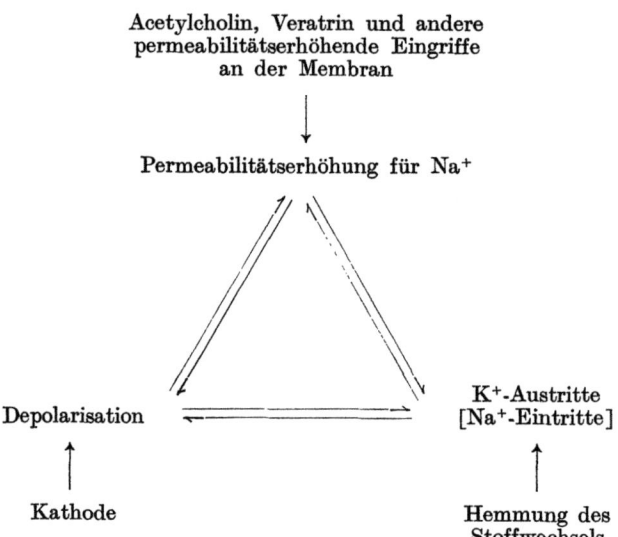

Abb. 40. Erregungsauslösende bzw. erregungsfördernde Faktoren.

permeable Membran sowie ein kationen-entmischender Stoffwechsel von geringer Intensität halten den Ruhezustand aufrecht. *Lokal erregend sind dann alle — eine gewisse Schwelle übersteigende — Einflüsse, die das dynamische Gleichgewicht zwischen dem beschränkten Diffusionsausgleich der Kationen und dem entgegengerichteten Ruhestoffwechsel so zu stören vermögen, daß die freiwilligen Diffusionsprozesse in Richtung des Gefälles überwiegen.* Der Reizerfolg, d. h. die Erregung ist dann durch die Trias *Permeabilitätserhöhung für Na^+, Depolarisation* und *K^+-Austritte* in den Extracellulärraum charakterisiert. In Abb. 40 sind diese Kardinalsymptome der Erregung in Form eines Schemas wiedergegeben; außerdem sind die äußeren Faktoren angeführt, die die Ruhelage der Fasern zur Erregung hin verschieben können (kathodischer Strom; permeabilitätserhöhende Eingriffe an der Membran; Hemmung des kationen-entmischenden Stoffwechsels).

Besondere Bedeutung hat in diesem Zusammenhang der elektrische Strom, der an den Austrittsstellen unter der Kathode die Membran depolarisiert. Die Frage liegt nahe, ob dabei die Freisetzung von K^+ mit dem Stromfluß für den Reizerfolg entscheidend ist, oder ob die Kathode deshalb erregend wirkt, weil sie durch katelektrotonische Auflading der Membran, d. h. durch primäre Depolarisation, ein „Membranleck" für Na^+ setzt. Die letztere Auffassung, die im Grunde eine Erweiterung der SCHAEFERschen

Spannungstheorie der Erregung [SCHAEFER (1934, 1936, 1940)] darstellt, wird heute fast allgemein als die wahrscheinlichere angesehen. Trotzdem lassen sich die beiden Mechanismen nicht scharf trennen; denn es ist schon lange bekannt [vgl. HÖBER (1926)], daß die Membranen von Nerv und Muskel eine ,,Auflockerung" erfahren, sobald ihre äußeren Oberflächen mit K^+-Ionen in erhöhter Konzentration in Berührung kommen. Da die Kathode K^+-Ionen aus dem Faserinnern an die Membranoberfläche und in den Extracellulärraum transportiert, könnten die Permeabilitätseffekte unter Umständen auch als *Folge* dieser K^+-Verschiebung aufgefaßt werden. In jedem Falle scheinen die Wechselbeziehungen zwischen Permeabilität, Membranpotential und Kalium außerordentlich komplex zu sein: Eine primär-elektrische Depolarisation kann offenbar ebenso zu einer Erhöhung

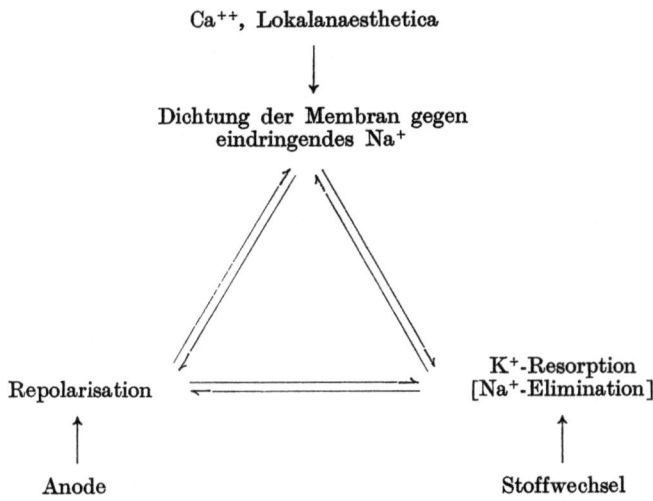

Abb. 41. Erregungshemmende Faktoren.

der Permeabilität für Na^+ und zu K^+-Freisetzung führen, wie umgekehrt eine primär-mechanische Permeabilitätserhöhung für Na^+ eine Depolarisation und K^+-Austritte bewirkt. Andererseits kann es zu Permeabilitätserhöhung und Depolarisation kommen, sobald die K^+-Konzentration an der Oberfläche der Fasern ansteigt. Jedes dieser 3 Kardinalsymptome der Erregung kann also unter Umständen von sich aus den Zustand der Erregung herbeiführen, d. h. jeweils die beiden anderen Symptome nach sich ziehen. In Abb. 40 ist auch diese komplexe Situation schematisch dargestellt.

Bei der Rückkehr der Fasern in den Zustand der Ruhe kehren sich die — für die Erregung charakteristischen — Symptome um (vgl. Abb. 41): Die Membran dichtet sich gegen Na^+ ab und regeneriert ihre elektrische Ladung (Repolarisation). Die Erholungsphase ist dann dadurch gekennzeichnet, daß mehr Kationen durch den Stoffwechsel gegen das Diffusionsgefälle zurückverschoben werden, als in der Zeiteinheit in Richtung des Gefälles diffundieren. Äußere Faktoren, die die Erregung hemmen und die Rückkehr zum Ruhezustand fördern bzw. erzwingen können, sind

a) die anodische Polarisation (Anelektrotonus), wodurch das Membranpotential künstlich wiederhergestellt wird, und

b) membrandichtende Stoffe wie Ca^{++}-Ionen, Lokalanaesthetica usw. (vgl. Kap. A, III, d), die direkt oder indirekt die Na^+-Permeabilität reduzieren.

Auch der Effekt der Anode ist — ähnlich wie die Kathodenwirkung — sehr komplex: Die Anode restituiert nicht nur das Membranpotential; sie dichtet vielmehr auch die Membran ab [EBBECKE (1922)] und verschiebt K^+-Ionen entgegen ihrer Diffusionstendenz ins Faserinnere. Die Wirkung der Anode ist damit der K^+-stapelnden repolarisierenden Funktion des Zellstoffwechsels gleichgerichtet. Hieraus erklären sich die bekannten restitutiven Wirkungen der Anode an ermüdeten Nerven und Muskeln. Schon von HERING und BERNSTEIN wurde betont, daß der Anelektrotonus *„mit einem Vorgang beständiger Assimilierung"* verbunden sei, während im Katelektrotonus der entgegengesetzte Prozeß Platz greife [vgl. BIEDERMANN (1895)]. Diese Auffassung wurde besonders durch die späteren Untersuchungen von SCHEMINZKY (1930) weiter begründet.

b) Der Kathoden- und Anodenblock des Nerven sowie die Leitungsunterbrechung durch Katelektrotonica und Anelektrotonica.

Die in Abb. 40 und 41 dargestellten Schemata machen die Mechanismen der Erregung und Erregungshemmung an Muskel, Nerv und Endplatte in mancher Beziehung besser übersichtlich. Ein besonders klares Bild ergibt sich für den Block der Nervenleitung: Die Elektrophysiologie unterscheidet bekanntlich seit PFLÜGER zwei prinzipielle Möglichkeiten, die Leitfähigkeit aufzuheben, nämlich

a) den Block durch die Kathode,
b) den Block durch die Anode.

Im Kathodenbezirk wird bei Gleichstromdurchströmung des Nerven das Membranpotential unter Auflockerung der Membran und Freisetzung von K^+ entladen. Die Erregungswelle läuft dann in einem bereits maximal erregten Membranbezirk hinein, der nicht weiter depolarisiert werden kann, und erlischt („depressive Kathodenwirkung"). Dagegen wird die Membran unter der Anode im elektrisch aufgeladenen „gedichteten" Ruhezustand stabilisiert. Die Erregungswelle läuft dann in einen Membranbezirk hinein, der nicht depolarisiert werden kann, und erlischt ebenfalls (vgl. Abb. 44). Die Kathode vernichtet also die Leitfähigkeit des Nerven durch vorherige Entladung der Membran, die Anode umgekehrt durch Verhinderung der Entladung. Beide Mechanismen stehen sich diametral gegenüber. Im ersteren Fall ist die — für die Erregung spezifische — Reaktion an der blockierten Stelle schon vorher abgelaufen, im zweiten Fall kann diese Reaktion infolge zu großer Widerstände nicht eintreten.

Es ist von hohem Interesse, daß nach unseren Untersuchungen auch der Nervenblock durch Pharmaka den gleichen elektrophysiologischen Gesetzen wie der Kathoden- und Anodenblock gehorcht: Wie bereits besprochen, bringen z. B. auch K^+ und Rb^+-Salze das Membranpotential zur Entladung. Veratrin und Ca^{++}-entionisierende Stoffe verursachen bei Frosch- und Krabbennerven sowie an den Riesenfasern des Tintenfisches ebenfalls Depolarisation [SHANES (1948a, 1949a, b)]. Dementsprechend können die genannten Stoffe in stärkerer Konzentration auch die Nervenleitung unterbrechen. Die Ursache des Blocks ist dabei — ähnlich wie im Fall des Kathodenblocks — ein weitgehender Verlust des Ruhepotentials: *Eine durch KCl, RbCl oder Oxalat unterbrochene Nervenstrecke wird daher sofort wieder durchgängig, wenn die verlorene Membranladung durch die Gleichstromanode restituiert wird* [WORONZOW (1924, 1925), FLECKENSTEIN (1950d)]. In völlig identischer Weise kann anodische Polarisation den Veratrinblock beseitigen [FLECKENSTEIN (1950b, c, d)]. Kathodische Polarisation wirkt dagegen verstärkend (vgl. Abb. 42).

Das in Abb. 40 und 41 gegebene Schema der erregungsauslösenden und erregungshemmenden Faktoren weist auch auf die wichtige Rolle hin, die der Stoffwechsel bei der Aufrechterhaltung bzw. Regeneration des Ruhepotentials spielt. Bei Anoxie sinkt z. B. das Nervenpotential unter K^+-Austritten rasch ab [FURUSAWA (1929), FENG und GERARD (1930), GERARD (1930), SHANES und BROWN (1942), SHANES (1948a, 1949b,)]. Sauerstoffzufuhr hat dagegen eine schnelle Erholung zur Folge. Besonders starke Inhibitoren der elektrischen Wiederaufladungsprozesse sind einige hochaktive — an den Dehydrasen des Citronensäurecyclus angreifende — Gifte der Zellatmung [Allylsenföl, Acrolein, Chloracetophenon, Monobromaceton, Bromcyan, Benzylbromid, Xylylbromid [FLECKENSTEIN, BROSE, CANIS und FÖRDERER (1949), FLECKENSTEIN (1950a)]. Diese Stoffe rufen bei Einwirkung auf den N. ischiadicus vom Frosch ebenfalls einen Block infolge Depolarisation hervor. Auch hier kann jedoch die verlorene Leitfähigkeit — durch Repolarisation der vergifteten Nervenstrecke mittels der Anode — augenblicklich wiederhergestellt werden [FLECKENSTEIN (1950b, c)]. Die Anode erfüllt damit eine Funktion, die sonst den Atmungsprozessen zufällt. Der in Abb. 41 dargestellte Synergismus zwischen Stoffwechsel und Anode ist also zweifellos eine Realität.

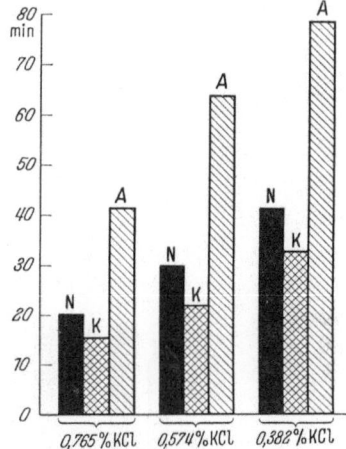

Abb. 42. *Kathoden- und Anodenwirkung auf den Nervenblock durch verschieden starke KCl-Konzentrationen.* Mittlere Dauer der Leitfähigkeiten (Minuten) bei Einwirkung von KCl in isotonischer 0,765%iger (20 Versuche) bzw. 0,574%iger (10 Versuche) bzw. 0,382%iger Lösung (10 Versuche). Die Isotonie war bei den 0,574 und 0,382%igen Lösungen jeweils mit NaCl hergestellt. *N* normale Dauer der Leitfähigkeit nach Beginn der KCl-Einwirkung, *K* Dauer der Leitfähigkeit bei kathodischer Polarisation, *A* Dauer der Leitfähigkeit bei anodischer Polarisation der mit KCl behandelten Nervenstrecke. [Nach FLECKENSTEIN (1950d).]

In Abb. 43 sind als schwarze Säulen die mittleren Zeiten aus jeweils 5—30 Einzelversuchen aufgetragen, die verstreichen, bis eine Nervenschlinge vom N. ischiadicus bei Einwirkung der verschiedenen depolarisierenden Stoffe ihre Leitfähigkeit verliert. Die doppelt schraffierten Säulen geben dagegen die Zeit wieder, die der Nerv mit Hilfe der Anode noch leitfähig bleibt. Während z. B. bei Einwirkung des Atmungsgiftes Allylsenföl in Konzentration 1:5000 schon nach 19 min die Leitfähigkeit verschwand, wurde der Block mit Hilfe der Anode — trotz weiterer Einwirkung des Giftes — im Mittel aus 30 Versuchen noch bis zur 61. min überwunden. Unter der Kathode geht dagegen die Leitfähigkeit der vergifteten Nervenstrecke schon vorzeitig verloren.

Auffällig ist, daß alle diese depolarisierenden Stoffe bei intracutaner Injektion die schmerzvermittelnden Nervenendigungen durch Depolarisation in stärkste Erregung versetzen; sie sind daher hochaktive „Schmerzstoffe". Auch bei elektrischer Schmerzreizung (Gleichstrompolarisation der menschlichen Haut) geht der Schmerz von der depolarisierenden Kathode aus [vgl. EBBECKE (1923)]. Der Wirkungsmechanismus der Schmerzstoffe ist an anderer Stelle ausführlicher behandelt worden [vgl. FLECKENSTEIN (1950a, 1953)].

Die Leitungsunterbrechung durch Lokalanaesthetica erfolgt dagegen nach dem umgekehrten Mechanismus. Diese Substanzen sind spezifische Hemmstoffe des Austausches von K^+ und Na^+ und infolgedessen Antagonisten der Depolarisation (vgl. Abb. 44). Nach Versuchen von BENNETT und CHINBURG

(1946) am Frosch-Ischiadicus sowie von SHANES (1949a) an den Riesenfasern des Tintenfisches tritt der Lokalanaestheticumblock ohne das geringste Zeichen der Depolarisation ein. Selbst am asphyktischen Nerven können Lokalanaesthetica dem Verlust des Potentials entgegenwirken. Die Lokalanaesthetica (Novocain, Tutocain, Pantocain, Cocain usw.) unterbrechen also die Nervenleitung durch Verdichtung und Stabilisierung der

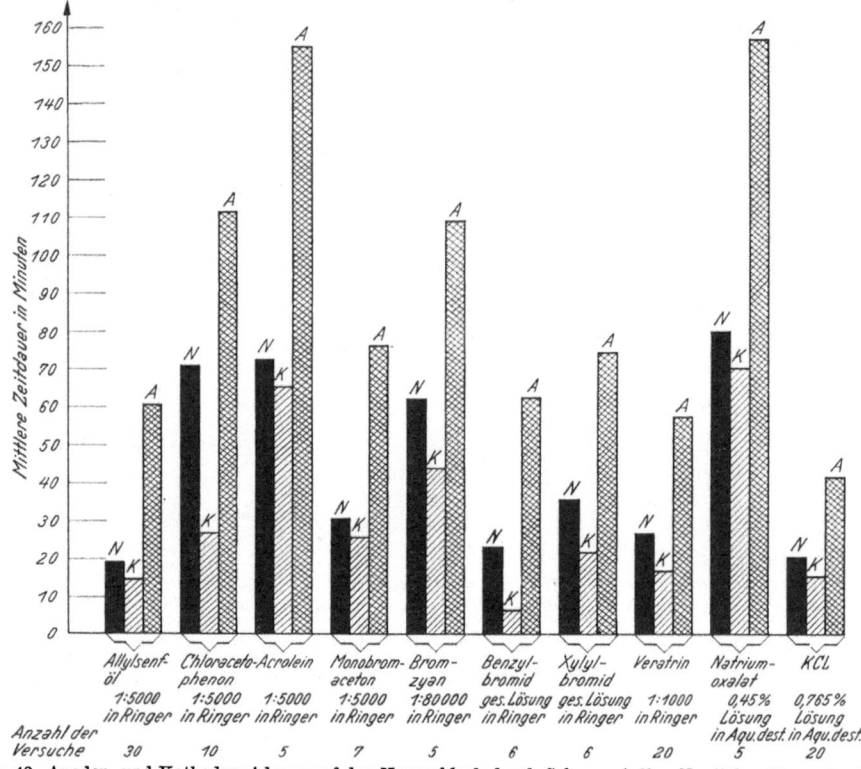

Abb. 43. Anoden- und Kathodenwirkung auf den Nervenblock durch Schmerzstoffe. *N* mittlere Dauer der Leitfähigkeit vom Zeitpunkt des Einlegens der Nervenschlinge (Froschischiadicus) in die Schmerzstofflösung bis zum Eintritt des Blocks. *K* mittlere Dauer der Leitfähigkeit bei kathodischer Polarisation der in der Schmerzstofflösung liegenden Nervenstrecke. *A* mittlere Dauer der Leitfähigkeit bei anodischer Polarisation der in der Schmerzstofflösung liegenden Nervenstrecke. [Nach FLECKENSTEIN (1953).]

Tabelle 9. *Aufhebung des Veratrinblocks durch Lokalanaesthetica*[1] (72 Versuche).

Lokalanaestheticum-Zusatz in die Veratrinlösung		Mittlere Latenzzeit bis Aufhebung des Veratrinblocks Minuten	Dauer der Leitfähigkeit (Mittelwerte)		Verlängerung der Leitfähigkeit durch das Lokalanaestheticum	Anzahl der Versuche
			Veratrin 1:1000 ohne Lokalanaestheticum Minuten	Veratrin 1:1000 mit Lokalanaestheticum Minuten		
Novocain	1:1000	7,9	16,0	53,0	3,7fach	19
Tutocain	1:2000	7,8	17,2	57,0	3,9fach	18
Pantocain	1:5000	7,3	21,2	63,7	3,1fach	12
Larocain	1:5000	8,0	15,0	62,3	4,6fach	12
Psicain „Neu"	1:5000	6,6	31,6	70,0	2,5fach	6
Panthesin	1:2000 bzw. 1:5000	8,6	25,0	102,0	4,1fach	5

[1] Veratrinkonzentration jeweils 1:1000 in Ringerlösung. Lokalanaestheticumzusatz 1—11 min (Mittel 3,5 min) nach Eintritt des Veratrinblocks. [Nach FLECKENSTEIN (1950d).]

Membran im aufgeladenen unerregten Zustand, d. h. nach dem Typ des Anodenblocks [FLECKENSTEIN (1947), HARDT und FLECKENSTEIN (1948), FLECKENSTEIN und HARDT (1949), FLECKENSTEIN (1950d)]. Wir haben auf Grund dieser Analogien für die Lokalanaesthetica die Bezeichnung „*Anelektrotonica*", für die depolarisierenden Stoffe die Bezeichnung „*Katelektrotonica*" vorgeschlagen [FLECKENSTEIN (1950b, c, d)].

Tatsächlich sind Lokalanaesthetica und depolarisierende Stoffe in ihren elektrophysiologischen Auswirkungen ebenso diametral entgegengesetzt wie Anode und Kathode. In einzelnen Fällen kann dies soweit führen, daß sich die leitungsunterbrechenden Effekte einer depolarisierenden Substanz und eines Lokalanaestheticums gegenseitig aufheben. Wenn man z. B. eine Nervenschlinge vom N. ischiadicus in eine Ringerlösung einlegt, die Veratrin in Konzentration 1:1000 enthält, so tritt nach einiger Zeit ein völliger Block der Leitfähigkeit ein. Gibt man

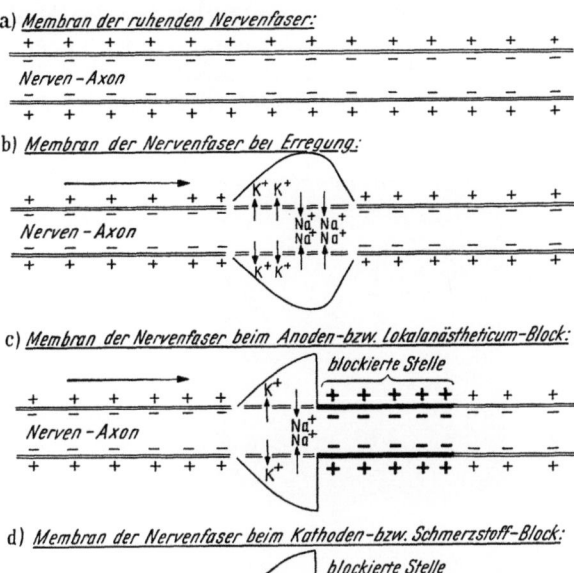

Abb. 44. Schema der Nervenleitung und Leitungsunterbrechung. [[Nach FLECKENSTEIN (1954).]]

aber dann in die Veratrinlösung ein Lokalanaestheticum z. B. Tutocain in Konzentration 1:2000, so kehrt die Leitfähigkeit nach einigen Minuten zurück und bleibt für längere Zeit normal (Tabelle 9). Tutocain beseitigt die Veratrin-Depolarisation und stellt auf diese Weise die normale Nervenfunktion wieder her. Eine größere Anzahl lokalanaesthetischer Stoffe wie z. B. Novocain, Pantocain, Larocain, Psicain „Neu", Panthesin können ebenfalls derartige paradoxe Wirkungen ausüben, daß sie — anstatt von sich aus einen Block zu erzeugen — die Leitfähigkeit eines veratrinblockierten Nerven restituieren [FLECKENSTEIN (1950b, c, d)].

c) Die elektropharmakologischen Grundprinzipien der Erregung und Blockierung der Endplatten.

Es wird heute allgemein angenommen, daß die neuromuskuläre Erregungsübertragung durch Freisetzung von Acetylcholin an den motorischen Nervenendigungen erfolgt [s. BURN u. Koautoren (1950)]. Acetylcholin depolarisiert die Muskelendplatten [Endplattenstrom nach GÖPFERT und SCHAEFER (1937)] und löst — falls diese lokale Depolarisation die Schwelle erreicht — fortgeleitete Aktionspotentiale aus. Sofort anschließend wird Acetylcholin durch die — in der Endplattengegend konzentrierte — Cholinesterase wieder zerstört. Der Endplattenstrom dauert daher nur wenige Millisekunden.

Die Endplatten sind für Acetylcholin besonders empfindlich [KUFFLER (1943)]: Beim M. sartorius vom Frosch ist z. B. die zur Depolarisation benötigte Acetylcholinkonzentration an der Endplatte über 1000mal schwächer als an den übrigen Abschnitten der Faseroberfläche. Beim Eintauchen in eine Acetylcholin-Ringerlösung zeigt daher der M. sartorius einen von den Endplatten ausgehenden Tetanus, der sich jedoch rasch erschöpft und

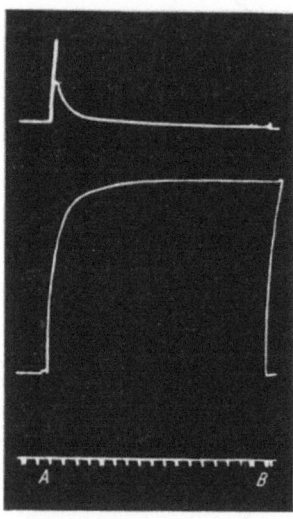
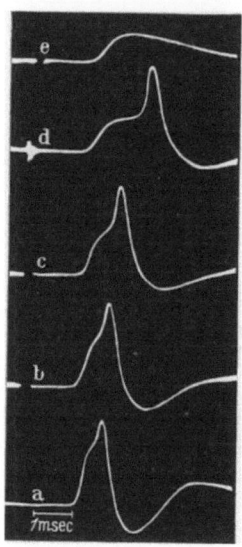

Abb. 45. *Einfluß von Acetylcholin 1:100000 in Ringerlösung auf den nichttonischen Anteil (oben) und den tonischen Anteil (unten) des M. ilio-fibularis vom Frosch (R. temporaria) nach Versuchen von* SOMMERKAMP (1928). Die elektrophysiologische Analyse hat neuerdings gezeigt, daß der tonische Anteil aus typischen "slow muscle fibres", der nichttonische Anteil aus "twitch fibres" besteht. [KUFFLER und VAUGHAN WILLIAMS (1953a, b).]

Abb. 46. *Blockierung der neuromuskulären Erregungsübertragung durch Curare.* Registrierung des Endplattenstroms und des dadurch ausgelösten Aktionspotentials in der Endplattenregion. a vor der Curareeinwirkung. b, c, d Abnahme des Endplattenstroms bei wachsender Curarisierung und Zunahme der Latenzzeit bis zur Auslösung des Spitzenpotentials. e Zustand des vollen Curareblocks: Der Endplattenstrom ist unterschwellig geworden und löst kein fortgeleitetes Aktionspotential mehr aus. [Nach KUFFLER (1940/42).]

von einer Lähmung der neuromuskulären Überleitung gefolgt ist. Dagegen werden die tonischen „slow muscle fibres" [vgl. KUFFLER und VAUGHAN WILLIAMS (1953a, b)] im M. rectus oder M. iliofibularis des Frosches in ihrer ganzen Länge durch Acetylcholin depolarisiert; sie zeigen in Abhängigkeit davon eine anhaltende, mehr oder weniger glatte Kontraktur (vgl. Abb. 45). Auch normale Säugetiermuskeln sprechen fast nur im Bereich der Endplatten auf Acetylcholin an, während embryonale oder denervierte Säugetiermuskeln viel stärker reagieren [vgl. O. RIESSER (1949)]. Dement-

Tabelle 10. *Quantitative Daten für die Ionenbewegung bei einmaliger Erregung einer einzelnen Endplatte.* [Versuche am M. sartorius vom Frosch nach FATT und KATZ (1951).]

Zustand der Endplatte	Übertretende Menge univalenter Ionen/Impuls/Endplatte
Normaler Endplattenstrom	$2\text{—}4 \times 10^{-14}$ Mol
Unterschwelliger Endplattenstrom nach Curareanwendung .	8×10^{-15} Mol
Potenzierter Endplattenstrom nach Prostigminanwendung	1×10^{-12} Mol (Minimum)

sprechend setzt Acetylcholin an denervierten Muskeln ein Vielfaches an K$^+$ frei (vgl. S. 15).

Curare reduziert bekanntlich die Empfindlichkeit der Endplatten für Acetylcholin [COWAN (1936), ECCLES, KATZ und KUFFLER (1941, 1942)]. Der Endplattenstrom wird dadurch so weit abgeschwächt, daß die Depolarisation nicht mehr zur Auslösung einer fortgeleiteten Aktion genügt (vgl. Abb. 46). Eserin, Prostigmin sowie eine Reihe weiterer Stoffe [vgl. ECCLES und MACFARLANE (1949)] können dagegen durch Hemmung der Acetylcholin-Zerstörung den Endplattenstrom wieder so weit steigern, daß er die Schwelle wieder erreicht. Durch sehr genaue Messungen von FATT und KATZ (1951) sind heute auch die Ionenmengen bekannt, die sich unter dem Bild des Endplattenstroms an einer einzelnen Muskelfaser (Froschsartorius) je Impuls durch die Membran in der einen oder in der anderen Richtung bewegen.

An einer normalen Endplatte treten z. B. pro Impuls etwa 2—4mal 10^{-14} Mol univalente Ionen über. Prostigmin kann diese Ionenbewegung aufs 50fache der Norm erhöhen. Dagegen kommt es zum Block, wenn diese Ionenmenge durch Curare auf $^1/_3$—$^1/_4$ der Norm reduziert wird.

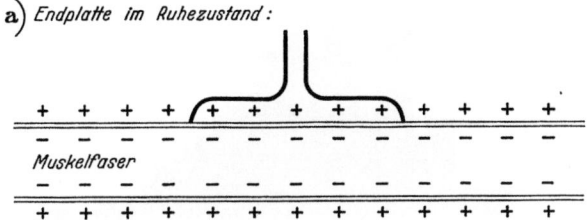

a) *Endplatte im Ruhezustand:*

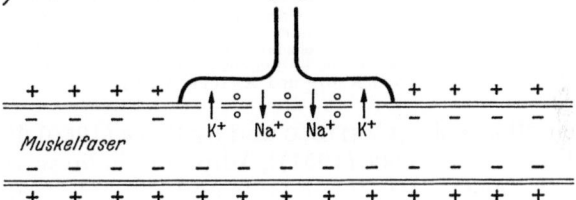

b) *Endplatte bei normaler Erregung:*

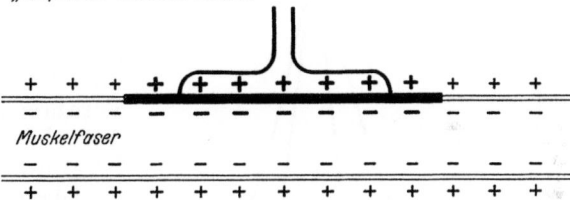

c) *Endplatte beim Block durch Curare, Flaxedil und andere „Endplatten-Anelektrotonica":*

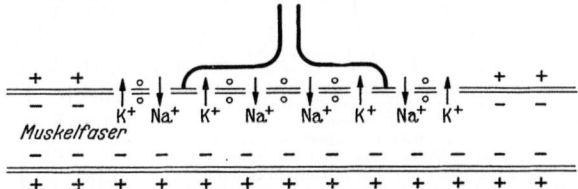

d) *Endplatte beim Block durch Succinylbischolin, Adipinbischolin bzw. Dekamethonium und andere „Endplatten-Katelektrotonica":*

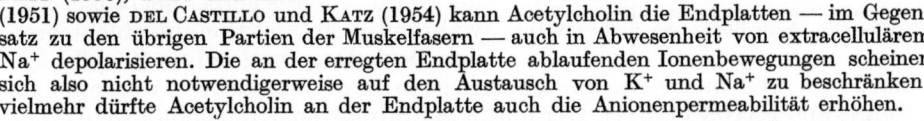

Abb. 47. Schema der Erregung sowie der Blockierung der motorischen Endplatten.

Nach Beobachtungen von FATT (1950), FATT und KATZ (1951) sowie DEL CASTILLO und KATZ (1954) kann Acetylcholin die Endplatten — im Gegensatz zu den übrigen Partien der Muskelfasern — auch in Abwesenheit von extracellulärem Na$^+$ depolarisieren. Die an der erregten Endplatte ablaufenden Ionenbewegungen scheinen sich also nicht notwendigerweise auf den Austausch von K$^+$ und Na$^+$ zu beschränken; vielmehr dürfte Acetylcholin an der Endplatte auch die Anionenpermeabilität erhöhen.

Durch die elektropharmakologischen Untersuchungen der letzten Jahre hat sich auch für die Hemmstoffe der neuromuskulären Überleitung eine klare Zweiteilung in depolarisierende und depolarisationshemmende Substanzen ergeben (vgl. Abb. 47): Wird die Endplatte beim Säugetiermuskel mit einem Überschuß an Acetylcholin in Kontakt gebracht, so tritt eine Dauerdepolarisation ein [vgl. FELDBERG (1950)]; diese greift — besonders bei gleichzeitiger Anwendung von Eserin — auf die Zone rings um die Endplatte über [BURNS und PATON (1951)]. Der Nervenreiz trifft dann auf eine durch Acetylcholin schon maximal erregte Endplattenregion, die sich gegenüber einer zusätzlichen Erregung refraktär verhält. Der Block durch Acetylcholin ist also — ähnlich wie der Kathodenblock des Nerven — ein Block infolge Depolarisation: Acetylcholin selbst ist nach unserer Nomenklatur ein „Endplatten-Katelektrotonicum".

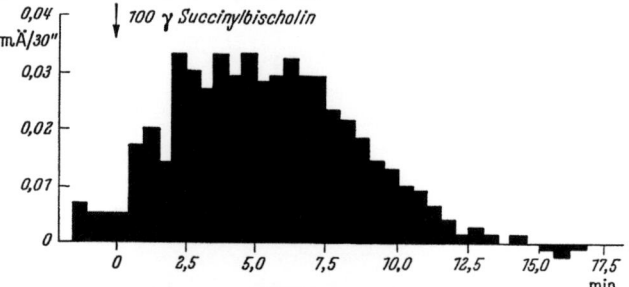

Abb. 48. Durchströmungsversuch an der hinteren Extremität der Katze. Kaliummehrausscheidung nach einmaliger Verabreichung von Succinylbischolin. Abszisse: Zeit in Minuten. Ordinate: mÄqu. Kalium je 30 sec. Die während der ganzen Versuchsdauer nach der Succinylcholingabe zusätzlich ausgeschiedene Kaliummenge beträgt 0,384 mÄqu. [Nach KLUPP und KRAUPP (1954)].

Succinylbischolin [CASTILLO und DE BEER (1950), BOVET, BOVET-NITTI, GUARINO, LONGO und FUSCO (1951)], Adipinbischolin sowie die Monoäthylderivate dieser Substanzen [GINZEL, KLUPP und WERNER (1952)] führen an den Endplatten nach einer kurzen Erregungsphase ebenfalls durch Depolarisation zum Block. Dabei kommt es zu beträchtlichen K^+-Austritten in den Extracellulärraum (vgl. Abb. 48). Succinylbischolin setzt z. B. an der durchströmten Hinterextremität von Katzen unter Umständen über 100mal mehr K^+ frei, als dies nach Verabreichung von äquimolaren Dosen Acetylcholin der Fall ist [KLUPP, KOBINGER und KRAUPP (1953)].

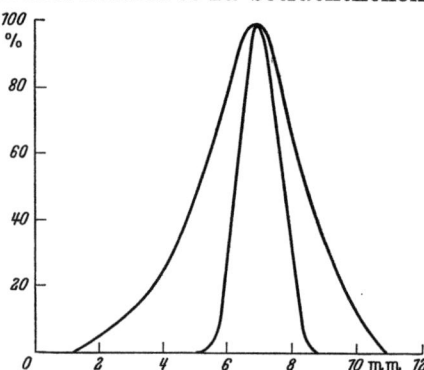

Abb. 49. *Ausbreitung des normalen Endplattenstroms und der Decamethonium-Depolarisation rings um die Endplatte (M. gracilis der Katze)*. Der normale Endplattenstrom (innere Kurve) depolarisiert nur eine kleine Zone von höchstens 2 mm Ausdehnung rings um den Mittelpunkt der Endplatte. Eine lähmende Dosis von Decamethonium (60 γ/kg) depolarisiert dagegen eine viel größere Zone (bis 6 mm rings um den Mittelpunkt der Endplatte, vgl. äußere Kurve). Mittelpunkt der Endplatte bei 7 mm. Ordinate = Stärke der Depolarisation in Prozent der maximalen Höhe des Endplattenstroms. [Nach BURNS und PATON (1951).]

Ebenfalls durch Depolarisation hebt Decamethonium (C_{10}) beim Menschen und bei der Katze (nicht jedoch bei einigen anderen Tieren) die neuromuskuläre Überleitung auf [BROWN, PATON und VIANNA DIAS (1949)]. Auch der durch Decamethonium depolarisierte Bezirk greift über den eigentlichen Bereich der Endplatte hinaus: Abb. 49 zeigt z. B., daß sich der normale Endplattenstrom am M. gracilis der Katze nur etwa 2 mm weit (vom Mittelpunkt der Endplatte aus gerechnet) ausbreitet, während nach Injektion einer blockierenden Dosis Decamethonium (60 γ/kg i.v.) eine 6 mm weit ausgreifende depolarisierte Zone beobachtet werden kann [BURNS und PATON (1951)]. Der normale Endplattenstrom geht also in einem schon völlig depolarisierten Bezirk unter. *Es überrascht nach den vorausgegangenen Ergebnissen am Nerven nicht, daß die „Endplatten-Katelektrotonica" durch die repolarisierende Anode neutralisierbar sind:* Tatsächlich kann nach BURNS und PATON (1951) der Acetylcholin- und Decamethoniumblock des M. gracilis der Katze durch anodische Polarisation der Endplattengegend wieder aufgehoben werden, während die Kathode den Decamethoniumeffekt intensiviert.

Tabelle 11. *Grundprinzipien der pharmakologischen Erregung und Erregungshemmung.*
(Für die Reihenfolge der als Beispiele aufgeführten Substanzen waren systematische Gesichtspunkte maßgebend. Die Reihenfolge läßt daher keinen Rückschluß auf die Wirkungsstärke zu.)

	Katelektrotonica[1]		Anelektrotonica[2]	
	Substanzen	Wirkungen	Substanzen	Wirkungen
Schmerzempfindliche Nervenendigung	KCl, RbCl, Veratrin, Ca^{++}-entionisierende Stoffe, Dehydrasenhemmende Gifte der Zellatmung	A. Schmerzerregung durch Depolarisation. B. Block durch Depolarisation = Anaesthesia dolorosa	Lokalanaesthetica Atropin, Antihistaminica, Ca^{++}-Salze	A. Schmerzbeseitigung. B. Block durch Hemmung der Depolarisation
Motorische Nervenfaser	KCl, RbCl, Veratrin, Gifte der Zellatmung	A. Erregbarkeitssteigerung. B. Block durch Depolarisation	Lokalanaesthetica Antihistaminica, Ca^{++}-Salze	A. Erregbarkeitsabnahme. B. Block durch Hemmung der Depolarisation
Motorische Endplatte	KCl, RbCl, Acetylcholin Succinylcholin Decamethonium, Cholin und viele andere Stoffe aus Tabelle 19	A. Erregung durch Depolarisation. B. Block durch Depolarisation	Lokalanaesthetica Atropin, Curare, Flaxedil u. a.	A. Erregbarkeitsabnahme. B. Block durch Hemmung der Depolarisation, d. h. des Endplattenstroms
Quergestreifte Muskelfaser (Frosch)	KCl, RbCl, Acetylcholin, Nicotin, Decamethonium und viele andere Stoffe aus Tabelle 19	A. Kontraktur durch Depolarisation. B. Hemmung fortgeleiteter Erregung infolge Depolarisation	Lokalanaesthetica Atropin, Curare, Ca^{++}-Salze (vgl. Tabelle 17)	A. Hemmung der Kontrakturen. B. Hemmung fortgeleiteter Erregungen infolge Hemmung der Depolarisation
Glatte Muskelfaser	Acetylcholin, Adrenalin[3] Noradrenalin Histamin	Kontraktur durch Depolarisation	Lokalanaesthetica Atropin, Antihistaminica Adrenolytica, Papaverin	Hemmung der Kontrakturen infolge Hemmung der Depolarisation
Oberes Cervicalganglion	KCl, RbCl, Acetylcholin, Tetramethylammonium, Veratrin u. a.	A. Erregung durch Depolarisation. B. Block durch Depolarisation	Lokalanaesthetica Atropin, Curare, Pentamethonium, Hexamethonium, Tetraäthylammonium	A. Erregbarkeitsabnahme. B. Block durch Hemmung der Depolarisation

---

[1] Katelektrotonicum = depolarisierende Substanz, deren spezifischer Effekt meist durch die Gleichstromanode neutralisiert werden kann.

[2] Anelektrotonicum = depolarisationshemmende Substanz, deren Wirkung dem Effekt der Katelektrotonica entgegengerichtet ist.

[3] An solchen glatten Muskelfasern, die durch Adrenalin bzw. Noradrenalin nicht erregt, sondern gehemmt werden, wirkt Adrenalin bzw. Noradrenalin der Depolarisation entgegen [vgl. BÜLBRING (1954)].

Curare, Flaxedil sowie die stärker äthylierten Derivate von Succinylbischolin, Adipinbischolin und Decamethonium blockieren dagegen die neuromuskuläre Erregungsübertragung durch Hemmung der Depolarisation („Endplatten-Anelektrotonica"). In Übereinstimmung damit konnte KATZ schon 1939 zeigen, daß ein partieller Curareblock durch direkte Depolarisation der Endplattengegend mit einer Gleichstromkathode zu durchbrechen ist. Den gleichen Anticurareeffekt haben viele depolarisierende Katelektrotonica (vgl. Tabelle 19), z. B. auch Decamethonium [HUTTER und PASCOE (1951)], Nicotin, Veratrin, Guanidin [ROTHBERGER (1902)], Cholin, Neurin [PAL (1911), HUTTER (1952)] sowie Kalium [WILSON und WRIGHT (1936)]. Die Anticurarewirkung kräftiger Adrenalindosen hängt vielleicht ebenfalls mit dem dadurch verursachten Anstieg des Plasmakaliums zusammen (vgl. S. 22). Die wirksamsten Curareantagonisten entstammen der Gruppe der Cholinesterase-Inhibitoren; diese Stoffe scheinen die Acetylcholinkonzentration an den Endplatten zu verstärken und dadurch den abgeschwächten Endplattenstrom wieder überschwellig zu machen. Physostigmin wurde als Gegengift von Curare zuerst von PAL (1900) sowie ROTHBERGER (1901) beschrieben. Klinische Bedeutung haben vor allem Prostigmin und seine Verwandten, z. B. Tensilon, erlangt; bei einem Teil dieser Stoffe ist es noch strittig, ob sie direkte „Katelektrotonica" sind oder indirekt durch Hemmung der Cholinesterase wirken [vgl. PICK, HOLLINCK und ZACHARELLIS (1953), ARTUSIO, RIKER und WESCOE (1950), MACFARLANE, PELIKAN und UNNA (1950)]. Abb. 50 zeigt die Verstärkung des Endplattenstroms an einer curarisierten Froschsartoriusfaser durch Prostigmin nach FATT und KATZ (1951).

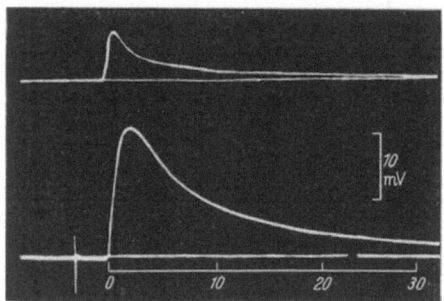

Abb. 50. *Verstärkung des Endplattenstroms an einer curarisierten Muskelfaser durch Prostigmin.* Das obere Bild zeigt den abgeschwächten Endplattenstrom vor der Prostigminanwendung, das untere Bild den Endplattenstrom an der gleichen Endplatte nach Einwirkung von Prostigminbromid (Konzentration 10^{-6}). Trotz dieser Verstärkung reicht der Endplattenstrom im vorliegenden Fall noch nicht aus, um ein fortgeleitetes Aktionspotential auszulösen. Zeit in msec.
[Nach FATT und KATZ (1951).]

Der Antagonismus zwischen Curare und den katelektrotonischen Substanzen ist wechselseitig; denn Curare vermag umgekehrt die Wirkung von Decamethonium [PATON und ZAIMIS (1949, 1950)] und vieler anderer — in Tabelle 19 aufgeführter — Katelektrotonica abzuschwächen. *Dementsprechend wirkt Curare auch der K^+-Freisetzung entgegen, die an der Katzenmuskulatur nach Verabreichung von Succinylbischolin, Adipinbischolin und Decamethonium beobachtet wird* [KLUPP, KOBINGER und KRAUPP (1953), KLUPP und KRAUPP (1954)]. Dagegen wird die Curarelähmung durch andere depolarisationshemmende Anelektrotonica, wie z. B. Atropin, Novocain usw. verstärkt. Ca^{++}-Ionen können die Curareeffekte unter Umständen abschwächen [vgl. GÖPFERT und SCHAEFER (1937)], vermutlich deshalb, weil sie die Acetylcholinproduktion steigern (vgl. S. 5). Eine Übersicht über diese Synergismen und Antagonismen ist von PATON und ZAIMIS (1952) sowie von v. BRÜCKE (1952) gegeben worden.

Auch die ganglienblockierenden Pharmaka lassen sich — nach Studien von PATON und PERRY (1953) am oberen Halsganglion der Katze — ohne besondere Schwierigkeit in depolarisierende und depolarisationshemmende unterteilen.

Es liegt nicht in der Zielsetzung dieser Schrift, hier noch auf weitere Einzelheiten einzugehen. Die dargelegten Ergebnisse zeigen zur Genüge, daß die Pharmakologie der erregenden und erregungshemmenden Substanzen den Anschluß an die Elektrophysiologie gefunden hat: Die Grenze zwischen beiden Disziplinen ist gefallen und die fundamentalen Gesetze der Elektrophysiologie (Erregung durch Depolarisation — Erregungshemmung durch Verhinderung der Depolarisation) haben offensichtlich ihre Gültigkeit auch für Pharmaka erwiesen (vgl. die Zusammenstellung in Tabelle 11). *Auch die pharmakologische Erregung ist also eine Entladung der „Kaliumbatterie", während depolarisationshemmende Pharmaka diesen Prozeß unterbinden.* Die elektrophysiologischen und die pharmakologischen Ergebnisse ergänzen sich somit am Nerven und an den Endplatten zu einem sehr befriedigenden Gesamtbild. Die folgenden Kapitel werden im einzelnen zeigen, daß dies auch für den Muskel zutrifft.

III. Die Steuerung des contractilen Mechanismus durch das Membranpotential.

Die elektrische und die mechanische Tätigkeit des Muskels steht bekanntlich in enger Beziehung zueinander. Dies gilt für die rasche Kontraktion der quergestreiften Muskelfasern ebenso wie für die langsamen peristaltischen Bewegungen der glatten Muskulatur des Darmes, Ureters, Magens usw. Jede elektrische Entladung ist hier gewöhnlich von einer mechanischen Reaktion gefolgt. Selbst die Protoplasmabewegung ist von Potentialveränderungen begleitet (vgl. Abb. 51). Der Parallelismus zwischen der elektrischen und mechanischen Tätigkeit wird besonders am Herzen als selbstverständlich hingenommen und im Elektrokardiogramm diagnostisch verwertet. Weniger bekannt scheint jedoch zu sein, daß auch bei den nichtfortgeleiteten Dauerverkürzungen der Verlust bzw. die Erniedrigung des Membranpotentials als der entscheidende Initialprozeß an-

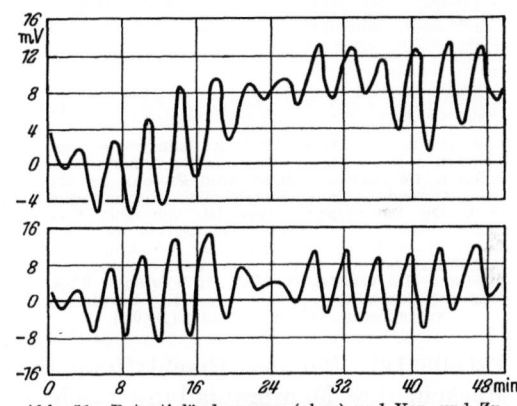

Abb. 51. Potentialänderungen (oben) und Vor- und Zurückfluten des Protoplasmas (unten) der Myxomycete Physarum nach KAMIYA und ABE. [J. Colloid. Sci. **5** (1950).] [Entnommen aus „Allgemeine Physiologie" von BETHE (Springer 1952).]

gesehen werden muß. Unter der depolarisierenden Kathode entsteht der „Kathodenwulst". Thermische Depolarisation führt zur „Wärmekontraktur". Mechanische Dauerdepolarisation verursacht eine „idiomuskuläre Verkürzung". Chemische Substanzen mit depolarisierender Wirkung imponieren als „Kontrakturstoffe". Die Pharmakologie kennt sehr viele derartige Substanzen und noch mehr kontrakturhemmende Antagonisten. Diese Pharmaka geben die Möglichkeit

a) die Muskelverkürzung — getrennt vom Prozeß der Wiederverlängerung — langsam „in Zeitlupe" zu verfolgen, und

b) jeden Verkürzungsgrad zwischen dem Zustand der vollen Erschlaffung und der maximalen Kontraktion nach Belieben einzustellen. Hierzu ist nur nötig, die Konzentration der Kontrakturstoffe zu variieren oder die Kontrakturstoffe gleichzeitig mit ihren Antagonisten in verschiedenen Mischungsverhältnissen zur Anwendung zu bringen.

Das Studium der lokalen Aktivierung des contractilen Mechanismus mittels solcher chemischer Stoffe hat in den letzten Jahren sehr gute Einblicke in die Koppelung zwischen Membranpotential und Motorik ergeben.

a) Die Koppelung zwischen Depolarisation und Verkürzung bei der Kaliumkontraktur.

Der einfachste Weg das Ruhepotential des Muskels zu entladen und dadurch eine Kontraktur zu erzeugen, besteht in der Steigerung der extracellulären K^+-Konzentration. Abb. 52b zeigt als Beispiel die sofort einsetzende Depolarisation (etwa 15 mV) von zwei isolierten Muskelfasern in einer 0,6%igen KCl-Lösung [KUFFLER (1946)]. Eigene Untersuchungen galten vor allem der KCl-Kontraktur des M. rectus abdominis von Esculenten. Taucht man diesen Muskel in eine 0,765%ige isotonische KCl-Lösung ein, so bricht das Membranpotential über die ganze Länge der Fasern zusammen und der Muskel verkürzt sich im Laufe von 1 min annähernd maximal. Messungen des Membran(Verletzungs)-potentials mit gewöhnlichen extracellulären Elektroden ergaben z. B. vor der KCl-Anwendung an 390 Rectussegmenten im Mittel 33,4 ($\pm$ 0,2) mV, 1 min nach Beginn der KCl-Anwendung an 180 Segmenten nur noch 12,9 ($\pm$ 0,23) mV (vgl.

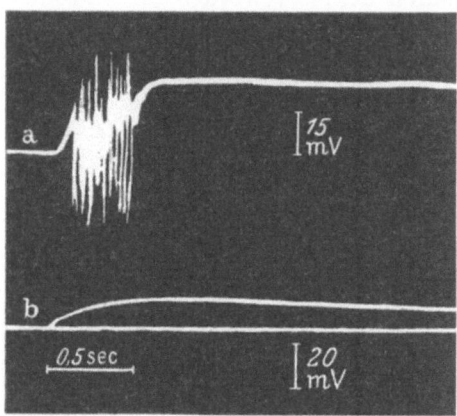

Abb. 52a u. b. a Fortgeleitete Entladungen und anschließende Dauerdepolarisation einiger isolierter Muskelfasern (M. adductor longus vom Frosch) bei örtlicher Anwendung von Acetylcholin (Konzentration 10^{-5}). Die Dauerdepolarisation ist von einer Kontraktur begleitet. b Dauerdepolarisation von 2 isolierten Muskelfasern während einer KCl-Kontraktur in 0,6%iger Lösung. Durch die relativ kleine Zeitkonstante des Verstärkers wird ein langsamer Rückgang der Depolarisation nach 1 sec KCl-Einwirkung vorgetäuscht. [Nach KUFFLER (1946).]

Tabelle 12). Bei der Erschlaffung in Ringerlösung gewinnen jedoch die Muskeln ihre Membranladung rasch zurück: Das mittlere Potential von 60 Segmenten betrug dementsprechend 4 min nach Rückkehr in Ringerlösung wieder 31,9 ($\pm$ 0,76) mV. Auch nach mehrfachen Kaliumkontrakturen wiesen die erschlafften M. recti immer wieder annähernd das volle Ruhepotential auf. Im verkürzten Zustand waren sie dagegen stets weitgehend depolarisiert. Diese Befunde ließen vermuten

a) daß sich die Fasern des M. rectus immer dann im gestreckten Zustand befinden, wenn die elektrischen Doppelschichten an den Membranen auf ein hohes Potential aufgeladen sind,

b) daß sich die Fasern zusammenziehen, wenn diese Doppelschichten durch die KCl-Lösung entladen werden,

c) daß sich die Fasern wieder in die Länge strecken, wenn sich das Membranpotential in Ringerlösung regeneriert.

Noch deutlicher tritt die Koppelung zwischen Potential und Motorik bei schrittweiser Depolarisation durch wachsende extracelluläre K^+-Konzentra-

Tabelle 12. *Membran-(Verletzungs-)Potentiale des M. rectus bei Kaliumkontrakturen und bei der Erschlaffung.* [Nach FLECKENSTEIN, BROSE, CANIS und FÖRDERER (1949).]

Längenzustand	Mittleres Potential	Anzahl der gemessenen Segmente
Volle Erschlaffung *vor* Kaliumkontraktur	33,4 mV (±0,2)	390
Kaliumkontraktur 1 min	12,9 mV (±0,23)	180
Kaliumkontraktur 2 min	12,3 mV (±0,5)	60
Volle Erschlaffung *nach* 1—2 min Kaliumkontraktur	31,9 mV (±0,76)	60

tionen zutage [FLECKENSTEIN und HERTEL (1947)]: Nach der BERNSTEINschen Theorie hängt das Membranpotential vom Logarithmus K_i/K_e ab (vgl. Formel II, S. 46). Bei Variation der extracellulären K⁺-Konzentration (K_e)

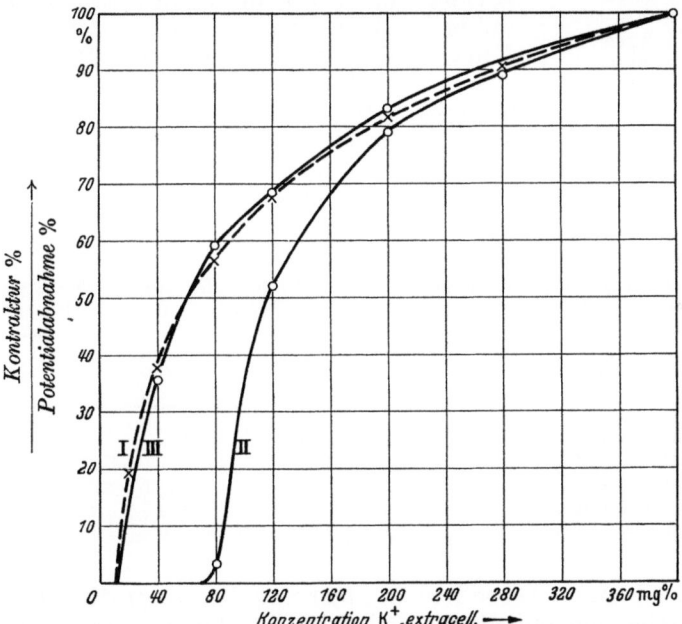

Abb. 53. *Kontrakturwirkung wachsender extracellulärer K⁺-Konzentrationen am M. rectus von Esculenten.* Kurve I: Errechnete Kurve für die prozentuale Abnahme des Membranpotentials bei Zunahme von K_e. Als normaler K⁺-Gradient (100% Potential) wurde der Wert $K_i/K_e = 400/10$ angenommen. Kurve II: Kontraktur normaler Froschrecti bei Zunahme von K_e (Substitution von Na⁺ durch K⁺). Die Kontraktur ist jeweils in Prozent der maximalen Kaliumkontraktur der paarigen Kontrollmuskeln in 0,765%iger KCl-Lösung ausgedrückt (Mittelwerte von 71 Rectuspaaren). Kurve III: Kontraktur oxalat-behandelnder Froschrecti bei Zunahme von K_e. Alles übrige wie bei Kurve II. Die Kaliumempfindlichkeit dieser Muskeln ist durch Oxalat erheblich gesteigert. [Nach FLECKENSTEIN und HERTEL (1947).]

müßte sich also auch die Muskellänge — ebenso wie das Membranpotential — parallel zum Logarithmus K_i/K_e verändern. Kurve I in Abb. 53 gibt die errechneten Potentialabnahmen, Kurve II die an 71 Rectuspaaren gemessenen Kaliumkontrakturen bei Erhöhung von K_e wieder. Zweifellos bestehen im allgemeinen Verlauf zwischen der errechneten Potentialkurve (I) und der gemessenen Kontrakturkurve (II) gewisse Ähnlichkeiten. Ein strenger Parallelismus ist jedoch zunächst nicht feststellbar; so beginnen z. B. die Kontrakturen des Froschrectus erst bei extracellulären K^+-Werten von 80 mg-%, während das errechnete Potential bei dieser K^+-Konzentration schon um 56% erniedrigt sein müßte. Die Kontrakturwirkung der K^+-Ionen scheint also — vor allem bei Konzentrationen unter 120 mg-% — weit schwächer zu sein als dem Logarithmus K_i/K_e entspricht Diese Abweichung der experimentellen Kontrakturkurve vom rein logarithmischen Verlauf ist jedoch lediglich ein Effekt der im Muskel vorhandenen Ca^{++}-Ionen: Kurze Behandlung mit einer Oxalat-Ringerlösung führt dementsprechend zu einer sofortigen Senkung der Kontrakturschwelle. Oxalat „sensibilisiert" die Muskeln für die depolarisierende bzw. kontrakturerzeugende Wirkung der K^+-Ionen und gleicht damit die Effekte der extracellulären K^+-Erhöhung an das theoretisch zu erwartende Ausmaß an. Die Kaliumkontraktur oxalatbehandelter Muskeln ist in Kurve III dargestellt; diese Kurve fällt mit der errechneten Potentialkurve I zusammen. *Die Rectusfasern kontrahieren sich also tatsächlich bei Substitution des extracellulären Na^+ durch K^+ im Prinzip in Abhängigkeit vom Logarithmus K_i/K_e.* Diese Gesetzmäßigkeit wird normalerweise durch die Ca^{++}-Ionen verschleiert, kommt aber nach Entionisierung des Muskelcalciums unverdeckt zur Geltung.

Tabelle 13. *Anstiegszeiten der Kaliumkontraktur bei Anwendung einer 0,765%igen KCl-Lösung mit wachsenden $CaCl_2$-Zusätzen.* [Nach FLECKENSTEIN und HERTEL (1947).]

$CaCl_2$ mg-%	Anstiegszeit
0	1 min 15 sec
20	1 min 20 sec
80	2 min 30 sec
160	3 min 30 sec
240	4 min 50 sec
320	6 min 20 sec
400	6 min 35 sec
480	7 min 30 sec
560	13 min 12 sec
640	13 min 00 sec

Tabelle 14. *Beeinflussung der Kaliumdepolarisation und Kaliumkontraktur durch wachsende $CaCl_2$-Konzentration.* [Nach A. FLECKENSTEIN, E. WAGNER und K. H. GÖGGEL (1950).]

Kontrakturwirksame Lösung (Einwirkung 1 min)	Membran(Verletzungs)-potential mVolt	Hemmung der Kontraktur %	Anzahl der gemessenen Segmente
0,765% KCl + 0,02% $CaCl_2$ ...	12,9 ($\pm 0,23$)	0	180
0,765% KCl + 0,10% $CaCl_2$ ...	14,0 ($\pm 0,6$)	5 ($\pm 1,6$)	30
0,765% KCl + 0,20% $CaCl_2$ ...	16,2 ($\pm 0,7$)	24,0 ($\pm 3,2$)	30
0,765% KCl + 0,40% $CaCl_2$ ...	22,2 ($\pm 0,6$)	66,0 ($\pm 3,1$)	30
0,765% KCl + 0,60% $CaCl_2$ ...	26,8 ($\pm 0,5$)	94,0 ($\pm 1,1$)	30

Ca^{++}-Salze können besonders in stärkerer Konzentration die Kaliumkontraktur erheblich reduzieren und auch die depolarisierenden Einflüsse der K^+-Ionen bedeutend hemmen. In Anwesenheit von 0,6% $CaCl_2$ verursacht z. B. selbst eine 0,765%ige KCl-Lösung bei 1 min Einwirkung am M. rectus nur einen geringen Tonusanstieg. Dabei wird jedoch der Eintritt der KCl-Kontraktur nicht blockiert, sondern nur außerordentlich verzögert (vgl. Tabelle 13). Die abschwächende Wirkung verschieden starker $CaCl_2$-Zusätze auf Potential und Kontraktur ist im einzelnen aus Tabelle 14 ersichtlich. Trägt man die Hemmung der KCl-Kontraktur (%) in Abhängigkeit von den gemessenen Potentialen graphisch auf, so kommt wieder eine lineare Beziehung zwischen Membranpotential und Kontraktur zum Vorschein (Abb. 54). *Die Ca^{++}-Ionen können also die Kaliumkontraktur jeweils* *gerade soviel antagonistisch beeinflussen, wie sie die depolarisierenden Effekte der K^+-Ionen zu unterdrücken vermögen* [vgl. FLECKENSTEIN, WAGNER und GÖGGEL (1950)].

Für die Höhe des Membranpotentials scheint die Steilheit des K^+-Gradienten *innerhalb der Membran* entscheidend zu sein. Die Vorstellung ist gut begründet, daß in die äußeren Schichten der ruhenden Membran Na^+-Ionen adsorptiv eingelagert sind. Die K^+-Ionen depolarisieren daher nicht durch ihre bloße Anwesenheit im Extracellulärraum, sondern durch adsorptive Verdrängung von Na^+ aus der Membranoberfläche [FLECKENSTEIN und HERTEL (1947)]. Ca^{++}-Ionen scheinen dagegen die Ruhestruktur der Membran zu stabilisieren und die Verdrängung von Na^+ durch K^+ zu erschweren. Umgekehrt wird die Membran durch Ca^{++}-Entionisierung „labilisiert".

Auch durch Reduktion von Na^+ werden die K^+-Effekte verstärkt. So fanden z. B. OVERTON (1905) sowie VOGEL (1922) bei einem verminderten Na^+-Gehalt (Herstellung der Isotonie durch Glucose) eine beträchtliche Begünstigung der K^+-Lähmung. Zur Kontrakturerzeugung sind in einem Na^+-armen Milieu ebenfalls niedrigere K^+-Konzentrationen als normal erforderlich.

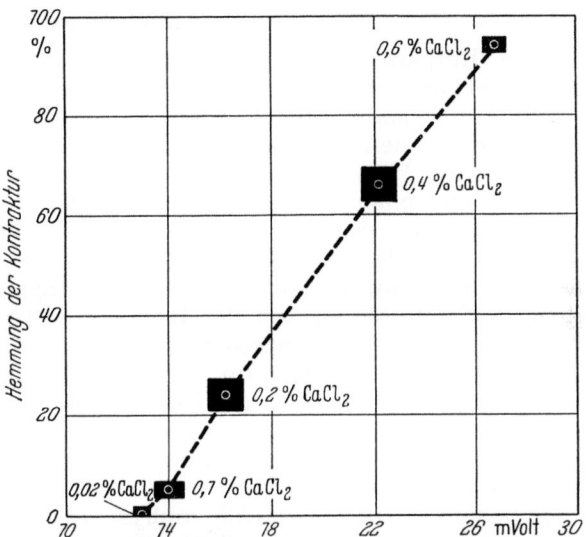

Abb. 54. Membranpotential des M. rectus bei Abschwächung der Kaliumkontraktur durch wachsende $CaCl_2$-Konzentrationen. Um die Kurvenpunkte sind jeweils die mittleren Fehler der Mittelwerte für Kontraktur bzw. Potential angegeben. (Mittelwerte von 300 mit extracellulären Elektroden gemessenen Segmenten. Vgl. Tabelle 14). [Nach FLECKENSTEIN, WAGNER und GÖGGEL (1950).]

Im ganzen gesehen ist jedoch der depolarisierende bzw. kontrakturerzeugende Effekt einer isotonischen KCl-Lösung gegen jede Art von Beeinflussung außerordentlich resistent: Froschmuskeln, die durch tetanische Reizung, Alkohol, Chloroform, K^+-Erhöhung oder Na^+-Entzug ihre elektrische Erregbarkeit eingebüßt haben, können sich z. B. bei Einwirkung einer isotonischen KCl-Lösung immer noch verkürzen [BURRIDGE (1911); BETHE und FRANKE (1925)]. Auch Atropin, Curare, Novocain und viele andere Lokalanaesthetica hemmen in geeigneter Konzentration die elektrische Erregbarkeit sowie die Acetylcholin- und Nicotinkontraktur vollständig ohne die Kaliumkontraktur stärker abzuschwächen [FRANK und KATZ (1921), RIESSER und NEUSCHLOSZ (1922), SIMONSON (1923)]. *Grundbedingung für die Auslösbarkeit der Kaliumkontraktur ist anscheinend lediglich das Vorhandensein eines Membranpotentials.* Der Kraktureffekt ist dann jeweils um so größer, je höher bzw. um so kleiner, je geringer das Membranpotential ist, das in der KCl-Lösung zur Entladung kommen kann. Erst an Muskeln, die infolge experimentell gesetzter Schädigungen kein Membranpotential über 8—14 mV mehr aufweisen, wird eine isotonische KCl-Lösung unwirksam [FLECKENSTEIN, BROSE, CANIS und FÖRDERER (1949)].

Auch Rubidiumchlorid (1,24%ige isotonische RbCl-Lösung) führt zu einer — der Kaliumkontraktur sehr ähnlichen — Verkürzung des M. rectus. Auf dem Gipfel der Kontraktur wurde von uns nach 1 min Einwirkung an 30 Segmenten ein mittleres Potential von 12,1 ($\pm$0,6) mV gemessen [FLECKENSTEIN, WAGNER und GÖGGEL (1950)]. Ebenso wie bei der Kaliumkontraktur wirken Lokalanaesthetica gegenüber der Rubidiumkontraktur bzw. Rubidiumdepolarisation nur schwach, während Ca^{++}-Ionen stärker antagonistisch sind (zum Mechanismus der Rubidiumdepolarisation vgl. S. 49).

b) Die Koppelung zwischen Depolarisation und Verkürzung bei Einwirkung K^+-mobilisierender Kontrakturstoffe sowie kontrakturhemmender Antagonisten.

Die Entladung des Ruhepotentials infolge Substitution des extracellulären Na^+ durch K^+ oder Rb^+ ist nur ein Spezialfall. Dagegen depolarisieren Acetylcholin, Cholin, Nicotin, Veratrin und viele andere in Ringerlösung wirksamen Kontrakturstoffe durch Steigerung der Kationendurchlässigkeit der Membran. Ähnliche Angriffspunkte besitzen auch die irreversibel schädigenden Kontrakturstoffe Coffein, Chloroform, Avertin, Chinin, Milchsäure, Natronlauge; doch dürfte durch diese Substanzen auch die Anionenpermeabilität erheblich gesteigert werden. In den vorausgegangenen Kapiteln sind bereits die Zusammenhänge zwischen der K^+-Freisetzung (bzw. Na^+-Aufnahme) und der Kontraktur besprochen worden. Auch die kausale Verknüpfung zwischen diesen Kationenbewegungen und der Depolarisation wurde schon im einzelnen dargestellt. Es bedarf daher nur noch die Koppelung zwischen Depolarisation und Kontraktur der näheren Analyse.

Die depolarisierende Wirkung der Kontrakturstoffe Coffein, Cholin, Veratrin, Nicotin und Chinin ist durch Untersuchungen von HENZE seit 1902 bekannt. Die ersten elektrophysiologischen Studien über Acetylcholin stammen von RIESSER und STEINHAUSEN (1922), STEINHAUSEN (1925), SCHAEFFER und LICHT (1926), COWAN (1936). Abb. 52a zeigt die Wirkung einer Acetylcholin-Ringerlösung 1:10000 auf einige isolierte Fasern des M. adductor longus vom Frosch [KUFFLER (1946)]. Acetylcholin löst hier zunächst eine Serie von Einzelzuckungen mit fortgeleiteten Aktionspotentialen aus, an die sich eine Dauerverkürzung — gekennzeichnet durch eine Dauerdepolarisation — anschließt; nach einigen fortgeleiteten Entladungen werden also die Muskelfasern über ihre ganze Länge hinweg in einen stationären Zustand der Depolarisation bzw. Kontraktur versetzt. Nicotin und Veratrin können ähnliche Bilder verursachen.

Tabelle 15. *Depolarisation des M. rectus bei Einwirkung kontrakturerzeugender Stoffe.*
[Nach A. FLECKENSTEIN, E. WAGNER und K. H. GÖGGEL (1950).]

Kontrakturerzeugende Substanz	Konzentration	Einwirkungsdauer min	Mittleres Verletzungspotential mVolt	Anzahl der gemessenen Segmente
Veratrin sulf.	1:2000	3	15,1 ($\pm$0,36)	120
Nicotin	1:5000	3	16,6 ($\pm$0,22)	330
Acetylcholin	1:1000	5	21,8 ($\pm$0,9)	15
Cholin	1: 250	5	19,7 ($\pm$0,7)	30
Coniin	1: 500	3	20,0 ($\pm$0,36)	60
Coffein	1: 800	30	5,6 ($\pm$0,4)	30
Avertin	1: 400	30	14,1 ($\pm$0,6)	30
Mittleres Membranpotential des normalen M. rectus in verlängertem Zustand			30—34	etwa 600 Messungen

In Tabelle 15 sind die mittleren Membran(Verletzungs)potentiale des M. rectus vom Frosch bei verschiedenen Kontrakturen wiedergegeben. Während das Membranpotential des normalen M. rectus im verlängerten Zustand etwa 30 bis 34 mV beträgt, sinken die Werte unter dem Einfluß der Kontrakturstoffe erheblich ab: Acetylcholin, Cholin und Coniin erniedrigen das Potential auf der Höhe der Kontraktur um etwa 10 mV, Veratrin und Nicotin um 15 mV. Ein besonders kräftiger Potentialschwund findet sich bei stärkeren Schädigungskontrakturen. Die Depolarisation beginnt hier ähnlich wie die K$^+$-Abgabe (vgl. S. 14) gleichzeitig mit der Kontraktur und schreitet parallel mit der zunehmenden Verkürzung weiter fort. Das Ausmaß der Verkürzung ist dabei der Größe der Depolarisation wieder annähernd proportional (vgl. Abb. 55).

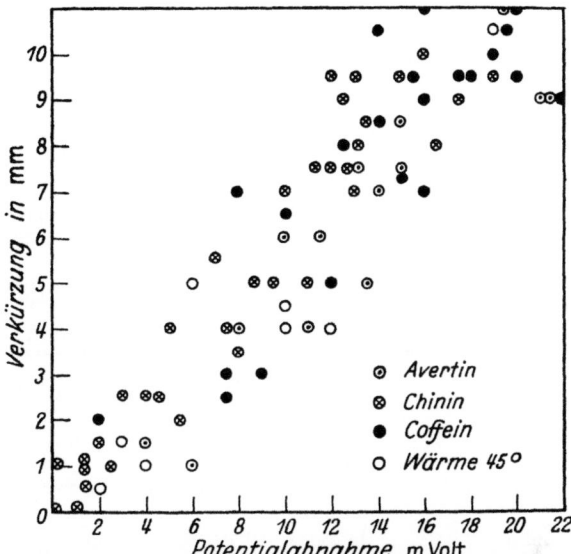

Abb. 55. Potentialabnahme und Verkürzung des M. sartorius durch Avertin, Chinin, Coffein und Wärme (45°). Messung des Verletzungspotentials an den Muskeln gleichgroßer männlicher Esculenten (etwa 60 g) bei Einwirkung verschiedener Konzentrationen der Kontrakturstoffe. Es wurden hierbei Muskeln verwendet, die zu Beginn ein Verletzungspotential von 38—40 mV aufwiesen. Kathodenstrahloszillograph mit Gleichstromverstärker. [Nach HARDT und FLECKENSTEIN 1948).]

Eine besondere Art von Schädigungskontraktur kann am M. sartorius des Frosches nach Eröffnung sämtlicher Fasern durch einen Querschnitt beobachtet werden [ROTHSCHUH (1949)]. Solche Muskeln nehmen unter K$^+$-Austritten an der verletzten Stelle Na$^+$ auf und verlieren infolge des Konzentrationsausgleichs während einiger Stunden einen großen Teil ihres Ruhepotentials. Gleichzeitig damit bildet sich eine Kontraktur aus. Entladung und Kontraktur beginnen an der Schnittstelle und greifen dann immer weiter auf die intakten Muskelpartien über (vgl. Abb. 56). Verhindert man den Kationenaustausch durch Verschluß der Schnittstelle mit Fett oder durch Einlegen der Muskeln in Paraffinöl, so bleibt die Verkürzung aus.

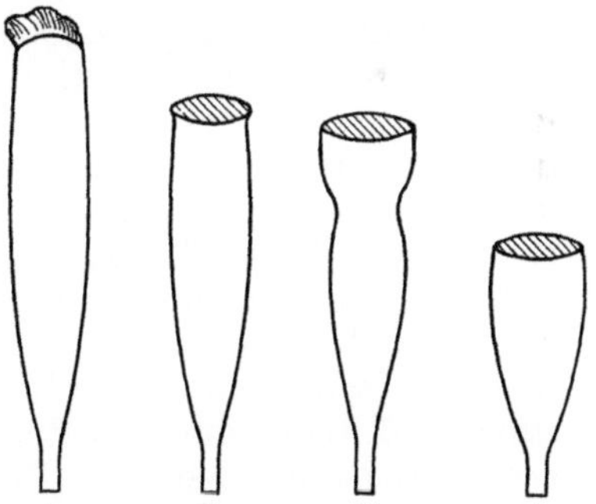

Abb. 56. Schematische Darstellung der Kontrakturerscheinungen an dem sich entladenden M. sartorius. A frisch präparierter unverletzter Muskel. B der Muskel sofort nach Querschnitt. Fächerartige Spreizung der querschnittnahen Faserteile. C Kontraktur und Verdickung des obersten entladenen Muskelstückes nach 3 Std Aufenthalt in Ringerlösung. D Gesamtkontraktur, Verdickung und Verkürzung des Muskels nach etwa 7 Std Aufenthalt in Ringerlösung nach weit fortgeschrittener allgemeiner Entladung. [Nach ROTHSCHUH (1949).]

Die gleiche Beziehung zwischen Depolarisation und Kontraktur gilt auch für die nichtpharmakologischen Dauerverkürzungen: So sind z. B. die „neuromuskulären Kontrakturen" [BREMER (1932)], die tetanischen Verkürzungsrückstände [BERITOFF und WORONZOW (1926)] sowie die idiomuskulären Wülste ebenfalls von einer Herabsetzung des Membranpotentials begleitet. Nach P. HOFFMANN (1913) kann ein idiomuskulärer Wulst von einer fortgeleiteten Erregungswelle nicht überschritten werden; denn das Aktionspotential läuft in diesem Fall in einen bereits depolarisierten Membranbezirk hinein. Eine Aufhebung der elektrischen Muskelerregbarkeit im Zustand der Kontraktur ist auch von DALE und GASSER (1926), G. L. BROWN (1937) sowie von KUFFLER (1946) beschrieben worden.

Tabelle 16. *Wirkung von Novocain auf die Depolarisation und Verkürzung des M. rectus.* [Nach FLECKENSTEIN (1950c).]

Kontrakturstoff	Konzentration und Einwirkungsdauer des Kontrakturstoffes in Ringerlösung	Membran (Verletzungs) potential bei Kontraktur mVolt	Membran(Verletzungs)potential bei Kontrakturverhütung durch Novocain mVolt	Ausmaß der Kontrakturverhütung durch Novocain %	Konzentration und Dauer der Vorbehandlung mit Novocain	Anzahl der für jeden Mittelwert gemessenen Segmente
Nicotin	1:5000 3 min	12,2 ($\pm$0,5)	29,7 ($\pm$0,5)	100	1:800 10 min	30
Veratrin	1:2000 3 min	15,1 ($\pm$0,36)	25,8 ($\pm$0,7)	80,6 ($\pm$3,5)	1:800 10 min	30
Acetylcholin	1:1000 5 min	21,8 ($\pm$0,9)	34,4 ($\pm$1,0)	100	1:1000 30 min	15
Cholin	1:250 5 min	19,7 ($\pm$0,7)	29,7 ($\pm$0,5)	98,0 ($\pm$0,9)	1:800 10 min	30
Coniin	1:500 3 min	20,4 ($\pm$0,5)	29,7 ($\pm$0,7)	100	1:800 10 min	30
Coffein	1:800 30 min	5,6 ($\pm$0,4)	28,0 ($\pm$0,7)	89,7 ($\pm$1,6)	1:800 60 min	30
Avertin	1:400 30 min	14,1 ($\pm$0,6)	25,8 ($\pm$0,8)	80,1 ($\pm$3,7)	1:800 60 min	30

Der Parallelismus zwischen Depolarisation und Muskelverkürzung läßt sich besonders deutlich demonstrieren, wenn man die Größe der Kontrakturen durch Anwendung von Antagonisten (Lokalanaesthetica usw.) variiert. Aus Tabelle 16 ist als Beispiel die Wirkung von Novocain auf die Depolarisation und Verkürzung des M. rectus durch verschiedene Kontrakturstoffe zu sehen: Nicotin (Konzentration 1:5000) depolarisierte in diesen Versuchen bei 3 min Einwirkung gleichzeitig mit der Kontraktur bis auf 12,2 mV (Messung mit extracellulären Elektroden). Bei den paarigen Parallelmuskeln wurde die Nicotinkontraktur durch Vorbehandlung mit Novocain zu 100% verhindert; diese Muskeln zeigten dementsprechend noch ein Potential von 29,7 mV, d. h. praktisch noch das volle Ruhepotential. Bei der Veratrinkontraktur normaler M. recti ging das Potential auf 15,1 mV zurück. Novocain konnte diese Kontraktur bei den Parallelmuskeln um 80,6% verhindern; dementsprechend wurde auch die Veratrin-Depolarisation weitgehend, aber nicht vollständig verhütet: Der Wert von 25,8 mV entspricht nicht mehr ganz dem vollen Membranpotential im Ruhezustand. *Die in Tabelle 16 zusammengefaßten Ergebnisse zeigen, daß die Verkürzung immer dann durch Novocain vollständig blockiert wird, wenn die depolarisierenden Effekte der einzelnen Kontrakturstoffe vollständig aufgehoben werden. Die Kontrakturen werden dagegen nur teilweise verhindert, wenn die Depolarisation nur teilweise verhütet wird.* Dabei besteht offenbar wieder eine annähernd lineare Beziehung zwischen Depolarisation und Kontraktur (vgl. Abb. 57).

In größeren Meßreihen wurden auch die Membranpotentiale des M. rectus bei der Nicotinkontraktur sowie bei der vollständigen Aufhebung der Kontraktur durch Vorbehandlung mit zahlreichen Antagonisten (Lokalanaesthetica, Antihistaminkörper, Atropin, Parpanit, Curare, Myanesin usw.) untersucht (Tabelle 17). In allen Fällen zeigten die gegen die

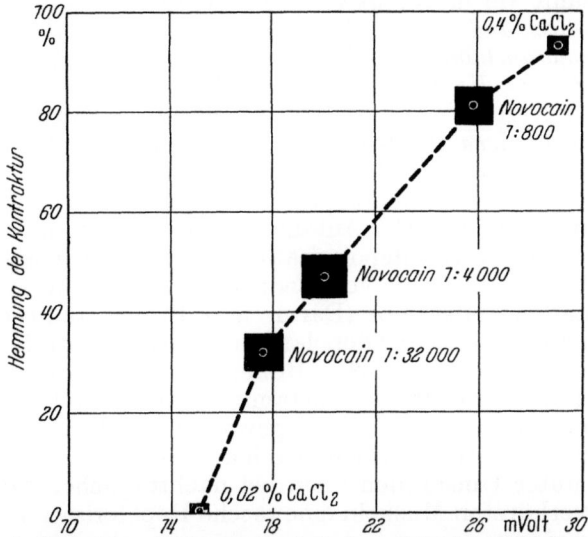

Abb. 57. *Zunehmende Abschwächung der Veratrin-Depolarisation und Veratrin-Kontraktur des M. rectus durch Vorbehandlung mit wachsenden Novocainkonzentrationen.* Zuerst 10 min Vorbehandlung der Muskeln mit Ringerlösung + Novocain, anschließend 90 sec Einwirkung einer Veratrinkonzentration 1:2000 in Ringerlösung. Um die Kurvenpunkte sind jeweils die mittleren Fehler der Mittelwerte für Kontraktur bzw. Potential angegeben (Mittelwerte gemessen mit extracellulären Elektroden an 240 Rectussegmenten). Man beachte die annähernd lineare Beziehung zwischen der Hemmung der Depolarisation und der Abschwächung der Kontraktur.
[Nach FLECKENSTEIN, WAGNER und GÖGGEL (1950).]

Kontraktur geschützten Muskeln noch das volle, für den verlängerten Ruhezustand charakteristische Verletzungspotential von 30—34 mV. Diese

Tabelle 17. *Membran(Verletzungs)potentiale des M. rectus in Nicotinkontraktur sowie bei vollständiger Verhinderung der Nicotinkontraktur* (3 min Einwirkung von Nicotin 1:5000 in Ringerlösung). [Nach FLECKENSTEIN, WAGNER und GÖGGEL (1950).]

Lokalanaestheticum bzw. Substanz mit Anti-Nicotin-wirkung	Konzentration des Lokal-anaestheticums	Potential der in Nicotinlösung nicht reagierenden Muskeln mVolt	Potential der Kontrollmuskeln in Nicotinkontraktur mVolt	Anzahl der für jeden Mittelwert gemessenen Segmente
Novocain	1: 800	29,7 ($\pm$0,5)	12,2 ($\pm$0,5)	30
Tutocain	1: 3000	32,1 ($\pm$0,8)	16,7 ($\pm$0,75)	30
Cocain	1: 4000	32,2 ($\pm$1,3)	17,8 ($\pm$0,6)	15
Pantocain	1:15000	33,6 ($\pm$1,2)	17,9 ($\pm$1,0)	15
Larocain	1:10000	29,9 ($\pm$1,5)	15,6 ($\pm$1,2)	15
Percain	1:10000	34,7 ($\pm$1,3)	19,1 ($\pm$1,2)	15
Panthesin	1:15000	32,2 ($\pm$1,4)	17,6 ($\pm$1,2)	15
Psicain Neu	1:10000	35,6 ($\pm$1,1)	19,1 ($\pm$1,0)	15
Antistin	1: 1000	31,1 ($\pm$1,2)	16,2 ($\pm$0,9)	15
Diparcol[1]	1: 5000	34,2 ($\pm$1,3)	18,5 ($\pm$1,0)	15
Pyribenzamin	1:10000	32,9 ($\pm$0,9)	17,2 ($\pm$0,9)	15
Parpanit[2]	1:40000	31,9 ($\pm$1,1)	17,0 ($\pm$0,8)	15
Myanesin[3]	1: 500	32,7 ($\pm$1,1)	18,2 ($\pm$0,7)	15
Atropin	1: 500	28,6 ($\pm$0,9)	17,2 ($\pm$0,9)	15
Curare (Merck)	1:15000	29,8 ($\pm$1,1)	16,6 ($\pm$0,9)	15
d-Tubocurarin	1:30000	31,8 ($\pm$1,0)	17,4 ($\pm$0,9)	15

[1] Diparcol = Diäthylaminoäthyl-thio-diphenylamin.
[2] Parpanit = Diäthylaminoäthyl-α-cyclopentyl-α-phenylacetat.
[3] Myanesin = α-β-dihydroxy-γ-2-methyl-phenoxy-propan.

Muskeln sind im elektrisch aufgeladenen Ruhezustand „fixiert" und so gegenüber der depolarisierenden Wirkung von Nicotin unangreifbar geworden. d-Tubocurarin zählt am M. rectus zu den stärksten Nicotin-Inhibitoren.

Lokalanaesthetica und andere kontrakturverhütende Substanzen besitzen also offenbar membranstabilisierende Eigenschaften. Ihre Grundwirkung ist darin zu sehen, daß sie die K^+-Abgabe (bzw. Na^+-Aufnahme) und damit die Depolarisation der Nerven- und Muskelfasern durch einen entgegengerichteten Dichtungseffekt verhindern können, wobei besonders auch die Fähigkeit zur Verdrängung depolarisierender Stoffe von der Membran eine Rolle spielt. Auf diese Weise wird der Elementarprozeß der Erregung, Erregungsleitung und Muskelverkürzung blockiert. Der Antagonismus zwischen depolarisierenden Kontrakturstoffen und ihren depolarisationshemmenden Gegenspielern ist auch an der glatten Muskulatur von Bedeutung: Außer Acetylcholin kann hier unter Umständen Histamin (Darm- und Bronchialmuskulatur) oder Adrenalin (Nickhautmuskulatur) depolarisierend bzw. kontrahierend wirken [vgl. ECCLES und MAGLADERY (1937), BÜLBRING (1954)]. Dagegen gehören die Antagonisten dieser Stoffe (Antihistaminica, Adrenolytica, Parasympatholytica, Spasmolytica) ebenso wie die gewöhnlichen Lokalanaesthetica in die Gruppe der depolarisationshemmenden Pharmaka. Solche Verbindungen können unter Umständen auch bei nachträglicher Anwendung an depolarisierten, verkürzten Muskeln eine rasche Repolarisation und Wiederverlängerung erzwingen.

c) Die Neutralisation depolarisierender Kontrakturstoffe durch Repolarisation des Muskels im Anelektrotonus.

Kontrakturstoffe wirken nach den dargelegten Befunden durch Entladung des Ruhepotentials. Ist diese Auffassung richtig, so sind die pharmakologischen Kontrakturen mit den Kathodenkontrakturen wesensgleich, welche durch Dauerdepolarisation eines Muskels unter der Gleichstrom-Kathode entstehen. Auch diese Kathodenkontrakturen sind durch die Trias (Permeabilitätserhöhung für Na^+, Depolarisation, K^+-Austritte in den Extracellulärraum) charakterisiert und in ihrem Ausmaß durch die Stärke der Depolarisation variierbar. Umgekehrt vermag die Gleichstrom-Anode eine depolarisierte Membran wieder aufzuladen und dadurch eine Kathodenkontraktur augenblicklich auszulöschen. *Die Gleichstrom-Anode müßte dementsprechend auch pharmakologische Verkürzungszustände neutralisieren können, falls die Depolarisation wirklich als der entscheidende Effekt chemischer Kontrakturstoffe anzusehen ist.*

Der erste Versuch, pharmakologische Kontrakturen mit Hilfe der Anode aufzuheben, geht auf BIEDERMANN zurück: Schon 1895 wurden von diesem Autor Experimente an veratrinvergifteten Froschsartorien mitgeteilt, in denen die Veratrinverkürzung durch anodische Polarisation eine Abschwächung von etwa 30% erfuhr. Es ist schwer verständlich, daß dieser von BIEDERMANN entdeckte Anodeneffekt erst 50 Jahre später auch an anderen pharmakologischen Kontrakturen systematisch geprüft wurde — an der KCl- und Acetylcholinkontraktur von KUFFLER (1946), sowie an zahlreichen weiteren Kontrakturen von FLECKENSTEIN, HILLE und ADAM (1950) bzw. FLECKENSTEIN und RICHTER (1953). In den Experimenten von KUFFLER wurden KCl- oder Acetylcholinlösungen im Bereich einer Elektrode auf die intakte Muskeloberfläche (M. adductor longus, M. sartorius vom Frosch) aufgetropft und die eintretenden Kontrakturen mikroskopisch oder myographisch verfolgt. Die andere Elektrode lag am abgetöteten Ende des Muskels. Bei Einschaltung eines Gleichstroms wurden dann die Kontrakturen sofort beseitigt, falls die — der intakten Oberfläche anliegende — Elektrode als Anode diente. Im umgekehrten Falle erfuhren die KCl- und Acetylcholineffekte eine Verstärkung. *Bei den eigenen Untersuchungen wurden dagegen unverletzte Muskeln (isolierte mittlere Segmente vom M. rectus abdominis von Esculenten) verwendet und die Polarisation mittels einer Flüssigkeitselektrode innerhalb der kontrakturerzeugenden Lösungen durchgeführt.*

Der M. rectus reagiert als vorwiegend „tonischer" Muskel [vgl. KUFFLER und VAUGHAN WILLIAMS (1953); BRECHT und WEISE (1953)] auf Kontrakturstoffe besser und nachhaltiger

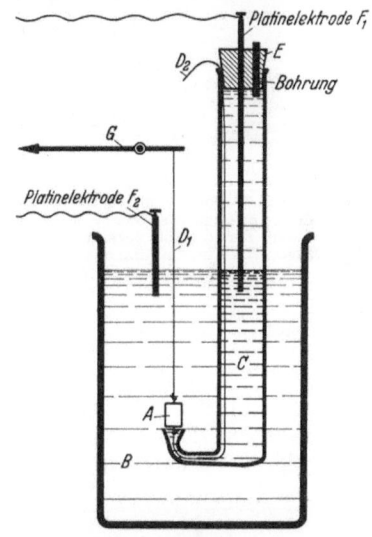

A = Mittleres Rectussegment. Durch Zug am Zügel D_2 wird es so placiert, daß sein unteres Drittel in die trichterförmige Mündung von Glasrohr C hineinragt, aber noch frei von Flüssigkeit umspült wird.

B = Becherglas mit 250 cm³ Ringerlösung bzw. den zu prüfenden kontrakturerzeugenden Lösungen. Das Glas wird von unten hochgeschoben, bis der Muskel A in die Lösungen eintaucht. Während des ganzen Versuchs werden die Lösungen mit Sauerstoff durchperlt.

C = Glasrohr, unten ausgezogen, U-förmig gekrümmt und mit einer trichterförmigen Ausmündung versehen (Flüssigkeitselektrode). Das Glasrohr füllt sich beim Eintauchen in Becherglas B und entleert sich bis auf einen kleinen Rest beim Austauchen. Innerer Durchmesser der Trichtermündung etwa 5 mm.

D_1 = Oberer Zügel des Rectussegments zur Befestigung am isotonischen Hebel G.

D_2 = Unterer Zügel des Rectussegments, der durch das Glasrohr C gezogen wird.

E = Stopfen auf dem Glasrohr C zum Festklemmen des Zügels D_2, mit großem Bohrloch versehen.

F_1 = Platinelektrode, die durch den Stopfen verläuft und mit ihrer Spitze 1,5 cm in die Flüssigkeit im Lumen des Glasrohrs C eintaucht (differente Elektrode).

F_2 = Platinelektrode, die in Becherglas B eintaucht (indifferente Elektrode).

G = Isotonischer Hebel.

[Nach FLECKENSTEIN, HILLE und ADAM (1950).]

Abb. 58. Schema der Versuchsanordnung.

als der M. sartorius. Die Fasern des mittleren Rectussegments zeigen einen parallelen Verlauf und enden oben und unten in einer sehnigen Inskription. Die Abtrennung von den beiden Nachbarsegmenten erfolgte durch Scherenschnitte in 3 mm Abstand von den Inskriptionen. Zur Befestigung in der Apparatur (vgl. Abb. 58) diente jeweils ein oberer und unterer Zügel aus Seidenfaden. Diese beiden Zügel wurden am restlichen Teil der Nachbarsegmente dicht neben den Inskriptionen durch Umstechung mit einer feinen Nadel angebracht; das mittlere Segment blieb dabei unbeschädigt.

An die Platinelektroden F_1 und F_2 konnten in ihrer Höhe beliebig variable Gleichstromspannungen von 0—120 Volt gelegt werden. Ist F_1 mit dem positiven Pol der Stromquelle verbunden, so befindet sich der Muskel am Mündungstrichter des Glasrohrs C überwiegend unter anodischem Einfluß, bei Wendung des Stromes wird er überwiegend kathodisch polarisiert. In jeder Phase der Gleichstrompolarisation konnte der Muskel außerdem über F_1 und F_2 mit kontinuierlich gesetzten Einzelreizen (Kondensator-Entladungen, 4 μ F, Reizfrequenz 1/sec) auf elektrische Erregbarkeit geprüft werden.

Die angegebene Versuchsanordnung erlaubt, den Muskel am Mündungstrichter der Flüssigkeitselektrode je nach der Stromrichtung entweder überwiegend kathodisch (Flüssigkeitselektrode als Kathode) oder überwiegend anodisch (Flüssigkeitselektrode als Anode) zu polarisieren. Befindet sich der Muskel im erschlafften Zustand, so führt kathodische Polarisation (Katelektrotonus) bei einer Klemmspannung von 10—120 Volt zu einer sofortigen Kathodenkontraktur. Anodische Polarisation (Anelektrotonus) hat

dagegen am erschlafften Muskel — abgesehen von einer geringen initialen Tonuszunahme — keine wesentlichen Längenänderungen zur Folge (vgl. Abb. 59). Die umgekehrten Effekte werden bei der Polarisation eines

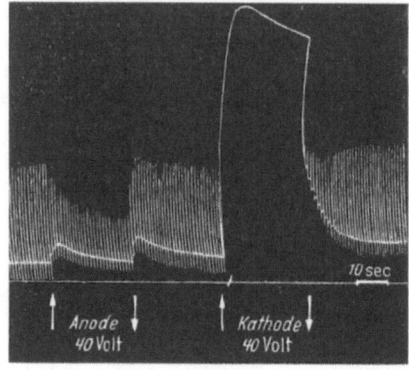

Abb. 59. 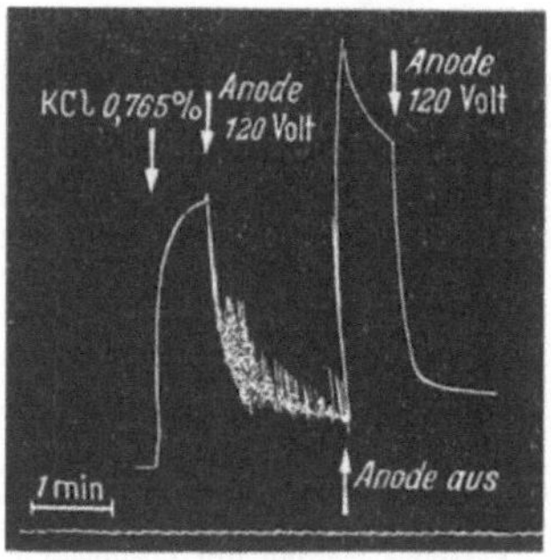　　　　　　　　　Abb. 60.

Abb. 59. Wirkung von Anelektrotonus und Katelektrotonus auf das isolierte mittlere Segment des M. rectus abdom. (R. esculenta, 35 g ♂, Herbstfrosch). *A* ↑ Einschaltung des Anelektrotonus (40 Volt); geringe Tonuserhöhung. Erregbarkeit vermindert. *A* ↓ Abschaltung des Anelektrotonus: geringe Tonuserhöhung. Erregbarkeit normal. *K* ↑ Einschaltung des Katelektrotonus (40 Volt): maximale Dauerkontraktur, Erregbarkeit anscheinend aufgehoben. *K* ↓ Abschaltung des Katelektrotonus: Erschlaffung, Erregbarkeit normal.
[Nach FLECKENSTEIN, HILLE und ADAM (1950).]

Abb. 60. Aufhebung der Kaliumkontraktur durch anodische Repolarisation. Die Rückkehr der Erregbarkeit im Anelektrotonus ist erkennbar am spontanen Auftreten fibrillärer Zuckungen (R. esculenta, 30 g, ♂ Herbstfrosch). [Nach FLECKENSTEIN, HILLE und ADAM (1950).]

kontrahierten Rectussegments z. B. in einer isotonischen KCl-Lösung beobachtet: Einschaltung des Katelektrotonus führt hier zu einer geringfügigen Verstärkung der Kontraktur. *Durch Einschaltung des Anelektro-*

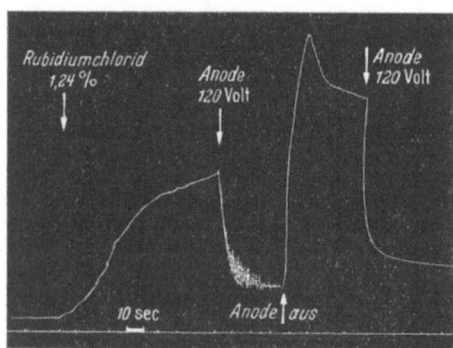
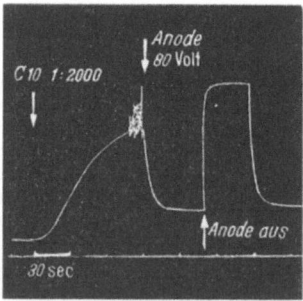

Abb. 61. Aufhebung der Rubidiumkontraktur durch anodische Repolarisation, Rückkehr der Erregbarkeit und fibrilläre Zuckungen (R. esculenta, 35 g, ♂ Herbstfrosch). [Nach FLECKENSTEIN, HILLE und ADAM (1950).]

Abb. 62. Aufhebung der Decamethoniumjodidkontraktur (C 10) (Konzentration 1:2000) durch die Anode (R. esculenta, 40 g, ♂ Herbstfrosch). [Nach FLECKENSTEIN, HILLE und ADAM (1950).]

tonus läßt sich dagegen die KCl-Kontraktur augenblicklich durchbrechen und in wenigen Sekunden eine beinahe vollständige Erschlaffung erzwingen: In Abb. 60 wurde z. B. ein isoliertes Rectussegment durch isotonische 0,765%-ige KCl-Lösung (1 min Einwirkung) in eine fast maximale Kaliumkontraktur versetzt. Anodische Polarisation mit einer Klemmspannung von 120 Volt beseitigte hier etwa 80% der Verkürzung. Gleichzeitig mit der Wiederverlängerung kehrt stets auch die — im Zustand der Kaliumkontraktur erloschene — elektrische Erregbarkeit zurück. Die Muskeln reagieren dann häufig spontan mit fibrillären Zuckungen (vgl. Abb. 60). Diese Wiederherstellung der elektrischen Erregbarkeit durch die Anode entspricht den bereits geschilderten Verhältnissen am Nerven, wo die Erregbarkeitsabnahme und der Nervenblock infolge KCl-Einwirkung ebenfalls durch den Anelektrotonus beseitigt werden kann [WORONZOW (1924, 1925), FLECKENSTEIN (1950 b, c, d)]. Bei Abschaltung des Anelektrotonus gehen die Muskeln sofort in die volle Kaliumkontraktur zurück; diese Verkürzung ist zunächst etwas überschießend, da sich eine „Anodenöffnungskontraktur" noch hinzuaddiert. Erneute Einschaltung des Anelektrotonus erzwingt dann eine erneute Erschlaffung. Diese Prozedur kann oftmals wiederholt werden.

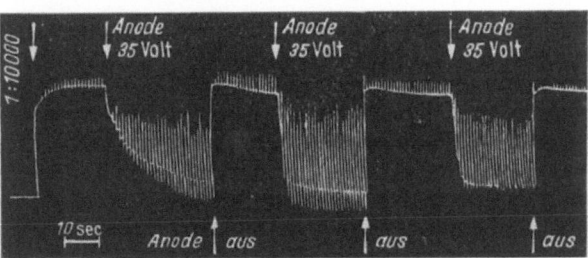

Abb. 63. Wiederholte Auslöschung der Acetylcholinkontraktur (Konzentration 1:10000), verbunden mit voller Restitution der elektrischen Erregbarkeit durch anodische Polarisation mit 35 Volt (Frequenz der Prüfreize 1 sec, R. esculenta, 40 g, Sommerfrosch ♂).
[Nach FLECKENSTEIN, HILLE und ADAM (1950).]

Der kontrakturlöschende Effekt der Anode ist keineswegs auf die Kaliumkontraktur beschränkt, sondern auch bei der Rubidiumkontraktur, Acetylcholinkontraktur und Decamethoniumkontraktur (vgl. Abb. 61, 62, 63) in gleicher Stärke vorhanden. Cholin, Neurin, Veratrin, Coniin und Nicotin werden ebenfalls durch den Anelektrotonus neutralisiert. Steigert man die anodische Spannung schrittweise auf 10, 40, 80 bzw. 120 V, so erfolgt die Erschlaffung in Etappen (vgl. Abb. 64). Die Resultate von 255 Versuchen mit KCl und RbCl sowie mit relativ hohen Konzentrationen von Acetylcholin, Cholin, Neurin, Nicotin, Veratrin und Coniin sind in Tabelle 18 wiedergegeben. In Abb. 65 bis 67 sind diese Ergebnisse graphisch dargestellt.

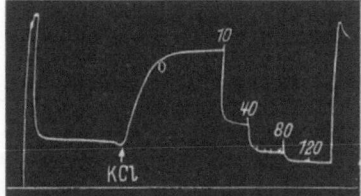
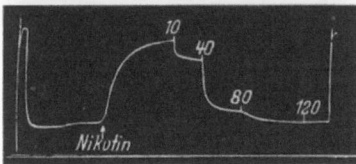
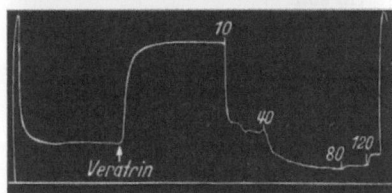
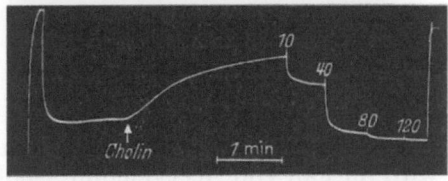

Abb. 64. Schrittweise Aufhebung des Kontraktureffektes von KCl, Nicotin, Veratrin und Cholin durch anodische Polarisation mit 10, 40, 80 bzw. 120 Volt. Die Muskeln (mittlere Rectussegmente) wurden jeweils vor dem Eintauchen in die kontrakturerzeugenden Lösungen durch kathodische Polarisation mit 40 Volt für 3 sec zur Kontraktur gebracht, um die maximale Verkürzungsfähigkeit festzustellen. Die verwendeten Konzentrationen der Kontrakturstoffe waren Nicotin 1:5000, Veratrin 1:1000, Cholin 1:160 jeweils in Frosch-Ringerlösung. Die KCl-Kontraktur wurde durch Eintauchen in eine isotonische, 0,765%ige KCl-Lösung hervorgerufen. [Nach FLECKENSTEIN und RICHTER (1953).]

Die kontrahierten Muskelfasern strecken sich also auch in stark konzentrierten Lösungen der Kontrakturstoffe mit völliger Regelmäßigkeit wieder in die Länge, sobald sie durch den Anelektrotonus künstlich repolarisiert werden. Lediglich eine Restkontraktur (im Mittel 10—20% des Verkürzungsmaximums) bleibt zurück. Bei Nicotin und Neurin war dieser Restbetrag mit 27—28% etwas höher. Da sich die anodische Polarisation nicht auf die Stromaustrittstellen am äußersten, distalen Ende der Rectussegmente (vom Mündungstrichter der Flüssigkeitselektrode aus gesehen) erstrecken kann, ist eine 100%ige Auslöschung der Kontrakturen bei der angegebenen Versuchsanordnung auch theoretisch unmöglich.

Tabelle 18. *Schrittweise Aufhebung der Kontrakturwirkung*[1] *„katelektrotonischer" Substanzen durch anodische Polarisation mit 10 V, 40 V, 80 V und 120 V* (Versuche an 255 isolierten mittleren Rectussegmenten). [Nach FLECKENSTEIN und RICHTER (1953).]

Kontrakturstoff Konzentration	Ohne anodische Polarisation Kontrakturgrad %	Mit anodischer Polarisation				Anzahl der für jeden einzelnen Mittelwert durchgeführten Versuche
		10 V Kontrakturgrad %	40 V Kontrakturgrad %	80 V Kontrakturgrad %	120 V Kontrakturgrad %	
KCl 0,765%	83 ±1,99	49 ±4,07	21 ±2,10	14 ±1,22	12 ±1,07	30
RbCl 1,24%	77 ±1,26	48 ±3,15	20 ±1,73	14 ±1,08	13 ±0,88	45
Acetylcholin · HCl in Ringer 1:10000	78 ±2,22	35 ±2,05	20 ±1,35	19 ±1,30	22 ±1,79	30
Cholin · HCl in Ringer 1:160	75 ±2,14	42 ±3,13	18 ±1,52	17 ±1,15	20 ±1,39	30
Veratrin sulf. in Ringer 1:1000	80 ±1,47	34 ±1,65	13 ±0,68	13 ±0,64	18 ±1,15	30
Nicotin · HCl in Ringer 1:5000	74 ±1,85	59 ±2,74	29 ±2,51	25 ±2,44	28 ±2,75	30
Coniin · HCl in Ringer 1:250	63 ±2,22	16 ±0,91	10 ±0,75	12 ±1,11	18 ±1,76	30
Neurin · HBr in Ringer 1:1000	79 ±2,20	70 ±3,50	43 ±3,44	31 ±2,52	27 ±1,86	30

Die meisten Kontrakturstoffe werden schon durch eine anodische Klemmspannung von 10 V zu einem großen Teil kompensiert. Mit 40 V wird im Fall von Acetylcholin, Cholin, Veratrin und Coniin gewöhnlich eine annähernd optimale Erschlaffung erzwungen. Höhere Spannungen waren zur Durchbrechung der Kontraktur bei Nicotin (80 V) und Neurin erforderlich. Bei der Kontraktur des Froschrectus durch isotonische KCl- und RbCl-Lösungen erwiesen sich 80—120 V als am wirksamsten. *Im Gegensatz zu den besprochenen „anodenempfindlichen" Kontrakturen sind die Muskelverkürzungen durch Coffein, Chinin, Avertin, Chloroform und Salzsäure „anodenresistent".* Durch diese Stoffe wird anscheinend die Repolarisierbarkeit der Membranen vernichtet und die Faser in ihrer Gesamtstruktur

---

[1] Der Kontrakturgrad ist jeweils in Prozent Verkürzung angegeben. 100% Verkürzung = maximale Verkürzung des Segmentes bei direkter kathodischer Polarisation. 0% Verkürzung = maximale Erschlaffung des Segmentes bei Versuchsbeginn.

schwer geschädigt. Als Modell für die normale Muskelkontraktion sind solche anodenresistenten Verkürzungen sicher nur mit Einschränkungen brauchbar.

Die Größenordnung der angewendeten Gleichstromspannungen kann bei oberflächlicher Betrachtung unphysiologisch hoch erscheinen. Unsere Methode ist aber grundsätzlich anders als die üblichen Verfahren der Polarisation, weil dabei *innerhalb* der kontrakturerzeugenden Lösungen gearbeitet wird. Es kann daher wegen des Nebenschlusses in der Flüssigkeit nur ein kleiner Teil der angelegten Spannung für die Polarisation nutzbar gemacht

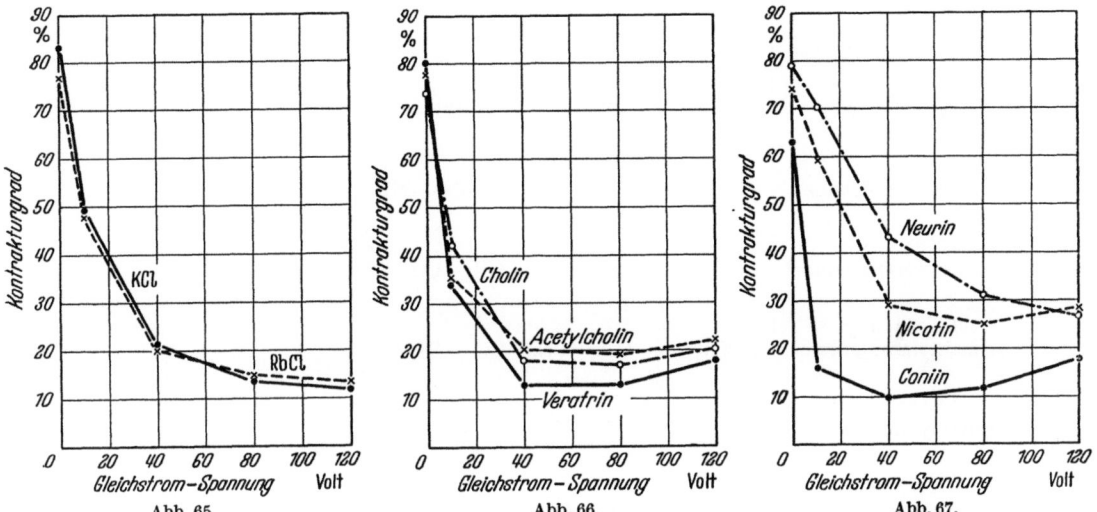

Abb. 65. *Neutralisation des Kontraktureffektes einer isotonischen KCl- und RbCl-Lösung durch den Anelektrotonus.* Jeder Kurvenpunkt für KCl bzw. RbCl ist ein Mittelwert, gewonnen an 30 bzw. 45 mittleren Rectussegmenten.
[Nach FLECKENSTEIN und RICHTER (1953).]

Abb. 66. *Neutralisation des Kontraktureffektes von Acetylcholin, Cholin und Veratrin durch den Anelektrotonus.* Jeder Kurvenpunkt ist ein Mittelwert, gewonnen an 30 mittleren Rectussegmenten.
[Nach FLECKENSTEIN und RICHTER (1953).]

Abb. 67. *Neutralisation des Kontraktureffektes von Neurin, Nicotin und Coniin durch den Anelektrotonus.* Jeder Kurvenpunkt ist ein Mittelwert, gewonnen an 30 mittleren Rectussegmenten.
[Nach FLECKENSTEIN und RICHTER (1953).]

werden. Tatsächlich werden die kontrahierten Rectussegmente durch anodische Polarisation mit Klemmspannungen bis 80 V (in KCl-Lösung bis 120 V) während 1—2 min nicht geschädigt.

Die Neutralisierbarkeit zahlreicher Kontrakturstoffe durch den elektrischen Strom beweist mit voller Klarheit, daß ihrer Wirkung ein elektrophysiologischer Mechanismus zugrunde liegt: Substanzen, die das Ruhepotential ähnlich wie die Kathode entladen können, versetzen die Muskelfasern — ähnlich wie die Kathode — in den verkürzten Zustand. Solche Kontrakturstoffe sind — nach ihrer Wirkungsweise bezeichnet — depolarisierende „*Muskel-Katelektrotonica*" (FLECKENSTEIN). In Übereinstimmung damit vermag der Anelektrotonus die Kontrakturwirkung der „Muskel-Katelektrotonica" durch Repolarisation der Fasern wieder zu beseitigen. Tabelle 19 zeigt alle bisher von uns geprüften Muskel-Katelektrotonica (außer Veratrin), die am M. rectus durch anodische Polarisation neutralisierbar sind.

Umgekehrt wird auch die Wirkung zahlreicher kontrakturverhütender Stoffe (Lokalanaesthetica, Antihistaminica, Atropin u. a. Parasympatholythica, Curare, Ca^{++}-Salze) allein auf dieser elektrophysiologischen Basis verständlich: Solche Pharmaka heben die Kontrakturwirkung der Katelektrotonica nach

Tabelle 19. *Depolarisierende Muskel-Katelektrotonica.* (Substanzen, deren Kontrakturwirkung durch den Anelektrotonus großenteils neutralisierbar ist.)
[Nach Versuchen von FLECKENSTEIN, HILLE und ADAM (1950), FLECKENSTEIN und RICHTER (1953), FLECKENSTEIN und DIETLIND STORCK.]

Substanz	Formel
Kaliumchlorid	KCl
Rubidiumchlorid	RbCl
Cholin	$(CH_3)_3\equiv\overset{Cl}{N}-CH_2-CH_2-OH$
Acetylcholin	$(CH_3)_3\equiv\overset{Cl}{N}-CH_2-CH_2-O-CO-CH_3$
Carbaminoylcholin	$(CH_3)_3\equiv\overset{Cl}{N}-CH_2-CH_2-O-CO-NH_2$
4-Keto-amyl-trimethylammonium[1]	$(CH_3)_3\equiv\overset{J}{N}-CH_2-CH_2-CH_2-CO-CH_3$
3-Keto-amyl-trimethylammonium[1]	$(CH_3)_3\equiv\overset{J}{N}-CH_2-CH_2-CO-CH_2-CH_3$
2-Keto-amyl-trimethylammonium[1]	$(CH_3)_3\equiv\overset{J}{N}-CH_2-CO-CH_2-CH_2-CH_3$
3-Keto-butyl-trimethylammonium[1]	$(CH_3)_3\equiv\overset{J}{N}-CH_2-CH_2-CO-CH_3$
n-Amyl-trimethylammonium[1]	$(CH_3)_3\equiv\overset{J}{N}-CH_2-CH_2-CH_2-CH_2-CH_3$
Neurin	$(CH_3)_3\equiv\overset{Br}{N}-CH=CH_2$
Benzoylcholin	$(CH_3)_3\equiv\overset{Cl}{N}-CH_2-CH_2-O-CO-C_6H_5$
Tetramethylammonium	$(CH_3)_4\equiv N-J$
Decamethonium	$(CH_3)_3\equiv\overset{J}{N}-(CH_2)_{10}-\overset{J}{N}\equiv(CH_3)_3$
Succinylbischolin und das bis-Monoäthyl-Derivat	$(CH_3)_3\equiv\overset{J}{N}-(CH_2)_2-O-CO-(CH_2)_2-CO-O-(CH_2)_2-\overset{J}{N}\equiv(CH_3)_3$
Adipinbischolin und das bis-Monoäthyl-Derivat	$(CH_3)_3\equiv\overset{J}{N}-(CH_2)_2-O-CO-(CH_2)_4-CO-O-(CH_2)_2-\overset{J}{N}\equiv(CH_3)_3$
Nicotin	(Strukturformel)

---

[1] Die Substanzen wurden freundlicherweise von Dr. ING (Oxford) zur Verfügung gestellt. [Vgl. ING, KORDIK und TUDOR WILLIAMS, Brit. J. Pharmacol. **7**, 103—116 (1952).]

Tabelle 19 (Fortsetzung).

Substanz	Formel
Coniin	[Strukturformel: Piperidinring mit CH$_2$—CH$_2$—CH$_3$ Seitenkette]
Prostigmin	[Strukturformel: Phenylring mit —O—CO—N=(CH$_3$)$_2$ und N≡(CH$_3$)$_3$ sowie O—SO$_2$—O—CH$_3$]

einem ähnlichen Mechanismus wie die Anode, d. h. durch Hemmung der Depolarisation, wieder auf; sie sind daher sinngemäß als „*Anelektrotonica*" zu bezeichnen. Tatsächlich entspricht dem Antagonismus Katelektrotonica—Anode auch ein Antagonismus Anelektrotonica—Kathode: Muskeln, die z. B. durch Lokalanaesthetica völlig gelähmt erscheinen und weder auf einfache elektrische Reize noch auf Acetylcholin oder Nicotin reagieren, verkürzen sich daher sofort, wenn man die Depolarisation mit Hilfe der Gleichstromkathode erzwingt (vgl. Abb. 68). Die Anelektrotonica können also offensichtlich eine Verkürzung des M. rectus so lange verhindern, als sie die Depolarisation hemmen können; sobald jedoch die Membranen mit stärkeren Mitteln entladen werden, tritt wieder die übliche — dem Ausmaß der Depolarisation entsprechende — Verkürzung ein. Die Verkürzungsfähigkeit des eigentlichen contractilen Mechanismus wird also durch die kontrakturhemmenden Anelektrotonica nicht wesentlich beeinträchtigt. Tabelle 20 gibt einen Gesamtüberblick über die zahlreichen

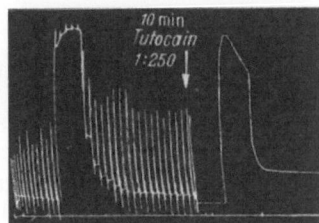

Abb. 68. Kathodenkontraktur (40 Volt) *vor* und *nach* der Behandlung des Rectussegments mit Tutocain-HCl 1:250 in Ringerlösung während 10 min. Nach der Tutocaineinwirkung ist die elektrische Erregbarkeit und die Ansprechbarkeit auf rein depolarisierende Kontrakturstoffe völlig aufgehoben; trotzdem reagiert der Muskel auf direkte Depolarisation im Katelektrotonus mit einer fast unveränderten Kathodenkontraktur (R. esculenta, 30 g, ♂ Herbstfrosch). [Nach FLECKENSTEIN, HILLE und ADAM (1950).]

Analogien zwischen der Muskelwirkung der Katelektrotonica bzw. Anelektrotonica und den Einflüssen der Gleichstromkathode bzw. -anode.

Die vorliegenden Untersuchungen zeigen auf breiter Basis

a) daß die Motorik der Muskelfasern durch die elektrischen Ladungsänderungen an ihren Grenzflächen bestimmt wird, und

b) daß die Verkürzung speziell mit der Depolarisation und die Wiederverlängerung speziell mit der Repolarisation gekoppelt ist.

Durch dieses Ergebnis erscheint der Zusammenhang zwischen dem Aktionspotential und der Muskelzuckung in einem neuen Licht; denn es ist anzunehmen, daß auch die normale Kontraktion durch die — im Aktionsstrom eintretende — elektrische Entladung bzw. Umladung der Membran verursacht ist, während die Erschlaffung als Folge der sofort anschließenden Repolarisation gelten muß. *Die — dem Aktionsstrom zugrunde liegenden — Bewegungen von K^+ und Na^+ scheinen also auf elektrischem Wege die mechanischen Zustandsänderungen der Muskelfaser herbeizuführen.*

Tabelle 20. *Grundwirkungen der Kathode und Anode bzw. Katelektrotonica und Anelektrotonica am Muskel.*

	Membran-potential	Na^+-Permeabilität	K^+-Freisetzung	Motorik	Leitfähigkeit	Allgemeine Membran-wirkung	Antagonisten
Kathode	Depolari-sation	Steigerung	Steigerung	Kon-traktur	Block durch Depolari-sation	Auf-lockerung	Anode
Katelektro-tonica	Depolari-sation	Steigerung	Steigerung	Kon-traktur	Block durch Depolari-sation	Auf-lockerung	Anode und Anelektro-tonica
Anode	Repolari-sation	Hemmung	Hemmung	Kon-traktur-hemmung	Block durch Hemmung der Depo-larisation	Dichtung	Kathode
Anelektro-tonica	Repolari-sation	Hemmung	Hemmung	Kon-traktur-hemmung	Block durch Hemmung der Depo-larisation	Dichtung	Kathode

C. Die Zusammenhänge zwischen dem Muskelstoffwechsel und der Motorik.

Die Frage nach der unmittelbaren Quelle der Kontraktionsenergie ist bis heute ein Grundproblem der Muskelphysiologie geblieben. An der Beantwortung dieser Frage haben sich im Laufe der letzten 50 Jahre die verschiedensten Theorien versucht: Von FLETCHER und HOPKINS (1907), MEYERHOF (1930) sowie von anderen Autoren wurde bekanntlich die Milchsäurebildung im tätigen Muskel eingehend studiert und teilweise als unmittelbare Energiequelle der Kontraktion angesehen. Das Vorkommen von Milchsäure im Muskel war schon von BERZELIUS (1807) vermutet und später von LIEBIG (1847) sowie DU BOIS-REYMOND (1859) endgültig gesichert worden [Literatur bei VERZÁR (1942/43)]. Der Nachweis „alactacider" Verkürzungen durch SCHWARTZ und OSCHMANN (1925) sowie LUNDSGAARD (1930a, b) entzog dann aber den verschiedenen — auf der Milchsäurebildung fußenden — „Säurequellungstheorien" der Kontraktion [vgl. FÜRTH (1919)] den Boden. Seitdem hat sich das muskelphysiologische Interesse mehr und mehr dem Stoffwechsel der energiereichen Phosphorsäureester zugewandt: Von LUNDSGAARD (1930b) wurde der Spaltung von Kreatinphosphat eine besondere energetische Bedeutung für die Kontraktion beigemessen. Neuerdings steht die von LOHMANN (1931) entdeckte Adenosintriphosphorsäure im Mittelpunkt der Diskussion. Zahlreiche Autoren [ENGELHARDT und LJUBIMOWA (1942), SZENT-GYÖRGYI und Mitarbeiter (1948), H. H. WEBER (1951, 1952) u. a.] nehmen heute an, daß die Kontraktionsenergie durch Spaltung von Adenosintriphosphat (ATP) zu Adenosindiphosphat (ADP) + Phosphorsäure gewonnen und direkt auf die contractilen Fibrillen übertragen werde. Eine einheitliche Auffassung hat sich jedoch noch nicht ergeben [vgl. DUBUISSON (1954)]. Vor allem ist es bisher unklar, ob nicht die Umsetzungen der energiereichen Phosphorsäureester (ATP, Kreatinphosphat) im lebenden Muskel restitutiven Charakter haben. Auch HILL (1950) schrieb im Hinblick auf die ATP-Theorie: "No certain evidence exists that any of the chemical changes at present known, or believed, to take place as the result of muscular activity occurs otherwise than in recovery." Tatsächlich haben die Forschungen der letzten Jahre übereinstimmend eine enge Verknüpfung zwischen dem Stoffwechsel der energiereichen Phosphorsäureester und dem aktiven Kationentransport (K^+-Stapelung, Na^+-Abschiebung) ergeben. Die Umsetzungen dieser Ester haben daher wahrscheinlich an der Wiederauffüllung der „Kaliumbatterie" einen entscheidenden Anteil. Mit Sicherheit geht wohl nur die elektrische Entladung der Kontraktion voraus. In den folgenden Kapiteln soll versucht werden, die am lebenden Muskel aufgefundenen Tatsachen über die Abhängigkeit der motorischen und elektrischen Phänomene vom energieliefernden Stoffwechsel zu einem Gesamtbild zu ordnen.

I. Die Beteiligung des Muskelstoffwechsels am Prozeß der Repolarisation und Wiederverlängerung.

a) Die Blockierung der Muskelerschlaffung nach Kalium- und Acetylcholinkontrakturen durch Atmungs- und Glykolysegifte.

Jeder Versuch, die Koppelung zwischen Stoffwechsel und Motorik weiter zu klären, führt zu der prinzipiellen Frage,

a) ob die Kontraktionsenergie erst im Augenblick der Erregung durch eine exotherme Spaltungsreaktion — etwa durch Zerfall der Adenosintriphosphorsäure oder Kreatinphosphorsäure — geliefert wird oder,

b) ob die Stoffwechselenergie für die Wiederaufladung des contractilen Systems im Sinne einer „aktiven" Erschlaffung Verwendung findet [Theorie von BETHE (1911)].

Der Stoffwechsel würde dabei die Energie für die Entfaltung und Längsorientierung der Myosinketten während der Wiederverlängerung bereitstellen. Die Kontraktion selbst wäre dagegen nur eine Rückkehr in den entladenen Zustand — vergleichbar der Entspannung einer vorher gespannten Feder bzw. eines Gummifadens. Welche dieser beiden Möglichkeiten zutrifft, ist noch sehr umstritten. Trotzdem scheint die Vorstellung einer aktiven Erschlaffung in den letzten Jahren immer mehr an Boden zu gewinnen. Besonders klare Argumente für die BETHEsche Theorie ergaben sich in Versuchen am M. rectus abdominis von Fröschen und Kröten nach Unterbrechung des aeroben und anaeroben Stoffwechsels an verschiedenen Stellen [FLECKENSTEIN, BROSE, CANIS und FÖRDERER (1949)]: Taucht man einen isolierten M. rectus 1 min in eine isotonische 0,765%ige KCl-Lösung, so geht er in Kontraktur; bei Rückkehr in Ringerlösung erschlafft er wieder innerhalb von 4 min bis zur Ausgangslänge. Durch Wiederholung dieser Manipulation können am gleichen Muskel längere Serien von Kaliumkontrakturen hintereinander erzeugt werden (Abb. 69). Die Erschlaffung ist jedoch bei Zimmertemperatur innerhalb von 4 min nur dann vollständig, wenn die einwirkenden Lösungen genügend Sauerstoff enthalten. Durchperlt man mit Stickstoff, so wird der Erschlaffungsprozeß gehemmt und die Muskeln bleiben schließlich in Kontrakturstellung stehen. Erneute Sauerstoffzufuhr stellt dann schon innerhalb von 1 min die Fähigkeit zur Erschlaffung wieder her (Abb. 70). Nach hochgradiger Erstickung ist diese Regeneration allerdings nie vollständig. Das Erschlaffungsvermögen des M. rectus nach Acetylcholinkontrakturen wird durch Sauerstoffentzug in ähnlicher Weise beeinträchtigt (Abb. 71). *Diese Befunde zeigen,*

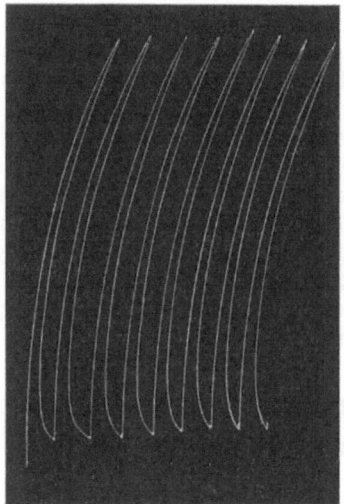

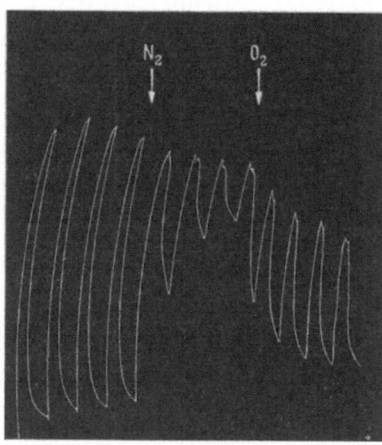

Abb. 69.   Abb. 70.

Abb. 69. Sauerstoffdurchperlung, volle Erschlaffung des normalen M. rectus nach Kaliumkontrakturen; kein Anstieg der Fußpunkte. Serie von 8 Kaliumkontrakturen (jeweils 1 min isotonische 0,765%ige KCl-Lösung, dann 4 min Erschlaffung in Ringerlösung mit 50 mg-% $CaCl_2$); R. exculenta 50 g, ♂.
[Nach FLECKENSTEIN, BROSE, CANIS und FÖRDERER (1949).]

Abb. 70. Stickstoffdurchperlung, Erschlaffungsinsuffizienz des M. rectus nach Kaliumkontrakturen. Zuerst O_2-Durchperlung von der 1.—4. Kaliumkontraktur; dabei volle Erschlaffung. Nach der 4. Kaliumkontraktur Auswechseln der Lösungen gegen O_2-verarmte Lösungen und Beginn der N_2-Durchperlung; rasche Hemmung der Wiederverlängerung. Nach der 8. Kaliumkontraktur Unterbrechung der N_2-Zufuhr und Einleitung von O_2; sofortige, aber unvollständige Regeneration des Erschlaffungsvermögens (R. esculenta ♂ 40 g). Kaliumkontraktur jeweils 1 min isotonische KCl-Lösung, Erschlaffung jeweils in Ringerlösung mit 50 mg-% $CaCl_2$.
[Nach FLECKENSTEIN, BROSE, CANIS und FÖRDERER (1949).]

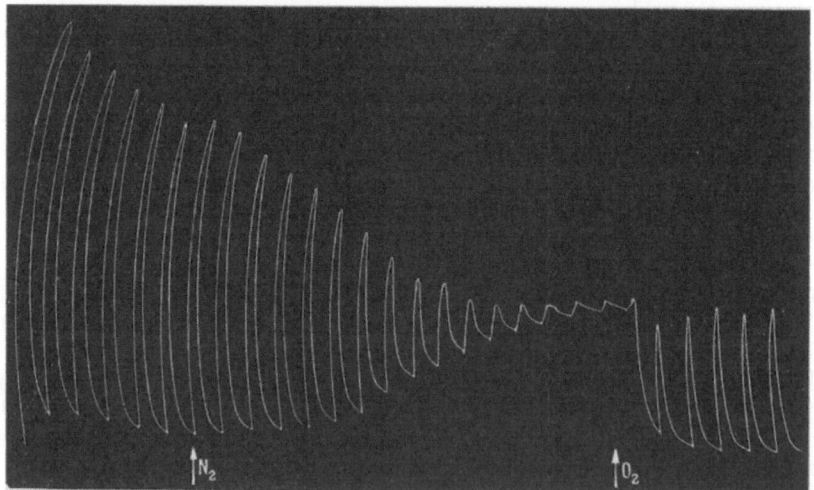

Abb. 71. Stickstoffdurchperlung, Erschlaffungsinsuffizienz des M. rectus nach Acetylcholinkontrakturen. Zuerst O_2-Durchperlung von der 1.—6. Kontraktur. Nach der 6. Kontraktur Unterbrechung der O_2-Zufuhr und Beginn der Stickstoffdurchperlung. Die Insuffizienz zur Wiederverlängerung tritt langsamer als nach Kaliumkontrakturen ein. Nach der 22. Kontraktur ist die Fähigkeit zur Erschlaffung fast erloschen, durch erneute Einleitung von Sauerstoff wird sie rasch wieder hergestellt. Kontraktur jeweils durch 1 min Einwirkung von Acetylcholin (Konzentration 1:100000) in Ringerlösung, Erschlaffung jeweils während 4 min in reiner Ringerlösung (R. esculenta ♀ 45 g). [Nach FLECKENSTEIN, BROSE, CANIS und FÖRDERER (1949).]

daß die Wiederverlängerung des M. rectus nach Kalium- bzw. Acetylcholinkontrakturen kein passiver Vorgang ist, sondern irgendwie unter Beteiligung oxydativer Stoffwechselprozesse vollzogen werden muß.

Bei Hemmung des WARBURGschen Atmungsferments büßt der M. rectus ebenfalls die Fähigkeit zur vollen Erschlaffung nach Kaliumkontrakturen ein. In Abb. 72 ist die Wirkung von Natriumcyanid in Konzentration 1:100000

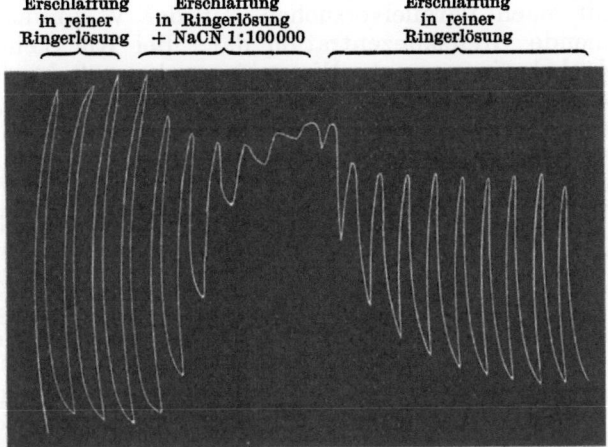

Abb. 72. Natriumcyanid, Hemmung der Erschlaffung des M. rectus nach Kaliumkontrakturen. Zuerst (1. bis 3. Kaliumkontraktur) Erschlaffung in reiner Ringerlösung. Von der 4.—9. Kaliumkontraktur Erschlaffung in Ringerlösung + NaCN (Konzentration 1:100000); dadurch rasche Hemmung der Wiederverlängerung. Nach der 10. Kaliumkontraktur Erschlaffung wieder in reiner Ringerlösung; dadurch rasche Restitution des Erschlaffungsvermögens. O_2-Durchperlung während des ganzen Versuches von konstanter Intensität. Verletzungspotential am Ende des Versuches 28—26—26 mV. R. esculenta ♂ 50 g.
[Nach FLECKENSTEIN, BROSE, CANIS und FÖRDERER (1949).]

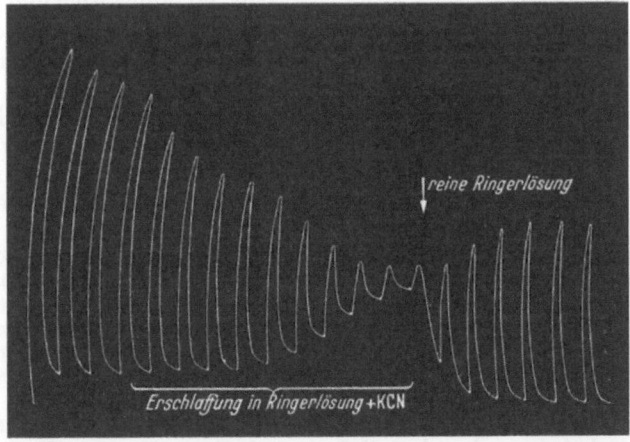

Abb. 73. Kaliumcyanid, Hemmung der Erschlaffung des M. rectus nach Acetylcholinkontrakturen. Zuerst Erschlaffung in reiner Ringerlösung. Von der 4.—14. Kontraktur Erschlaffung in Ringerlösung + KCN 1:50000; dadurch langsame Ausbildung eines Verkürzungsrückstandes. Nach der 14. Kontraktur Wiederverlängerung in reiner Ringerlösung; dadurch wird die Fähigkeit zur Erschlaffung schnell restituiert. Kontraktur jeweils durch 1 min Einwirkung von Acetylcholin (Konzentration 1:100000) in Ringerlösung; Erschlaffung jeweils in acetylcholinfreier Ringerlösung (mit bzw. ohne Cyanid) während 4 min. R. esculenta 50 g ♀.
[Nach FLECKENSTEIN, BROSE, CANIS und FÖRDERER (1949).]

wiedergegeben. Die Kurve zeigt die gleiche, ziemlich rasch einsetzende Insuffizienz zur Wiederverlängerung wie nach Sauerstoffentzug. Schließlich bleibt auch hier der Muskel in Kontrakturstellung stehen. Verzichtet man auf die Sauerstoffdurchperlung der Lösung (HCN-Austreibung!), so ist meist noch bei einer KCN-Konzentration 1:300000 eine Hemmung der

Erschlaffung — im Vergleich zum unvergifteten Kontrollmuskel — nachweisbar. Die Geschwindigkeit und das Ausmaß der Wiederverlängerung nach Kaliumkontrakturen wird schon durch relativ geringe Hemmungen des oxydativen Stoffwechsels eingeschränkt; denn die Cyanidkonzentration 1:300000 stellt nach Parallelversuchen mit der WARBURG-Methode die atmungshemmende Grenzkonzentration dar. Bei Rückkehr der cyanidvergifteten Muskeln in normale Ringerlösung kommt der Erschlaffungsprozeß in der Regel schon nach 1 min wieder in Gang (vgl. Abb. 72).

Eine Besonderheit der Cyanidvergiftung besteht darin, daß die erschlaffungsverzögernden Effekte, die durch Cyanid im Konzentrationsbereich 1:50000—1:100000 bewirkt werden, *keine* entsprechende Verstärkung erfahren, wenn man die Konzentrationen weiter steigert. Durch vorherige Vergiftung der M. recti mit höheren Konzentrationen gelang es ebenfalls nicht, die Erschlaffung schon nach der ersten Kaliumkontraktur aufzuheben oder hochgradig zu hemmen. Stärkere Cyanidkonzentrationen schädigen unter Umständen auch die Verkürzungsfähigkeit primär.

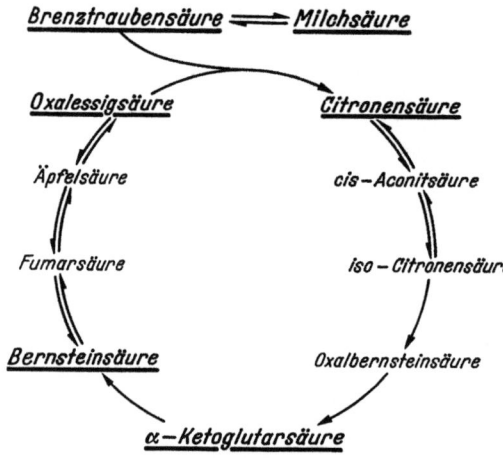

Abb. 74. Citronensäurecyclus nach KREBS. Der anaerobe Abbau der unterstrichenen Säuren wird in Frosch- und Rattenmuskulatur durch die — in Tabelle 21 aufgeführten — dehydrasenhemmenden Atmungsgifte noch in hohen Verdünnungen blockiert. Die Beeinflussung des Abbaus der nicht unterstrichenen Säuren des Citronensäurecyclus wurde nicht im einzelnen geprüft.

Die Wiederverlängerung des M. rectus nach *Acetylcholinkontrakturen* wird durch Cyanid ebenfalls in reversibler Weise beeinträchtigt (Abb.73). Beim gleichen Grad der Vergiftung können jedoch bis zur vollen Aufhebung des Erschlaffungsvermögens meist noch doppelt so viele Acetylcholinkontrakturen (Acetylcholinkonzentration 1:100000) als Kaliumkontrakturen (0,765%ige Lösung) ausgeführt werden. Diese unterschiedliche Beeinflussung der Acetylcholin- und KCl-Kontrakturen durch Cyanid erklärt sich wohl durch eine stärkere Beanspruchung des oxydativen Stoffwechsels bei Kaliumkontrakturen.

Dementsprechend nimmt die Atmung normaler Froschmuskeln bei KCl-Einwirkung unter Milchsäurebildung beträchtlich zu [HEGNAUER, FENN und COBB (1934)]. Dagegen wurde bei Muskeln in Acetylcholinkontraktur von mehreren früheren Untersuchern eine Steigerung des Sauerstoffverbrauchs und der Milchsäurebildung unter Umständen sogar vermißt [JANSSEN (1927), ZONDEK und MATAKAS (1929)]. Neuere Studien haben jedoch auch bei der Acetylcholinkontraktur vor allem an glatten Muskeln Atmungsanstiege nachgewiesen [vgl. BÜLBRING (1953), BRECHT, BEHRENS und BARTELS (1954)].

Während Cyanid durch Hemmung des WARBURGschen Atmungsferments den sauerstoffaktivierenden Anteil des oxydativen Stoffwechsels trifft, greift eine von FLECKENSTEIN (1948, 1950a) näher untersuchte Gruppe starker Atmungsgifte in die wasserstoffaktivierenden Umsetzungen des Citronensäurecyclus ein. Stoffe dieser Art sind Allylsenföl, Acrolein, Monochlormethylphenylketon (Chloracetophenon), Monobromaceton, Benzylbromid, Xylylbromid, Bromcyan und die Ester der Monohalogenessigsäuren. Die genannten Substanzen lassen an Hefe sowie an Muskelpräparaten die Oxydationsleistungen des WARBURGschen Atmungsferments (Cytochromoxydase, Indophenoloxydase) unbeeinflußt [FLECKENSTEIN (1948, 1950a)]; lediglich Bromcyan blockiert die Cytochromoxydase etwa so wie Cyanid selbst (vgl. Tabelle 21). Dagegen unterbrechen die dehydrasenhemmenden

Muskelstoffwechsel, Repolarisation und Wiederverlängerung.

Tabelle 21. *Angriffspunkte der Atmungsgifte* [1].

Stoff	WARBURG-sches Ferment	Abbau von Brenztraubensäure	Abbau von Milchsäure	Abbau von Citronensäure	Abbau von α-Ketoglutarsäure	Abbau von Bernsteinsäure	Abbau von Oxalessigsäure
Cyanid..............	+	—	—	—	—	—	—
Bromcyan...........	+	+	+	+	+	+	+
Monobromaceton.......	—	+	+	+	+	+	+
Monochlormethylphenylketon	—	+	+	+	+	+	+
Monobromessigsäureäthylester	—	+	+	+	+	+	+
Allylsenföl............	—	+	+	+	+	+	+
Acrolein..............	—	+	+	+	+	+	+

Atmungsgifte in Froschmuskelbrei den anaeroben Abbau von Milchsäure, Brenztraubensäure, Citronensäure, α-Ketoglutarsäure, Bernsteinsäure und Oxalessigsäure noch in starker Verdünnung (vgl. Abb. 74). Mit der sehr empfindlichen Triphenyltetrazoliumchloridmethode ließen sich z. B. bei Anwendung von Bromcyan, Monobromaceton, Monochlormethylphenylketon, Monobromessigsäureäthylester und Acrolein die letzten Hemmungen des anaeroben Citronensäureabbaues noch in Konzentration 1:400000 nachweisen. Allylsenföl war bis Konzentration 1:100000 wirksam [FLECKENSTEIN und BERG (1951)]. *Alle diese dehydrasehemmenden Atmungsgifte*

Tabelle 22. *Vergleich der erschlaffungsverzögernden Grenzkonzentrationen am M. rectus mit den atmungshemmenden und glykolysehemmenden Grenzkonzentrationen an den seitlichen Bauchdecken.*

Substanz	Atmungshemmung Grenzkonzentration	Erschlaffungsverzögerung nach Kaliumkontrakturen, Grenzkonzentration	Glykolysehemmung Grenzkonzentration
KCN	1:300000	1:300000	keine Hemmung bei 1:5000
Bromcyan	1:300000	1:400000	keine Hemmung bei 1:25000
Bromaceton	1:400000	1:400000	1:25000
Monochlormethylphenylketon..	1:200000	1:400000	1:25000
Monobromessigsäureäthylester .	1:300000	1:400000	1:50000
Allylsenföl	1:50000	1:100000	1:5000
Acrolein	1:100000	1:200000	1:5000
Monobromessigsäure	1:12500	1:200000	1:100000

können die Wiederverlängerung des M. rectus nach Kalium- und Acetylcholin kontrakturen vollständig unterbinden [FLECKENSTEIN, BROSE, CANIS und FÖRDERER (1949)]. In Tabelle 22 sind die erschlaffungsverzögernden Grenzkonzentrationen am Rectus mit den atmungs- und glykolysehemmenden Grenzkonzentrationen (gemessen an den seitlichen Bauchdecken der gleichen Tiere) verglichen: Dabei ergibt sich, daß fast bei allen geprüften Substanzen die atmungshemmenden und die erschlaffungsverzögernden Grenzkonzentrationen eng zusammenliegen. Eine Reduktion der anaeroben Glykolyse tritt erst nach Anwendung stärkerer Konzentrationen ein. Die Oxydationshemmungen sind bei den neuen Atmungsgiften im Gegensatz zu

---

[1] Genaue quantitative Angaben über die Intensität der Dehydrasehemmungen durch diese Atmungsgifte [vgl. FLECKENSTEIN (1950a)].

Cyanid nur wenig reversibel; daher kann sich auch das Erschlaffungsvermögen beim Auswaschen kaum mehr erholen. Der verkürzte Endzustand der vergifteten M. recti entspricht in der Regel der maximalen Höhe der ersten Kaliumkontrakturen.

Eine ähnliche Insuffizienz zur Wiederverlängerung bildet sich am M. rectus auch nach Vergiftung der Glykolyse mit Monobrom- bzw. Monojodessigsäure aus [BACQ und GOFFART (1940a, b)]. Bei Einwirkung von Monobromessigsäure in Konzentration 1:10000 (als Acetat) über 15—20 min ist der isolierte M. rectus im allgemeinen nur noch zu einer einzigen irreversiblen

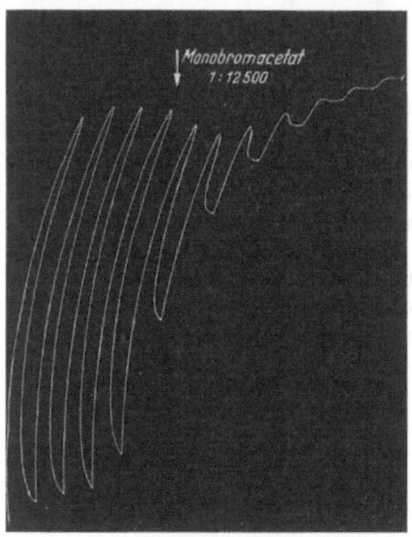 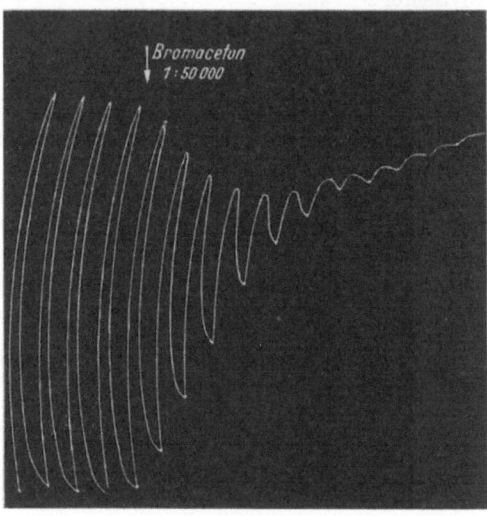

Abb. 75.   Abb. 76.

Abb. 75. Monobromacetat, Hemmung der Wiederverlängerung nach Kaliumkontrakturen. Zuerst (1.—3. Kaliumkontraktur) Erschlaffung in reiner Ringerlösung. Nach der 4.—11. Kaliumkontraktur Erschlaffung in Ringerlösung + Monobromacetat (Konzentration 1:12500). [Nach FLECKENSTEIN, BROSE, CANIS und FÖRDERER (1949).]

Abb. 76. Monobromaceton, Hemmung der Wiederverlängerung nach Kaliumkontrakturen. Erschlaffung nach der 1.—3. Kaliumkontraktur in reiner Ringerlösung. Erschlaffung nach der 4.—16. Kaliumkontraktur in Ringerlösung + Monobromaceton (Konzentration 1:50000). Äußerlich erkennbare Unterschiede in der erschlaffungsverzögernden Wirkung der einzelnen Substanzen (Monobromacetat, Monobromaceton, Allylsenföl, Monochlormethylphenylketon usw.) bestehen nicht. [Nach FLECKENSTEIN, BROSE, CANIS und FÖRDERER (1949).]

Kaliumkontraktur befähigt. Als glykolysehemmende Grenzkonzentration wurde in unseren Versuchen die Verdünnung 1:100000 ermittelt; eine geringe Verzögerung der Wiederverlängerung war noch bei Konzentration 1:200000 zu beobachten (vgl. Tabelle 22). Von allen geprüften Substanzen scheinen demnach allein die Monohalogenessigsäuren den Erschlaffungsprozeß durch einen primären Angriff an den glykolytischen Umsetzungen zu beeinträchtigen.

Die von Kaliumkontraktur zu Kaliumkontraktur zunehmende Dauerverkürzung des M. rectus nach Vergiftung mit Allylsenföl, Monochlormethylphenylketon, Benzylbromid, Monojodessigsäure u. a. ist zum erstenmal von BACQ und GOFFART (1940b) beschrieben worden. Diese Autoren nahmen an, daß allen erschlaffungsverzögernden Stoffen — in strenger Analogie zur Monojodessigsäure — eine spezifisch blockierende Wirkung auf die Glykolyse gemeinsam sei. BACQ und GOFFART nannten daher die Hemmung der Wiederverlängerung der M. rectus generell „LUNDSGAARD-*Effekt*". Dies ist nicht ganz unberechtigt, denn die Wirkung der — hauptsächlich im Citronensäurecyclus angreifenden — Atmungsgifte auf die Muskelerschlaffung ist *äußerlich* von den Effekten der Monojod- und Monobromessigsäure nicht zu unterscheiden (vgl. Abb. 75 und 76). Die Bezeichnung „LUNDSGAARD-Effekt" darf aber nur zur Charakterisierung des typischen *motorischen Verhaltens* dienen; sie ist dagegen irreführend, wenn damit eine Glykolysehemmung als gemeinsame Ursache der Erschlaffungsverzögerung unterstellt wird. Dies ergab sich auch in Untersuchungen von KRUEGER (1950).

Für die Hemmung des Erschlaffungsvermögens des M. rectus scheint es also nicht sehr wesentlich zu sein, auf welche Weise der oxydative Stoffwechsel ungenügend wird: Einfacher Sauerstoffentzug, Blockierung des WARBURGschen Atmungsferments, Störung der Dehydrierungsprozesse im Citronensäurecyclus oder Mangel an oxydablen Spaltprodukten aus der anaeroben Phase (Monojodessigsäurewirkung) hat im Prinzip die gleiche Insuffizienz zur Wiederverlängerung nach Kalium und Acetylcholinkontrakturen zur Folge. Die Beeinflussung der Motorik tritt nur etwas rascher und intensiver in Erscheinung, wenn der Stop im oxydativen Abbauweg schon vor dem Cytochromsystem liegt [FLECKENSTEIN, BROSE, CANIS und FÖRDERER (1949)]. *Die Ergebnisse zeigen auf breiter Basis, daß sich hinter der Muskelerschlaffung nach Kalium- und Acetylcholinkontrakturen ein aktiver, vom Stoffwechsel abhängiger Wiederaufladungsprozeß verbirgt: Die ruhende Faser befindet sich anscheinend in einem Zustand höherer Ordnung und kann — entsprechend der Auffassung von* BETHE (1911) *sowie* WÖHLISCH (1940) *— mit einer angespannten Feder verglichen werden. Die aeroben und anaeroben Umsetzungen würden nach dieser Vorstellung dazu dienen, die verlängerte, kontraktionsbereite Ruhelage aufrechtzuerhalten bzw. immer wieder herzustellen.*

Der Warmblütermuskel reagiert auf eine Hemmung des energieliefernden Stoffwechsels ebenfalls mit einer Dauerverkürzung: Schon bei einfachem Glucoseentzug gehen z. B. isolierte, kontinuierlich gereizte Rattenzwerchfelle in Kontraktur [TAUGNER, TAUGNER, LOHMÜLLER und FLECKENSTEIN (1949), BRAUN und TAUGNER (1952)]. Das gleiche Phänomen ist am M. masseter der Ratte bei Dauerreizung in situ zu beobachten, wenn man den Blutzuckerspiegel mit Insulin auf unter 50 mg-% senkt [TAUGNER, SIEBERT und GOTTSTEIN (1953)]. Auch am isolierten Vorhof des Kaninchens können sich nach Glucoseentzug oder bei Vergiftung mit Stoffwechselinhibitoren (Fluorid, Fluoracetat, Monojodacetat, unter Umständen Cyanid) Verkürzungsrückstände entwickeln [WEBB (1950)]. Bei rechtzeitiger Glucosezufuhr bilden sich die Glucosemangelkontrakturen meist rasch zurück; sie stehen wahrscheinlich in engster Beziehung zu den „ischämischen Kontrakturen" der Klinik.

b) Die Hemmung der Repolarisation durch Atmungs- und Glykolysegifte.

Die engen Beziehungen zwischen der Wiederverlängerung des Muskels nach Kontrakturen und der Regeneration des Membranpotentials standen bereits in einem vorausgegangenen Kapitel zur Diskussion (S. 76). Es ergab sich hieraus die Frage, ob etwa die Aufhebung des Erschlaffungsvermögens durch oxydationshemmende Gifte mit einer Insuffizienz zur elektrischen Wiederaufladung der Membranen in Zusammenhang steht. Bei sämtlichen Stoffen mit oxydationshemmender und erschlaffungsverzögernder Wirkung aus Tabelle 21 wurde daher mit extracellulären Elektroden auch die Beeinflussung der Membranpotentiale am M. rectus geprüft [FLECKENSTEIN, BROSE, CANIS und FÖRDERER (1949)]. *Tatsächlich können Muskeln, deren Erschlaffungsfähigkeit nach Kaliumkontrakturen durch Stoffwechselgifte beeinträchtigt ist, auch ihr Membranpotential in Ringerlösung nicht mehr ausreichend regenerieren.* In Tabelle 23 sind die mittleren Verletzungspotentiale solcher Muskeln zusammengefaßt, die sich nach einer Serie von Kaliumkontrakturen in Ringerlösung überhaupt nicht mehr verlängerten. Diese vergifteten, dauerverkürzten Muskeln (Messung nach 4 min Aufenthalt in Ringerlösung) zeigten praktisch das gleiche niedrige Membranpotential (12—14 mV) wie normale Muskeln bei einer maximalen Kaliumkontraktur (ebenfalls 12—14 mV, vgl. S. 69). Wesentlich ist, daß sich diese

Insuffizienz zur elektrischen Wiederaufladung etwa gleichzeitig mit dem Verlust des Streckungsvermögens ausbildet (vgl. Abb. 77 und 78). *Die Muskeln bleiben also offenbar im verkürzten Zustand stehen, sobald das — während der Kaliumkontraktur zusammengebrochene — Membranpotential hinterher in Ringerlösung nicht mehr aufgebaut werden kann.* Nach HENRIQUES und LUNDSGAARD (1931) bringt Monojodessigsäure auch bei elektrischer Reizung die mechanische und die elektrische Tätigkeit praktisch gleichzeitig zum Erlöschen (Versuche am M. gastrocnemius des Frosches).

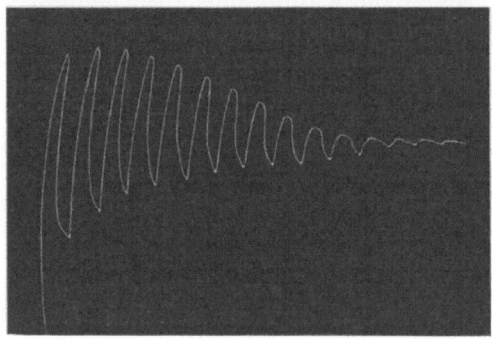

Abb. 77. 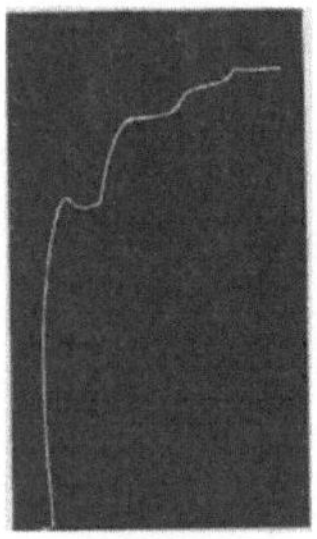   Abb. 78.

Abb. 77. Vergiftung durch Monobromacetat in vivo. Bis zur vollen Aufhebung des Erschlaffungsvermögens führt der isolierte M. rectus noch 15 Kaliumkontrakturen aus. Verletzungspotential der 3 mittleren Segmente bei Versuchsende 12-14-10 mV. Erschlaffung jeweils in reiner Ringerlösung.
[Nach FLECKENSTEIN, BROSE, CANIS und FÖRDERER (1949).]

Abb. 78. Vergiftung durch Monobromacetat in vivo. Der M. rectus ist stärker vergiftet als in Abb. 77; schon nach 4 Kaliumkontrakturen ist die Fähigkeit zur Wiederverlängerung aufgehoben. Die 3 mittleren Segmente zeigten in diesem Zustand nach 4 min Aufenthalt in Ringerlösung nach der 4. Kaliumkontraktur mit 12-14-10 mV genau das gleiche Verletzungspotential wie der M. rectus von Abb. 77, der erst nach 15 Kaliumkontrakturen die Fähigkeit zur Repolarisation und Wiederverlängerung verlor. Erschlaffung jeweils in reiner Ringerlösung.
[Nach FLECKENSTEIN, BROSE, CANIS und FÖRDERER (1949).]

Ebenso deutlich tritt der Zusammenhang zwischen Repolarisation und Wiederverlängerung bei der reversiblen Aufhebung des Erschlaffungsvermögens durch Cyanid zutage: Nach Verlust der Fähigkeit zur Wiederverlängerung wurde an 45 Segmenten cyanidvergifteter M. recti mit extracellulären

Tabelle 23. *Membran(Verletzungs)potentiale des M. rectus nach völliger Aufhebung des Erschlaffungsvermögens nach Kaliumkontrakturen.*
Messung in Ringerlösung 4 min nach der letzten angedeuteten Kaliumkontraktur.

Stoff	Mittleres Potential bei völliger Erschlaffungs- insuffizienz der vergifteten Muskeln mV	Mittleres Potential der unvergifteten Kontrollmuskeln mV	Anzahl der gemessenen vergifteten Segmente
KCN bzw. NaCN	11,7 ($\pm 0,6$)	31,0	45
Bromcyan	13,1 ($\pm 0,7$)	32,7	15
Bromaceton	13,1 ($\pm 0,8$)	36,4	18
Monochlormethylphenylketon	12,5 ($\pm 1,1$)	32,2	15
Monobromessigsäureäthylester	12,6 ($\pm 1,1$)	30,6	15
Allylsenföl	11,8 ($\pm 0,8$)	30,6	27
Acrolein	13,1 ($\pm 1,0$)	30,3	15
Monobromessigsäure[1]	11,8 ($\pm 0,4$)	29,3[2]	36

[1] Die Vergiftung mit Monobromessigsäure erfolgte in vivo durch Injektion geeigneter Dosen (0,05—0,2 mg/g Körpergewicht) in beide Unterschenkel.
[2] In vivo vergiftete, ruhende Kontrollmuskeln.

Elektroden ein mittleres Potential von 11,7 mV gemessen (vgl. Tabelle 23). Wird jedoch durch Auswaschen des Cyanids (Konzentration 1:50000— 1:200000) die Atmung reaktiviert, so laden sich die Muskeln parallel zu der wiedereinsetzenden Erschlaffung (vgl. S. 87) auch wieder elektrisch auf. Nach Restitution des Erschlaffungsvermögens wurde an 30 Segmenten solcher wiederverlängerter M. recti ein mittleres Verletzungspotential von 24,1 ($\pm$ 0,5) mV gefunden.

Die Repolarisationsphase eines einzelnen Aktionsstroms bei Einzelzuckungen dürfte, wie schon auf S. 55 besprochen, großenteils ohne direkte Beteiligung „aktiver" Wiederaufladungsprozesse verlaufen; doch bleibt

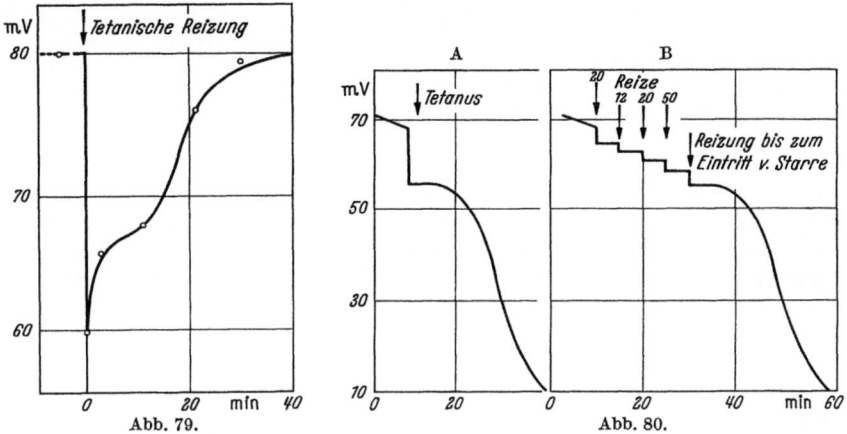

Abb. 79. *Abfall und Restitution des Ruhepotentials am normalen M. sartorius vom Frosch bei tetanischer Reizung (Messung mit intracellulären Elektroden).* Infolge eines kurzen Tetanus sinkt das Membranpotential von 80 mV auf etwa 60 mV. Nach Beendigung der Reizung erholt sich das Potential im Laufe von 30—40 min wieder vollständig. [Nach LING und GERARD (1949b).]

Abb. 80. *Irreversibler Abfall des Ruhepotentials am monojodacetatvergifteten M. sartorius vom Frosch bei tetanischer Reizung (Messung mit intracellulären Elektroden).* A) Nach 10 min Einwirkung einer Monojodacetat-Ringerlösung (5 mMol Monojodacetat) wird das Membranpotential durch einen kurzen Tetanus auf etwa 55 mV erniedrigt. Eine Erholung tritt unter diesen Bedingungen nicht ein; vielmehr sinkt das Potential nach Beendigung der Reizung in der Monojodacetat-Ringerlösung im Laufe von 40 min unter 10 mV. B) Bei Unterteilung des Tetanus in kürzere Reizperioden fällt das Potential des vergifteten Muskels stufenweise ab. Auch hierbei ist keinerlei Erholung festzustellen. [Nach LING (1952).]

hinterher jeweils ein kleiner Ladungsverlust zurück. Bei tetanischer Reizung summieren sich diese Ladungsverluste zu einem kräftigen Abfall des Membranpotentials: LING und GERARD (1949b) fanden mit intracellulären Elektroden am normalen Froschsartorius einen Potentialabsturz im Tetanus von etwa 80 mV auf 60 mV. Der mechanische Ausdruck einer derartigen Potentialsenkung ist der posttetanische Verkürzungsrückstand. Normale, unvergiftete Muskelfasern gewinnen aber dann das volle Ruhepotential innerhalb 15—60 min zurück (vgl. Abb. 79). Durch Monojodessigsäure wird dagegen diese Regeneration des Potentials — ganz ähnlich wie nach Kaliumkontrakturen — unterbunden (vgl. Abb. 80).

Alle diese Ergebnisse demonstrieren die hohe Bedeutung des Muskelstoffwechsels für die Aufrechterhaltung und Wiederherstellung der elektrischen Membranladung. Schwieriger ist dagegen die theoretische Interpretation der Befunde: Nach der BERNSTEINschen Theorie wird die Höhe des Membranpotentials durch den Logarithmus K_i/K_e bestimmt. Der Stoffwechsel dürfte daher das Potential nach einer Kontraktur oder nach tetanischer Reizung dadurch zu den Ruhewerten zurückführen, daß er die ursprüngliche Steilheit des Gradienten K_i/K_e wiederherstellt. Dies könnte a) durch Erhöhung von K_i, b) durch Senkung von K_e oder c) durch Kombination beider Möglichkeiten erfolgen.

Die aktive Kaliumakkumulation im Zellinnern (Restitution von K_i) nach vorausgegangenen K^+-Verlusten ist durch eine Vielzahl von Versuchen erwiesen. Offenbar unterliegt aber auch K_e — innerhalb gewisser Grenzen — der Kontrolle durch den Stoffwechsel. HODGKIN und HUXLEY (1947) fanden z. B. daß das isolierte Nervenaxon von Carcinus maenas bis 3×10^{-10} Mol K^+/cm^2 Membranfläche/sec ins Innere aufnehmen kann, wenn der K^+-Gehalt an der Oberfläche aufs 3fache der Norm erhöht wird. Als mechanische Arbeit ausgedrückt, würde diese osmotische Arbeit bei gleichzeitiger Abschiebung von Na^+ genügen, um das Gewicht von 1 g Nerv in der Sekunde um $^1/_2$ m zu heben [FLECKENSTEIN (1951)]. Weitere Beispiele für eine aktive K^+-Aufnahme ins Faserinnere bei Steigerung von K_e sind auf S. 23 gegeben. Der Stoffwechsel ist also auch bei Erhöhung von K_e bemüht, die Steilheit des K^+-Gradienten — und damit das Membranpotential — gegen die Störung zu verteidigen. Von Vorteil dürfte dabei sein, daß der — für die Höhe des Potentials entscheidende — Wert von K_e wahrscheinlich nicht mit der K^+-Konzentration, im Extracellulärraum, sondern mit der K^+-Konzentration in den obersten Schichten der Membran identisch ist (vgl. die Diskussion über die antagonistischen Effekte der K^+- und Ca^{++}-Ionen auf das Membranpotential S. 71).

Es ist anzunehmen, daß sich auch die Repolarisation nach Kaliumkontrakturen unter aktiver Senkung von K_e in den oberen Membranschichten vollzieht: Vermutlich wird K^+ ins Faserinnere verschoben, während sich Na^+ wieder in die Oberfläche der Membran einlagert. Nach Blockierung der Atmung bzw. Glykolyse fallen diese aktiven Ionenbewegungen aus. Darüber hinaus scheint jedoch bei jeder Insuffizienz des Muskelstoffwechsels die gesamte Struktur der Faser (Membranen, contractile Proteine) stark verändert zu werden. Dafür spricht, daß alle durch Stoffwechselgifte erzeugten Verkürzungsrückstände den Charakter von Schädigungskontrakturen aufweisen und durch anodische Polarisation nicht beseitigt werden können [FLECKENSTEIN, HILLE und ADAM (1950), FLECKENSTEIN und RICHTER (1952)]. Selbst die reversiblen Verkürzungsrückstände infolge Anoxie oder Cyanidvergiftung weisen damit das sichere Kennzeichen des Pathologischen auf.

c) Die Abhängigkeit des aktiven Kationentransports und der Repolarisation vom Stoffwechsel der energiereichen Phosphorsäureester.

Man nimmt heute allgemein an, daß ein großer Teil der aus Atmung und Glykolyse gewinnbaren freien Energie in Form von energiereichen Phosphorsäureestern in der Zelle gespeichert wird. *Es ist daher die Frage zu beantworten, ob die — für den aktiven Kationentransport bei der Repolarisation nach Kontrakturen benötigte — Energie unmittelbar aus der Atmung bzw. Glykolyse bezogen wird oder dem Vorrat an energiereichem Phosphat (ATP, Kreatinphosphat) entstammt.* Die Möglichkeit solcher Zusammenhänge zwischen K^+-Stapelung und Phosphorylierung wurden schon früher von VERZÁR wiederholt zur Diskussion gestellt [vgl. VERZÁR (1943)]. Eine Klärung kann heute ohne Schwierigkeit durch Vergiftung der Muskeln mit 2,4-Dinitrophenol (DNP) erreicht werden. Diese Substanz vermag bekanntlich die Prozesse der Atmung und der Phosphorylierung zu entkoppeln [LOOMIS und LIPMANN (1948)]. Trotz eines Anstiegs des Sauerstoffverbrauchs und der Glykolyse kommt es dabei zu einer hochgradigen Verarmung der Zelle an energiereichen Phosphorsäureestern. Der M. rectus des Frosches und der Kröte verliert z. B. nach 20 min Einwirkung von Dinitrophenol (Konzentration 1:10000) bei 20° C fast seinen gesamten Kreatinphosphatbestand [FLECKENSTEIN, JANKE, LECHNER und BAUER (1954)].

Die Prüfung des motorischen Verhaltens solcher kreatinphosphatverarmter Recti führte zu einem sehr eindeutigen Resultat: *Auch bei Vergiftung mit DNP verlieren die Fasern des M. rectus die Fähigkeit, nach Kaliumkontrakturen wieder zu erschlaffen und ihr Membranpotential zu restituieren.* Das Kontraktionsvermögen wird dagegen weniger geschädigt. Die mechanischen Reaktionen des M. rectus nach Behandlung mit DNP sind von dem Verhalten nach Vergiftung mit Monojodessigsäure oder dehydrasenhemmenden Atmungsgiften kaum zu unterscheiden (vgl. Abb. 81). Dieselbe Übereinstimmung tritt auch bei elektrischer Reizung in Erscheinung. Eine völlige Blockierung der Wiederverlängerung bzw. Repolarisation nach Kaliumkontrakturen trat in unseren Versuchen mit DNP dann ein, wenn der Kreatinphosphatspeicher erschöpft war. *Diese Befunde lassen den Schluß zu, daß die — der Repolarisation zugrunde liegenden — restitutiven Kationenverschiebungen (K^+-Stapelung bzw. Na^+-Elimination) enge Beziehungen zum Stoffwechsel der energiereichen Phosphorsäureester aufweisen und nach dem Schwund von Kreatinphosphat praktisch zum Stillstand kommen.*

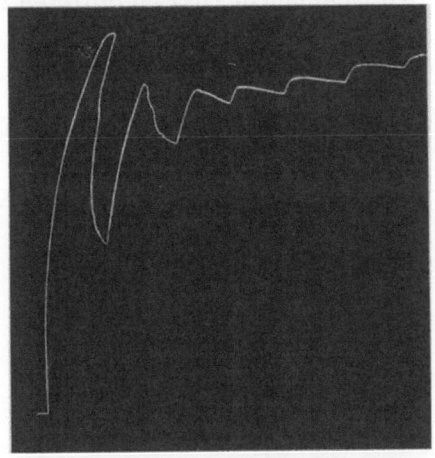

Abb. 81. Einfluß von 2,4-Dinitrophenol auf die Wiederverlängerung des Krötenrectus nach Kaliumkontrakturen. Nach 20 min Vorbehandlung mit 2,4-Dinitrophenol (Konzentration 1:40000 in Ringerlösung bei 20° C) ist die Fähigkeit zur Wiederverlängerung nach Kaliumkontrakturen — ebenso wie nach Einwirkung von Monojodacetat oder dehydrasenhemmenden Atmungsgiften — aufs schwerste gestört. Stärkere DNP-Konzentrationen hemmen die Wiederverlängerung meist schon nach der ersten Kaliumkontraktur vollständig.

Tatsächlich kann DNP den aktiven Transport von K^+ bzw. Na^+ auch an anderen atmenden Geweben hemmen, z. B. an Hirngewebe [TERNER, EGGLESTON und KREBS (1950)], Nierengewebe [MUDGE (1951b), WHITTAM und DAVIES (1953)], Froschhaut [LEWINSKY und SAWYER (1953), USSING (1954)], Hühnererythrocyten [MAIZELS (1954)] sowie am Nerven [HODGKIN und KEYNES (1953b)]. In Abb. 82 ist die Blockierung des Na^+-Transports der Froschhaut unter dem Einfluß steigender Konzentrationen von DNP wiedergegeben. Gleichzeitig mit der Störung der Na^+-Bewegung sind K^+-Austritte aus den Froschhautzellen zu beobachten. Abb. 83 zeigt die Elimination von radioaktivem Na^{24} beim Tintenfisch-Axon in der Erholungsphase nach einer vorausgegangenen Reizperiode [HODGKIN und KEYNES (1953b)]. DNP (Konzentration

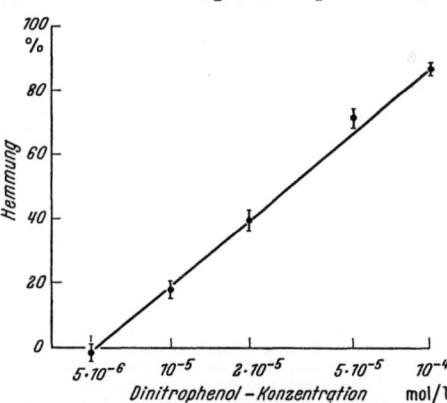

Abb. 82. Hemmung des aktiven Natriumtransports der Froschhaut durch steigende Konzentrationen von 2,4-Dinitrophenol. [Nach LEWINSKY und SAWYER (1953).]

0,2 mMol) senkte hier die Geschwindigkeit der Na^{24}-Abschiebung in voll reversibler Weise auf 5% der Norm. Die Fähigkeit des Nerven, Aktionspotentiale zu leiten, wird dadurch nicht direkt beeinträchtigt; die restitutiven Kationenverschiebungen fehlen jedoch in diesem Zustand, so daß sich die

"Kaliumbatterie" erkennbar an dem Absinken des Ruhepotentials mit jedem Aktionsstrom weiter entlädt. Der Stop der K$^+$-Akkumulation und Na$^+$-Abschiebung in DNP-vergifteten Nierenschnitten ist aus Abb. 84 ersichtlich.

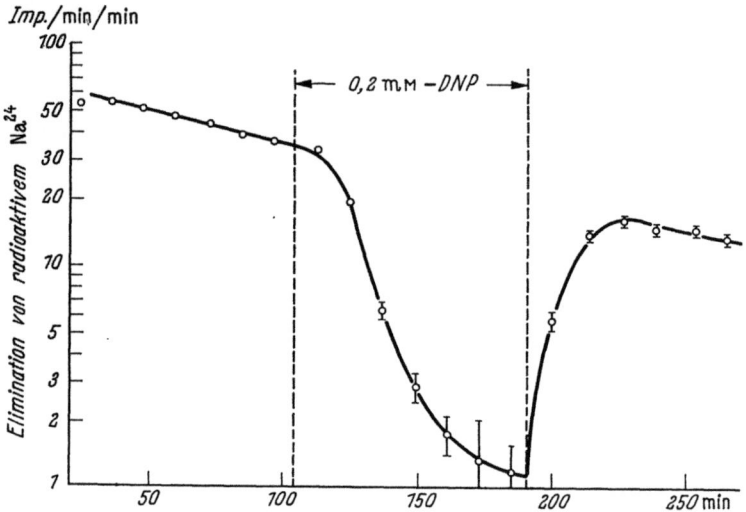

Abb. 83. *Hemmung der Elimination von radioaktivem Na^{24} beim Tintenfisch-Axon durch Vergiftung mit 0,2 mMol 2,4-Dinitrophenol.* Die Fasern wurden zuerst durch Reizung in radioaktivem Seewasser mit Na^{24} angereichert. Anschließend wurde die Elimination von Na^{24} bei der Erholung in normalem Seewasser gemessen. Dinitrophenol blockiert die Na^{24}-Ausscheidung in reversibler Weise zu über 95%. [Nach HODGKIN und KEYNES (1953b).]

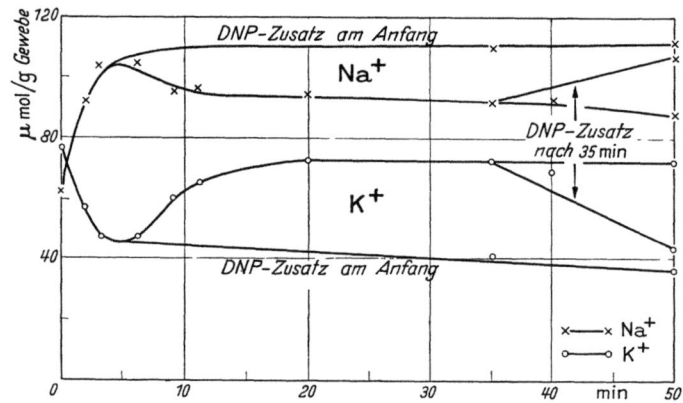

Abb. 84. *Einfluß von 2,4-Dinitrophenol auf den K$^+$- und Na$^+$-Gehalt von Nierenschnitten* (Rindenbezirk von Meerschweinchennieren). Die Gewebsschnitte verlieren als Folge der mechanischen Schädigung während der ersten 5 min regelmäßig K$^+$ und nehmen dafür Na$^+$ auf. Bei ausreichender Sauerstoffversorgung und in Anwesenheit oxydabler Substrate wird jedoch der K$^+$-Gehalt — unter Abschiebung von Na$^+$ — schon im Laufe der nächsten 10 min weitgehend regeneriert. Dinitrophenol (2×10^{-4} Mol) blockiert diese aktive Kationenbewegung vollständig. Auch nachträglicher Zusatz von Dinitrophenol 35 min nach Versuchsbeginn hebt die Fähigkeit zur K$^+$-Stapelung und Na$^+$-Elimination auf: Der intracelluläre K$^+$-Gehalt sinkt dann wieder ab und der intracelluläre Na$^+$-Gehalt steigt erneut an. Aerobe Inkubation der Schnitte bei 37° C. (Entnommen aus R. E. DAVIES: Relations between active transport and metabolism in some isolated tissues and mitochondria. Symposia Soc. Exper. Biol. **1954**, No VIII: Active transport and secretion, S. 453—475.)

Die vorliegenden Befunde machen wahrscheinlich, daß der aktive Kationentransport energiereiches Phosphat als Energiequelle benötigt. Atmung und Glykolyse dürften daher den aktiven Kationentransport in erster Linie dadurch beeinflussen, daß sie den Vorrat an energiereichem Phosphat immer wieder ergänzen. Dagegen können die Gifte des aeroben und anaeroben

Muskelstoffwechsels diese Nachlieferung unterbinden: Schon 1930 wurde von LUNDSGAARD an monojodacetatvergifteten, tetanisch gereizten Froschmuskeln ein kompletter Zerfall von Kreatinphosphat beschrieben, der den Eintritt der elektrischen Unerregbarkeit und der Starre begleitete. Eigene Untersuchungen mit Monojodessigsäure, Cyanid und dehydrasenhemmenden Atmungsgiften haben neuerdings auch am M. rectus gesichert, daß die Insuffizienz zur Repolarisation bzw. Wiederverlängerung nach Kaliumkontrakturen in auffälliger Beziehung zu dem Verschwinden von Kreatinphosphat steht. LING und GERARD (1949b) kamen am M. sartorius zu ganz ähnlichen Ergebnissen: Monojodessigsäure, Arsenit, Selenit und Malonat führten auch hier bei tetanischer Reizung gleichzeitig zu einer Erschöpfung des Kreatinphosphatspeichers und zu einem Stop der Repolarisationsprozesse [vgl. auch HENRIQUES und LUNDSGAARD (1931)]. *Wann bei einem arbeitenden Muskel die Fähigkeit zur Repolarisation und mechanischen Wiederaufladung erlischt, ist also wahrscheinlich eine Bilanzfrage, die durch den Verbrauch und durch die Nachlieferung von Kreatinphosphat bestimmt wird.*

Auf dieser Basis erklärt sich auch, warum die Fähigkeit des M. rectus zur Erschlaffung — beim gleichen Grad der Stoffwechselhemmung — nach einer Serie von Kaliumkontrakturen eher erlischt als nach einer Serie von Acetylcholinkontrakturen (vgl. S. 88); denn bei einer KCl-Kontraktur (0,765%ige KCl-Lösung, 20° C, 1 min Einwirkungszeit) zerfällt erheblich mehr Kreatinphosphat (etwa 4,5 μMol/g Muskel) als bei einer Acetylcholinkontraktur (Konzentration 1:100000, 20° C, 1 min Einwirkungszeit). Kaliumkontrakturen führen daher unter den angegebenen Versuchsbedingungen eher zu einer Erschöpfung der Kreatinphosphatvorräte als Acetylcholinkontrakturen. Andererseits wird verständlich, warum die Wiederverlängerung nach Kaliumkontrakturen durch Anoxie und Cyanid weniger stark beeinträchtigt wird als durch Monojodessigsäure bzw. dehydrasenhemmende Atmungsgifte (vgl. S. 88); denn Anoxie und Cyanid können die Bildung von energiereichem Phosphat in Froschmuskeln nicht so vollständig unterbinden, wie dies bei Einwirkung stärkerer Konzentrationen von Monojodessigsäure bzw. dehydrasenhemmenden Atmungsgiften der Fall ist.

Man wird nach diesen Ergebnissen nicht fehl gehen, wenn man in der Spaltung von Kreatinphosphat einen restitutiven Prozeß vermutet, dessen auslösende Ursache in der Depolarisation der Membran liegt und dessen Zweck die Wiederherstellung des Ruhepotentials ist. Eine wesentliche Stütze für diese Auffassung ergibt sich aus dem Verhalten von normalen Froschmuskeln bei Steigerung der extracellulären K$^+$-Konzentration: Wie in den vorausgehenden Kapiteln schon besprochen, wird jede Erhöhung von K_e mit einer aktiven K$^+$-Aufnahme durch die Muskelfasern — vermutlich unter Abschiebung von Na$^+$ — beantwortet. Die Muskelfasern können auf diese Weise die Steilheit des K$^+$-Gradienten in der Membran (und damit die Höhe des Potentials) trotz des Anstieges von K_e in begrenztem Maße verteidigen. *Es ist dementsprechend zu erwarten, daß bei Steigerung von K_e die gleichen Mechanismen des aktiven Kationentransports schon im nichtkontrahierten Muskel in Gang gesetzt werden, die sonst nur als Folge der mechanischen Aktivität zur Beobachtung kommen.* Dies trifft tatsächlich zu: Jeder stärkere Anstieg von K_e über den Normalwert der Ringerlösung hinaus führt — ohne daß die für eine Kaliumkontraktur erforderliche Schwellenkonzentration erreicht zu werden braucht — zu einer Erhöhung des Sauerstoffverbrauchs, zu einer Steigerung der Milchsäurebildung bzw. zu einem Zerfall von Kreatinphosphat [HEGNAUER, FENN und COBB (1934), NACHMANSOHN, WAJZER und MARNAY (1936)]. Ebenso steigt die Wärmebildung bei Erhöhung von K_e in völlig erschlafften Muskeln erheblich an; SOLANDT fand z. B. im HILLschen Laboratorium bei Anwendung einer Ringerlösung mit 8fachem Kaliumgehalt einen Anstieg der aeroben Wärmebildung ruhender Froschmuskeln aufs 10fache der Norm. Auch in eigenen

Versuchen am M. rectus wurde häufig bei 60 mg-% K$^+$ eine Abnahme von Kreatinphosphat beobachtet, während die Schwellenkonzentration für die Kaliumkontraktur bei 80 mg-% lag. Die Kaliumkontraktur tritt also anscheinend bei stärkerer Erhöhung von K$_e$ nicht deshalb ein, weil energiereiches Phosphat abgebaut wird, sondern weil — trotz der gesteigerten Umsetzung von energiereichem Phosphat — das Ruhepotential gegen die Störung von außen nicht mehr behauptet werden kann. Von Interesse ist auch, daß der Zerfall von Kreatinphosphat in einer isotonischen KCl-Lösung schnell zum Stillstand kommt; nach 30 min Aufenthalt in einer 0,765%igen KCl-Lösung findet man dann in einem Froschrectus wieder normale Kreatinphosphatwerte. Der Stop im Abbau von Kreatinphosphat ist vermutlich auf einen Stillstand der aktiven K$^+$-Aufnahme (und Na$^+$-Abschiebung) zurückzuführen; denn in einer isotonischen KCl-Lösung wird sich die Kapazität zur intracellulären K$^+$-Speicherung rasch erschöpfen.

Alle diese Befunde sprechen dafür, daß die restitutiven Stoffwechselprozesse im Muskel in den Grundzügen nach folgendem Schema ablaufen:

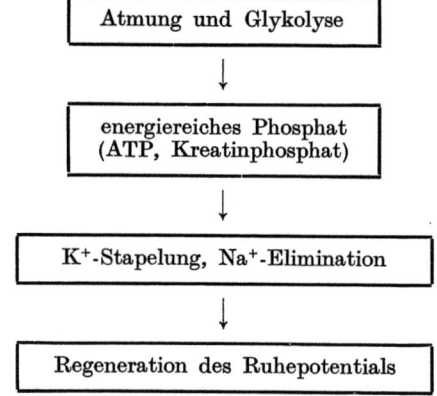

Diese Reaktionsfolge ist nicht auf den tätigen Muskel beschränkt; denn auch bei der Erregung nichtcontractiler Organe wird Kreatinphosphat gespalten. Dies gilt z. B. für den Nerven [ENGEL und GERARD (1935), GERARD und TUPIKOVA (1938)], für das Gehirn [STONE, WEBSTER und GURDJIAN (1945), MCILWAIN (1952), MCILWAIN und GORE (1953)] sowie für die elektrischen Organe elektrischer Fische [KISCH (1930), NACHMANSOHN, COX, COATES und MACHADO (1943), NACHMANSOHN, COATES, ROTHENBERG und BROWN (1946)]. Auch hier dürften die Kreatinphosphat-Umsetzungen im Dienste der restitutiven Kationen-Trennung, d. h. der Regeneration des Ruhepotentials stehen. Jede Erschöpfung des Kreatinphosphatspeichers äußert sich daher in einem kritischen Absinken der elektrischen Energieproduktion.

Die Kreatinphosphatbestände im elektrischen Organ von Electrophorus electricus sind unter Umständen noch höher als in quergestreiften Muskeln, während der „labile Adenosin-P" bzw. ATP (0,2—0,4 mg P$_2$O$_5$/g Gewebe) an die Werte des Muskels heranreicht. Die mittlere Abnahme von Kreatinphosphat bei elektrischer Reizung betrug in den Versuchen von NACHMANSOHN, COX, COATES und MACHADO 0,0033 μMol/Impuls/g elektrisches Organ. Auch diese Zahl nähert sich den am Muskel ermittelten Werten; denn im Froschrectus wurde von uns bei 1 min tetanischer Reizung (Frequenz 12/sec, Temperatur 0° C, Versuchsanordnung wie in Abb. 92) ein mittlerer Abbau von etwa 0,01 μMol Kreatinphosphat/Impuls/g Muskel festgestellt. Bei 20° C und 15 sec tetanischer Reizung erhöhte sich der Zerfall etwa aufs 4fache. In 1 g Froschrectus dürfte demnach unter vergleichbaren Reizbedingungen je Impuls nur etwa 3—12mal mehr Kreatinphosphat abgebaut werden als im elektrischen Organ.

Besonderes Interesse verdienen in diesem Zusammenhang die quantitativen Beziehungen zwischen der elektrischen Leistung des elektrischen Organs und den gleichzeitig umgesetzten Mengen Kreatinphosphat: Nach Ergebnissen von NACHMANSOHN, COX, COATES und MACHADO (1943) wird nämlich bei einer längeren Serie von elektrischen Schlägen ein Energiebetrag freigesetzt, der etwa 25—50% der chemischen Spaltungsenergie des abgebauten Kreatinphosphates ausmacht. *Im elektrischen Organ von Electrophorus electricus wird also offenbar aus energiereichem Phosphat mit 25—50% Nutzeffekt elektrische Arbeit gewonnen.* Die Vermutung ist naheliegend, daß die elektrizitäts-produzierenden Elementarvorgänge in den elektrischen Platten nicht nur qualitativ, sondern auch quantitativ mit den repolarisierenden Prozessen in den Muskelfasern übereinstimmen. In der muskelphysiologischen Literatur ist die Spaltung von Kreatinphosphat bislang kaum mit der Wiederaufladung der „Kaliumbatterie" in Zusammenhang gebracht worden. Statt dessen wurde meist angenommen, Kreatinphosphat diene der Wiederauffüllung des ATP-Speichers, dem die Kontraktionsenergie unmittelbar entstamme. *Die vorliegenden Ergebnisse weisen aber jetzt auf die andere Möglichkeit hin, daß die Spaltung von energiereichem Phosphat zu dem Zweck erfolgt, die Fasern — vergleichbar einem Kondensator — immer wieder elektrisch aufzuladen und so in den verlängerten, kontraktionsbereiten Zustand zurückzuversetzen.* Der Stoffwechsel des Muskels hätte in diesem Falle prinzipiell die gleichen Funktionen zu erfüllen, wie der Stoffwechsel im Nerven und Gehirn sowie im elektrischen Organ elektrischer Fische, wo die Elektrizitätsproduktion, d. h. die Restitution der im erregten Zustand eintretenden elektrischen Ladungsverluste die eigentliche Aufgabe des Betriebsstoffwechsels darstellt. Die Besonderheit der Muskelfaser würde dann nur darin bestehen, daß sie auf die elektrischen Ladungsveränderungen (bzw. auf die K^+- und Na^+- Bewegungen) mit mechanischen Zustandsänderungen reagiert.

d) Zur Theorie der restitutiven Kationentrennung.

Der Kaliumspeicher kann selbstverständlich nur dann als Energiequelle für die Kontraktion in Betracht gezogen werden, wenn auch die Wiederauffüllung durch den Stoffwechsel mit genügender Intensität erfolgt. Dies würde erfordern, daß der restitutive Muskelstoffwechsel mit einer großen Zahl von Teilphasen im Dienste der Kationentrennung steht und dabei mit hohem Nutzeffekt osmotische Arbeit leistet. Die speziellen Mechanismen, mit deren Hilfe die Muskel- und Nervenfasern K^+- und Na^+-Ionen unter Energieaufwand gegen das Konzentrationsgefälle verschieben, sind noch nicht voll aufgeklärt. Bekannt sind nur einige Grundtatsachen, nämlich

a) daß der Kohlehydratstoffwechsel bzw. energiereiche Phosphorsäureester entscheidend beteiligt sind,

b) daß auch die Carboanhydrase für den aktiven Kationentransport Bedeutung hat [vgl. DAVIES und KREBS (1952)],

c) daß sich die intracelluläre Akkumulation von K^+ wahrscheinlich im Austausch gegen H^+ vollzieht.

Nach der Auffassung von NETTER (1934) wird durch den Stoffwechsel ein Diffusionsgefälle für H^+-Ionen aus der Muskel- und Nervenfaser nach außen erzeugt. Ein solcher Strom positiver Valenzen kann aber nur nach außen fließen, wenn dafür — durch den gleichzeitigen Eintritt einer äquivalenten Menge positiver Teilchen ins Zellinnere — Ersatz geschaffen wird. Dabei dürften sich die H^+-Ionen vor allem gegen K^+-Ionen austauschen; denn die stark hydratisierten Na^+-Ionen können nur schwer von außen in die Fasern eindringen (vgl. S. 49).

Eine ins einzelne gehende Theorie der restitutiven Kationenverschiebungen im Nerven und Gehirn wurde 1952 von DAVIES und KREBS aufgestellt. Auch diese Autoren sehen die primäre Bildung von H^+ bzw. OH^--Ionen durch den Stoffwechsel und den nachfolgenden Austausch gegen andere äquivalente Kationen bzw. Anionen als das Grundprinzip des aktiven Ionentransports an. Ausgangspunkt der DAVIES-KREBSschen Theorie waren Studien über die Bildung der Magensalzsäure in den Belegzellen. Hier kommt es offenbar zu einer Spaltung von Wasser in H^+- und OH^--Ionen. Die H^+-Ionen werden dann zusammen mit Cl^- ins Lumen des Magens abgegeben, während äquivalente Mengen HCO_3^- (entstanden aus $OH^- + CO_2$) ins Blut übertreten [CRANE, DAVIES und LONGMUIR (1948)].

Die nächstliegende Erklärung war, daß jede Zelle, die durch das Cytochromsystem atmet, einen Mechanismus besitzt, der aus dem Wasserstoff des Substrats bzw. aus Wasser dauernd H^+ und OH^- wie folgt bildet:

$$4\,Fe^{+++} + 4\,H = 4\,Fe^{++} + 4\,H^+$$
$$4\,Fe^{++} + O_2 + 2\,H_2O = 4\,Fe^{+++} + 4\,OH^-. \qquad (I)$$

Auf diese Weise können beim Abbau von Glucose intermediär $24\,H^+$ und $24\,OH^-$-Ionen entstehen:

$$C_6H_{12}O_6 + 6\,O_2 + 18\,H_2O = 6\,CO_2 + 24\,H^+ + 24\,OH^-. \qquad (II)$$

Beide Ionensorten sind getrennt zu erhalten, wenn die Produktion von H^+ und OH^- an verschiedenen Fe-Atomen in der Kette eisenhaltiger Atmungsfermente (Cytochrome, Cytochromoxydase) erfolgt und die Entstehungsorte in den Belegzellen durch eine für H^+ und OH^- impermeable Struktur gegeneinander abgegrenzt werden. Die OH^--Ionen müssen sich dann mit CO_2 — unter katalytischer Beschleunigung durch die Carboanhydrase — zu HCO_3^- umsetzen, während die H^+-Ionen für die Abgabe in den Magen zur Verfügung stehen; eine Blockierung der Carboanhydrase hebt die Salzsäureproduktion auf [DAVIES und EDELMAN (1951)].

Dieses relativ einfache Bild war jedoch mit 2 Beobachtungen nicht in Einklang zu bringen:

a) Dinitrophenol kann die Salzsäureproduktion völlig unterdrücken.

b) Auf 1 Molekül verbrauchten O_2 können etwa $12\,H^+$ sezerniert werden. Die Oxydation von 1 Molekül Glucose liefert also in der Magenschleimhaut nicht 24, sondern maximal $72\,H^+$-Ionen [CRANE und DAVIES (1951)].

Es ergab sich hieraus der Schluß, daß die aus der Substratoxydation nach Formel (II) zu beziehenden H^+-Ionen nur $1/3$ der tatsächlich produzierten H^+-Ionen decken können. Für die restlichen $2/3$ kommt daher als Ausgangsmaterial nur H_2O in Frage. Diese zusätzliche Spaltung von Wasser in H^+ und OH^- benötigt jedoch Energie, die aus dem Vorrat an energiereichen Phosphorsäureestern bestritten werden dürfte. Für eine solche Annahme spricht vor allem die Hemmbarkeit der H^+-Produktion durch Dinitrophenol. Auf Grund weiterer Überlegungen, deren detaillierte Diskussion nicht im Rahmen dieses Kapitels erfolgen kann, schreiben DAVIES und KREBS *der Adenosintriphosphorsäure eine Schlüsselstellung bei der Bildung der H^+-Ionen zu.*

Die Aufklärung der genauen Relationen zwischen dem O_2-Verbrauch und der H^+-Produktion in der Magenschleimhaut stellte zum erstenmal auch die Theorie des aktiven Kationentransports auf eine quantitative Grundlage; denn man kann wohl annehmen, daß auch die zur Konzentrierung anderer Kationen benötigten H$^+$-Ionen nach einem ähnlichen Mechanismus und in ähnlicher Menge wie in den Belegzellen der Magenschleimhaut gebildet werden können. *Durch das Verhältnis 1 Molekül Glucose/72 H$^+$ sind daher nach* DAVIES *und* KREBS *auch die optimalen Möglichkeiten für die K$^+$-Stapelung in Nerv, Muskel und anderen Zellen gegeben.* So erklärt sich auch, daß Dinitrophenol und Carboanhydrase-Inhibitoren die K$^+$-Stapelung in verschiedenen Geweben ebenso hemmen können wie die Salzsäureproduktion im Magen. Da der oxydative Abbau von 1 Mol Glucose (bei einem P/O von 3) 36 Mol energiereiches Phosphat liefert, würde sich folgende Relation ergeben:

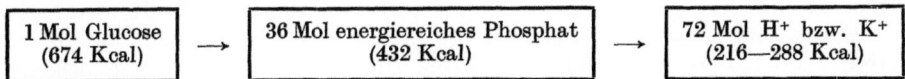

Auf 1 Mol energiereiches Phosphat, z. B. Kreatinphosphat, würden also jeweils 2 Mol K$^+$ (unter Abschiebung von Na$^+$) intracellulär fixiert werden können. Auch im Magen sehen DAVIES und OGSTON (1950) das Verhältnis 1 Kreatinphosphat/2 H$^+$ vor. Es ist in diesem Zusammenhang von Interesse, daß sich bei Schädigungen des Muskels der Gehalt an Kreatin, Phosphor und Kalium tatsächlich im Verhältnis 1:1:2 zu verändern scheint [MYERS und MANGUN (1940)].

Der optimale Nutzeffekt der restitutiven Kationentrennung läßt sich nach der DAVIES-KREBSschen Theorie einfach abschätzen: Die Verbrennungswärme von 1 Mol Glucose beträgt 674 Kcal, während 36 Mol energiereiches Phosphat (1 Mol = 12 Kcal) mit 432 Kcal angesetzt werden können (= 64% der Verbrennungswärme der Glucose). Andererseits sind — nach dem auf S. 38 berechneten Kalium-Arbeitsäquivalent — für die Rückbindung von 1 Mol K$^+$ (unter Abschiebung von Na$^+$) 3—4 Kcal erforderlich, d. h. 216—288 Kcal für 72 Mol K$^+$ (= 32—43% der Verbrennungswärme der Glucose). Die Wiederauffüllung des Kaliumspeichers würde also mit einem optimalen Nutzeffekt von 30—40% erfolgen können, während der mechanische Wirkungsgrad des Muskels bekanntlich bei 20—25% liegt. Unter Verwendung eines etwas ungünstigeren Kalium-Arbeitsäquivalents wurde schon früher [FLECKENSTEIN (1947)] berechnet, daß 1 Mol Glucose in der Erholungsphase für die intracelluläre Bindung von etwa 75 g-Ion K$^+$ und für die Abschiebung von 75 g-Ion Na$^+$ in den Extracellulärraum genügen müsse, wenn die Kontraktionsenergie dem Kaliumspeicher entstamme. Das theoretische Maximum der Kaliumstapelung nach DAVIES und KREBS trägt dieser Forderung nunmehr Rechnung. Als Minimum wäre bei einem mechanischen Wirkungsgrad des Muskels von 25% das Verhältnis 1 Molekül Glucose/42—56 K$^+$ zu postulieren.

Es ist anzunehmen, daß das Prinzip der Kationenkonzentrierung im Austausch gegen H$^+$ allgemeine Gültigkeit besitzt. Auch die Zellen der Nierentubuli produzieren z. B. H$^+$-Ionen und können dafür Na$^+$, K$^+$ und NH$_4^+$ gegen das Konzentrationsgefälle verschieben. Carboanhydrase-Inhibitoren unterdrücken auch im Tubulus die H$^+$-Sekretion und hemmen gleichzeitig die aktiven Kationenbewegungen [PITTS (1950), BERLINER, KENNEDY und ORLOFF (1951), TAGGART (1950), FERGUSON (1951)]. Noch augenfälliger ließ sich der Austausch von H$^+$ gegen K$^+$ an Hefe demonstrieren: Auf ein erhöhtes extracelluläres K$^+$-Angebot in einer KCl-Lösung reagieren Hefezellen mit einer intracellulären K⁺-Speicherung. Gleichzeitig damit tritt eine Säuerung der extracellulären Flüssigkeit ein und der p_H-Wert kann unter Umständen bis auf 1,5 absinken; das Innere der Hefezellen wird dagegen alkalisch [CONWAY und BRADY (1950), CONWAY, BRADY und CARTON (1950)].

Die vorliegenden Ergebnisse bieten viele Ansatzpunkte zur weiteren experimentellen Klärung des aktiven Kationentransports unter besonderer Berücksichtigung der Nutzeffekte. Sehr wichtig erscheint auch das weitere Studium der speziellen Verknüpfung der K⁺- und Na⁺-Bewegungen; denn es ist bis heute nicht entschieden, ob Na⁺ infolge einer aktiven Konzentrierung von K⁺ aus der Zelle verdrängt wird, oder ob die Abschiebung von Na⁺ durch einen besonderen Mechanismus erfolgt. Sicher ist, daß beide Prozesse normalerweise eng gekoppelt sind und daß im allgemeinen K⁺ und Na⁺ gleichzeitig und in äquivalenter Menge gegen ihre Gradienten verschoben werden. Trotzdem sind Fälle bekannt, die gegen einen obligatorischen Zusammenhang zu sprechen scheinen [CONWAY und HINGERTY (1948), HAYWARD und SCOTT (1953)]. Unklar ist auch noch die häufig postulierte Existenz spezifischer „Carrier", die unter Umständen den Durchtritt von K⁺ und Na⁺ durch die Membran katalysieren [vgl. hierzu RUMMEL (1953)].

II. Ist Adenosintriphosphat die unmittelbare Quelle der Kontraktionsenergie?

Die beiden vorausgegangenen Kapitel führen an das kritischste der zu besprechenden Probleme heran: *Dieses besteht — auf einfachsten Nenner gebracht — in der Alternativfrage, ob die Umsetzungen von energiereichem Phosphat (ATP, Kreatinphosphat) als Ursache und direkte Energiequelle der Kontraktion zu gelten haben oder als Restitutionsprozeß.* Die erste Möglichkeit deckt sich mit den konventionellen Vorstellungen. Für die zweite Möglichkeit sprechen die neuen Erkenntnisse über die Rolle der energiereichen Phosphorsäureester beim aktiven Kationentransport bzw. bei der Repolarisation.

Eine Entscheidung ist nur durch das genaue Studium des Phosphatstoffwechsels im lebenden Muskel unter *möglichst natürlichen Kontraktionsbedingungen* zu erreichen. Die konventionelle „ATP-Theorie" der Kontraktion ist gerade in dieser Hinsicht ungenügend fundiert:

1. Eine Spaltung von ATP im lebenden Muskel wurde bisher nur bei sehr unphysiologischen Dauerverkürzungen beobachtet, z. B. bei der Starreverkürzung durch Wärme, Chloroform, Monojodacetat, Natriumfluorid, Anoxie sowie bei erschöpfender Reizung [LOHMANN (1928c), LUNDSGAARD (1930b), DEUTICKE und HOLLMANN (1939), LIPMANN (1930), EMBDEN, HEFTER und LEHNARTZ (1930)]. Bei Einzelzuckungen und im Tetanus waren dagegen bisher keine direkten Hinweise auf einen ATP-Zerfall zu erhalten [vgl. LOHMANN (1928c, 1930, 1934), EGGLETON und EGGLETON (1929), SACKS (1943, 1944)].

2. Die Vorstellung, daß die Spaltungsenergie von ATP direkt auf das contractile System übertragen werde, stützt sich im wesentlichen auf Befunde, die an toten Systemen, z. B. an wasser-glycerin-extrahierten Fasern, künstlich hergestellten Actomyosin-Fäden sowie an Actomyosin-Gelen gewonnen wurden [vgl. ENGELHARDT (1942), SZENT-GYÖRGYI und Mitarbeiter (1948), H. H WEBER (1951, 1952), KUSCHINSKY und TURBA (1950)]. Es ist fraglich, ob diese Reaktionen zwischen ATP und den contractilen Proteinen

für den natürlichen Kontraktionsakt entscheidend sind; denn im lebenden Muskel ist ein Hemmfaktor enthalten (MARSH-BENDALL-Faktor), der erst durch langdauernde Extraktion entfernt werden muß, bevor ATP kontrahierend wirkt. Bei nachträglichem Zusatz dieses — noch nicht genügend identifizierten — Inhibitors wird die ATP-Spaltung wasserglycerin-extrahierter Fasern wieder unterdrückt [vgl. MARSH (1951), BENDALL (1952)].

3. Die von der ATP-Theorie postulierte Spaltung von ATP zu ADP $+PO_4$ konnte mit den bisher verfügbaren chemischen Methoden im lebenden Muskel nicht direkt erfaßt werden. Mit dem klassischen LOHMANNschen Hydrolyseverfahren (7 min Hydrolyse der Trichloressigsäureextrakte aus Muskulatur in n-HCl bei 100° C) wurden z. B. die Ausgangssubstanz (ATP) und das Endprodukt (ADP) der interessierenden Reaktion als „labiler Adenosin-P" bzw. „Pyrophosphat-P" stets gemeinsam bestimmt [LOHMANN (1928a, b)].

Auch HILL (1950) hat auf Grund solcher Bedenken zu einer kritischen Überprüfung der ATP-Theorie am lebenden Muskel unter natürlichen Kontraktionsbedingungen aufgefordert und betont „There is no direct evidence that the breakdown of ATP ever occurs in living muscle except under conditions of extreme fatigue verging on rigor".

a) Die Methodik der papierchromatographischen Trennung von ATP, ADP und anderen Phosphorverbindungen des Muskels.

Der erste Schritt zur Klärung der vorliegenden Probleme mußte in der Ausarbeitung einer neuen Methode bestehen, die eine getrennte Mikrobestimmung von ATP, ADP und von anderen Phosphorsäureestern des Muskels gestattet. Dies gelang durch Anwendung der Papierchromatographie in Zusammenarbeit mit dem KREBSschen Institut in Sheffield[1] auf der Basis des ursprünglichen Verfahrens von EGGLESTON und HEMS (1952) [vgl. FLECKENSTEIN und JANKE (1953), FLECKENSTEIN, JANKE, DAVIES und KREBS (1954)]. Die Untersuchungen wurden wieder am isolierten M. rectus abdominis (Gewicht 100—200 mg) von Temporarien, Esculenten und Kröten durchgeführt. Die prinzipiellen Arbeitsgänge sind kurz zusammengefaßt:

1. Gewinnung der Muskelextrakte.

Pulverisierung des in flüssigem Stickstoff gefrorenen M. rectus in einem tiefgekühlten kleinen Mörser und 3 min Extraktion des Muskelpulvers mit 2 ml 5%iger Trichloressigsäure von 0° C. Abtrennung der Muskelbestandteile durch 1 min Zentrifugieren und Aufbewahrung der überstehenden „Muskelextrakte" in gefrorenem Zustand bei —18° C in einer Tiefkühltruhe. Die weitere Verarbeitung der Extrakte erfolgt am besten schon innerhalb 1 Std nach der Herstellung. Bei tagelanger Aufbewahrung wird auch bei —18° C eine Abnahme von ATP zugunsten von ADP beobachtet.

2. Vorbereitung des Papiers (nach EGGLESTON und HEMS).

WHATMAN-Papier Nr. 1 (Größe 19×45 cm) wird zuerst 30 min in eine 0,5%ige wäßrige Lösung von äthylendiamintetraessigsaurem Natrium (durch NaOH-Zusätze auf p_H 8,5 gebracht) eingelegt und dann 6mal hintereinander je 10 min mit reichlich Aqua dest. gewaschen. Die Trocknung erfolgt mit Warmluft. Solche Papiere enthalten weniger Phosphat und störende Schwermetallionen als unbehandelte.

---

[1] Die Untersuchungen wurden vom Verfasser auf Anregung von Herrn Prof. Dr. H. A. KREBS und Dr. R. E. DAVIES im Frühjahr 1952 in der Unit for Research in Cell Metabolism, British Medical Research Council, Dept. of Biochemistry, University of Sheffield zusammen mit R. HEMS begonnen und dann in Heidelberg fortgeführt. Der Dank des Verfassers gilt außer Herrn Prof. Dr. H. A. KREBS und Dr. R. E. DAVIES auch der Deutschen Forschungsgemeinschaft für die Förderung dieser Studien.

3. Auftropfen des Muskelextraktes.

An die Startlinie werden übereinander jeweils 20 Tropfen zu 5 mm^3 (insgesamt 100 mm^3) gegeben. Jeder Tropfen wird im kalten Luftstrom von 3 Föhnen (Distanz 25 cm) 2—3 min auf dem Papier getrocknet, ehe der nächste Tropfen an die gleiche Stelle gesetzt wird. Zur Abmessung der Tropfen dient eine „Agla Micrometer Syringe" (Burroughs Wellcome & Co., Beckenham, Kent, England) mit einem garantierten Fehler von $\pm 0{,}05$ mm^3 bei einer Menge von 10 mm^3. Die Extrakte werden jeweils erst unmittelbar vor dem Aufziehen in der Spritze aufgetaut und dann in der Spritze in eisgekühltem Zustand gehalten.

4. Trennungsgang im I. Lösungsmittel (nach EGGLESTON und HEMS).

Zur Trennung der P-Verbindungen wird im ersten Arbeitsgang Lösungsmittel I (90 Teile Isopropyläther + 60 Teile 85—90%ige Ameisensäure) 4—5 Std „aufsteigend" bei 18—20° C verwendet. Dabei bleiben ATP und ADP an der Startlinie zurück, während AMP sich nur wenig von der Startlinie entfernt. Anorganisches Phosphat wandert dagegen innerhalb 4—5 Std etwa 8—10 cm von der Startlinie weg. Phosphorsäureester, die sich nach EGGLESTON und HEMS zwischen Startlinie und anorganischem Phosphat lokalisieren, sind Glucose-1-Phosphat, Glucose-6-Phosphat, Fructose-1,6-Diphosphat, Phosphoglycerinsäure und Pyrophosphat. Die P-Verbindungen zwischen Startlinie und anorganischem Phosphat lassen sich zum Teil besser abgrenzen, wenn durch längere Einwirkung des I. Lösungsmittels (z. B. 8 Std) die Distanz zwischen Startlinie und anorganischem Phosphat zunimmt.

5. Trennungsgang im II. Lösungsmittel (modifiziert nach EGGLESTON und HEMS).

Nach gründlicher Trocknung der Papiere bei Zimmertemperatur wird das II. Lösungsmittel (240 Teile n-Propylalkohol, 120 Teile Ammoniak (25%ig, spezifisches Gewicht 0,91), 40 Teile Aqua dest., enthaltend 0,8 ml $^1/_{10}$ Mol wäßrige Lösung von äthylendiamintetraessigsaurem Natrium) für 24 Std „absteigend" zur Anwendung gebracht. Die Temperatur wird dabei durch eine elektrische Heizanlage mit Temperaturrelais auf 25° C bzw. 28° C einreguliert. Dieser Arbeitsgang dient der Trennung von ATP, ADP und AMP. AMP wandert im II. Lösungsmittel innerhalb 24 Std etwa 10 cm von der Startlinie weg; etwas langsamer bewegt sich ADP, noch langsamer ATP.

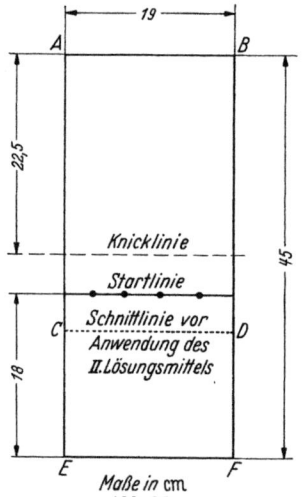

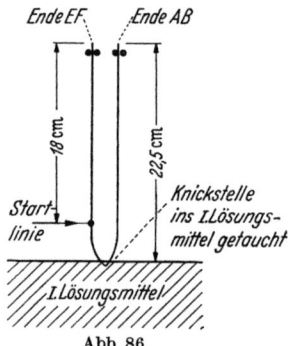

Abb. 85. Papier vor Anwendung des I. Lösungsmittels. An der Startlinie wurden jeweils in doppelter Ausfertigung 100 mm^3 (20 × 5 mm^3) Muskelextrakt meist von einem kontrahierten M. rectus sowie von einem paarigen, verlängerten Kontrollrectus aufgetragen. An einer 5. Stelle wurde im allgemeinen eine Testlösung von ATP bzw. ADP aufgetropft. [Nach FLECKENSTEIN und GERLACH (1953).]

Abb. 86. Anwendung des I. Lösungsmittels. Die Knickstelle taucht ins I. Lösungsmittel ein. Nach der Einwirkung des I. Lösungsmittels wird Teil CDEF des Papiers abgeschnitten. Das II. Lösungsmittel kommt nur an Teil ABCD „absteigend" zur Anwendung. [Nach FLECKENSTEIN und GERLACH (1953).]

Im Gegensatz zu der ursprünglichen Methode von EGGLESTON und HEMS wandert das II. Lösungsmittel in der entgegengesetzten Richtung wie das I. Lösungsmittel. In Abb. 85 und Abb. 86 ist die jetzige Methode schematisch dargestellt: Abb. 85 gibt das Papier vor der Anwendung des I. Lösungsmittels wieder; Abb. 86 zeigt das Eintauchen der Knickstelle ins I. Lösungsmittel. Anorganisches Phosphat wandert bei dieser Anordnung von der Startlinie aufsteigend gegen das Ende EF des Papiers. Vor Anwendung des II. Lösungsmittels wird dann Teil *CDEF* des Papiers parallel zur Startlinie — und in etwa 4 cm Abstand davon — abgeschnitten. Anorganisches Phosphat und eventuell vorhandene Phosphoglycerinsäure, die im I. Lösungsmittel von der Startlinie weg gegen das Ende *EF* des Papier laufen, werden auf diese Weise eliminiert. Das II. Lösungsmittel wird dann am Teil *ABCD* des Papiers so zur Anwendung gebracht, daß ATP, ADP und AMP von der Startlinie absteigend auf das Ende *AB* zuwandern. Diese — einer zweidimensionalen Arbeitsweise vergleichbare — Methode hat den bedeutenden Vorteil, daß sich ATP, ADP und AMP nach Anwendung des II. Lösungsmittels in einem Abschnitt des Papiers lokalisieren lassen, der während der Anwendung des I. Lösungsmittels noch nicht mit P-Verbindungen in Berührung gekommen ist. Dies ist besonders wichtig für die Trennung von ATP und ADP nach Einbau von radioaktivem $P^{32}O_4$ in vivo. Neuerdings haben sich folgende Modifikationen des II. Lösungsmittels besonders gut bewährt: 40 ml n-Propanol, 20 ml n-Butanol, 30 ml 25% Ammoniak, 10 ml H_2O. Dieses Lösungsmittel wird 36 Std bei 25°C „absteigend" angewendet. Nach 1 Std Trocknung der Chromatogramme bei Zimmertemperatur benutzt man dann am besten für weitere 24 Std — ebenfalls in absteigender Anordnung — ein Lösungsmittel bestehend aus 35 ml n-Propanol, 25 ml n-Butanol, 30 ml 25% Ammoniak, 10 ml H_2O. Diese Methodik gibt optimale Trennungen und vermeidet das Auftreten UV-absorbierender Fronten.

6. Lokalisation von ATP, ADP und AMP im UV-Licht.

Zur UV-Photographie im Photoprintverfahren nach MARKHAM und SMITH (1949) kam Licht der Wellenlänge 260 mμ zur Verwendung (Abstand der Lichtquelle vom Chromatogrammpapier 1,25 m); das Licht wurde durch eine Quecksilberdampflampe (PL 334, Bestrahlungseinheit S 81 HP „Hanau") geliefert und durch Vorschaltung eines Kobaltsulfat-Nickelsulfatfilters (10,0 $CoSO_4 \cdot 7 H_2O$ + 35,0 $NiSO_4 \cdot 7 H_2O$ ad 100,0 H_2O) und eines Chlorgasfilters auf die gewünschte Wellenlänge gebracht. Für die Photographie wurde Agfa-Copex-Papier 21 × 29,7 benutzt.

7. Entwicklung der P-haltigen Flecke im Chromatogramm
[nach HANES und ISHERWOOD (1949)].

Zur Sichtbarmachung der P-haltigen Flecke werden die Chromatogramme mit Molybdatreagens (25 ml 4%ige Ammoniummolybdatlösung, 5 ml 60%ige Perchlorsäure, 10 ml n-HCl, H_2O ad 100,0) besprayt und im feuchten Zustand in einem Wärmeofen 7 min einer Temperatur von 85°C zur Spaltung der Ester ausgesetzt. Die P-haltigen Stellen im Papier erscheinen dann als tiefblaue Flecke, sobald die Chromatogramme — nach kurzer Behandlung mit Wasserdampf — in eine Schwefelwasserstoffatmosphäre gebracht werden. Die blauen Flecke kommen auch ohne Wasserdampf und Schwefelwasserstoffbehandlung bei einfacher Bestrahlung (10 min) mit UV-Licht unter einer Analysenquarzlampe zum Vorschein. Unmittelbar anschließend wird die Identifizierung und Markierung der einzelnen P-Fraktionen unter Heranziehung der UV-Photographien vorgenommen. Bei längerem Warten können die blauen Flecke — besonders in feuchter Luft — abblassen oder durch Bläuung des ganzen Papiers undeutlich werden.

8. Resistenztest mit Ammoniakdampf [nach FLECKENSTEIN, GERLACH und JANKE (1953)].

Bei der Entwicklung der P-haltigen Flecke geben auch die schwer spaltbaren Phosphorsäureester (Adenylsäure, Inosinsäure, Glucose-6-phosphorsäure, Fructose-1,6-diphosphorsäure) eine Blaufärbung; die blauen Flecke werden jedoch in wenigen Sekunden wieder ausgelöscht, wenn man sie in Ammoniakdampf (z. B. unmittelbar über eine geöffnete Ammoniakflasche) hält. Im Gegensatz dazu gibt der anorganische P sowie der — durch 7 min Erhitzung auf 85°C aus ATP und ADP abgespaltene — labile Adenosin-P eine gegen Ammoniak resistente Blaufärbung. Auch die Blaufärbung an der Stelle von ATP und ADP wird größtenteils durch Ammoniakdampf ausgelöscht, wenn nach dem Besprayen mit Molybdatreagens keine Erhitzung auf 85°C durchgeführt worden ist. Nur der hydrolytisch abgespaltene Phosphor ist in der Lage, eine durch Ammoniak nicht beeinflußbare Blaufärbung zu verursachen. Die Ammoniakprobe kann die Identifizierung unbekannter P-Verbindungen erheblich erleichtern, da sie einen Schluß auf die Hydrolysierbarkeit erlaubt.

9. Quantitative Phosphorbestimmung.

Die Veraschung der ausgeschnittenen P-haltigen Areale erfolgt in Pyrexreagensgläsern auf feuchtem Wege mit 0,5 ml Veraschungsreagens (2 Teile 60%ige Perchlorsäure + 3 Teile 95—97%ige Schwefelsäure). Der P-Gehalt wird nach BERENBLUM und CHAIN (1938) bestimmt. Hierbei findet das Elektrocolorimeter „Elko II" von Zeiss mit Filter S 75 (Licht der Wellenlänge 750 mμ) Verwendung. Die Werte für ATP, ADP usw. werden dann direkt aus dem P-Gehalt der ausgeschnittenen Areale errechnet. Von den — für die ausgeschnittenen Areale ermittelten — Phosphorwerten muß der P-Gehalt des Papiers selbst jeweils abgezogen werden; dieser lag nach dem Durchlaufen des I. und II. Lösungsmittels anfangs bei 0,01 bis 0,03 γP/cm² Papier. Durch Verbesserung der Papierwaschung läßt sich jedoch dieser Wert fast regelmäßig bis auf 0,005 γP/cm² senken. Für die ATP- und ADP-Analysen empfiehlt es sich, den Papierphosphor in einem Bezirk in der Nähe der ATP- und ADP-Flecke zu bestimmen.

10. Fehlermöglichkeiten.

Bei der papierchromatographischen Aufarbeitung der Muskelextrakte (d. h. von Punkt 1 bzw. 3 bis zu Punkt 5 der Methode) sollen keine Pausen eingeschaltet werden. Die Trocknungszeit der Chromatogramme zwischen der Anwendung des I. und II. Lösungsmittels bzw. zwischen der 2maligen Anwendung des II. Lösungsmittels beträgt jeweils 1 Std. Auch Temperaturen über 28° C sind wegen der Labilität von ATP zu vermeiden. Aus Sicherheitsgründen ist es am besten, bei Anwendung des II. Lösungsmittels 25° C nicht zu überschreiten. Es empfiehlt sich, möglichst reine Ausgangssubstanzen für das I. und II. Lösungsmittel zu verwenden und den Isopropyläther vor Gebrauch nochmals zu destillieren. Nur die bei 67—68° C übergehende Fraktion eignet sich für papierchromatographische Zwecke.

Befunde nach Anwendung des I. Lösungsmittels.

Photographiert man die Chromatogramme von Extrakten aus dem M. rectus abdominis von Temporarien und Kröten nach 4 Std Anwendung des I. Lösungsmittels im UV-Licht, so fällt besonders die große Menge UV-absorbierender Substanz an der Startlinie auf (UV-Fleck A). Abb. 87

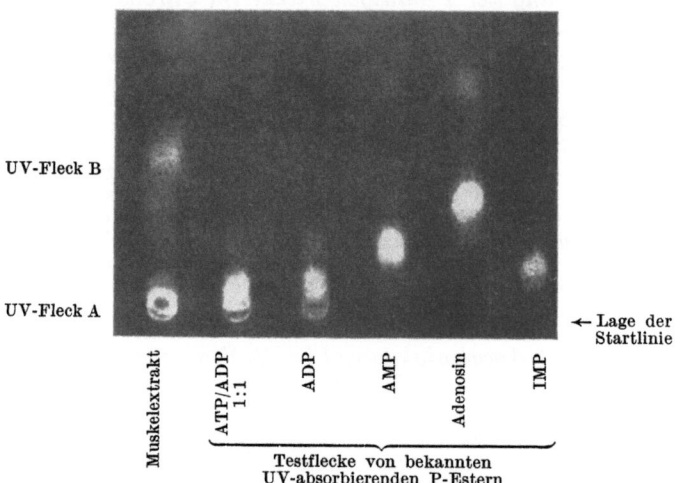

Abb. 87. UV-Photographie eines Chromatogramms vom Temporarienrectus und von mehreren UV-absorbierenden Testsubstanzen. Der Muskelextrakt läßt an der Startlinie den UV-Fleck A und in einiger Distanz von der Startlinie den UV-Fleck B erkennen. Der Vergleich des Muskelextraktes mit verschiedenen UV-absorbierenden Adenosin- bzw. Inosinverbindungen zeigt, daß AMP, IMP und Adenosin im Muskelextrakt nicht in sichtbarer Menge vorhanden sind. [Nach FLECKENSTEIN und JANKE (1953).]

läßt erkennen, daß dieser UV-Fleck A mit der Position bekannter — ebenfalls an der Startlinie zurückbleibender — Testflecke von ATP bzw. ADP übereinstimmt. AMP (Adenylsäure), Adenosin und Inosinsäure (IMP) bewegen sich dagegen bei Anwendung des I. Lösungsmittels von der Startlinie weg. Für ihr Vorkommen im normalen Muskelextrakt ergibt sich bei Inspektion der UV-Bilder kein Anhaltspunkt. Eine andere, schwächer UV-absorbierende Stelle (UV-Fleck B) befindet sich meist etwa 4—5 cm entfernt von der Startlinie. Der UV-Fleck B ist in seiner Ausdehnung wechselnd und fehlt manchmal völlig, wie aus Abb. 88 hervorgeht; sein Phosphorgehalt liegt nicht über den P-Werten des Papiers. Der Krötenrectus zeigt den UV-Fleck B fast nie. Die Identität dieser UV-absorbierenden Substanz ist bis jetzt nicht klar; keiner der in Abb. 87 wiedergegebenen UV-absorbierenden Stoffe stimmt in seiner Position mit der Lage von UV-Fleck B überein.

Entwickelt man die Chromatogramme nach Anwendung des I. Lösungsmittels, so kommt im Bereich von UV-Fleck A an der Startlinie eine intensiv blaue Phosphorreaktion zum Vorschein (vgl. Abb. 89). Dieses phosphorhaltige Areal greift jedoch auf einen nicht mehr UV-absorbierenden Bereich in der Nähe der Startlinie über. Hier ist — in Übereinstimmung mit EGGLESTON und HEMS — mit dem Vorkommen der nicht UV-absorbierenden Stoffe Glucose-1-phosphat, Fructose-6-phosphat, Glucose-6-phosphat bzw. Fructose-1,6-diphosphat und Pyrophosphat zu rechnen. Nach Veraschung liefert dieses ganze phosphorhaltige Areal die Werte für „säurelöslichen organischen Gesamt-P" (ausgenommen Kreatin-P), die etwa 40 bis 45% des im M. rectus von Temporarien vorhandenen säurelöslichen Phosphors ausmachen.

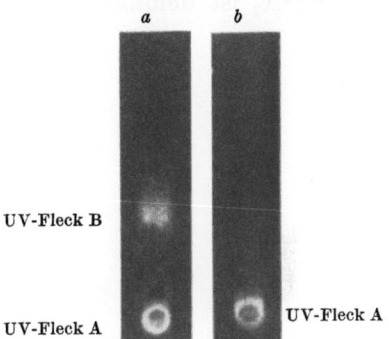

Abb. 88. Inkonstanz von UV-Fleck B im Chromatogramm des Temporarienrectus. Nach Anwendung des I. Lösungsmittels ergab die UV-Photographie bei manchen Muskelextrakten (vgl. Abb. 88b) ein völliges Fehlen von UV-Fleck B. [Nach FLECKENSTEIN und JANKE (1953).]

In erheblichem Abstand von der Startlinie (vgl. Abb. 89) stellt sich das anorganische Phosphat als dicker blauer Fleck dar; in dieser Fraktion ist die Hauptmasse des säurelöslichen Phosphors des Temporarienrectus (etwa 55—60%) enthalten. Auch Kreatinphosphat wird hierbei meist als anorganisches Phosphat erfaßt, da in den Trichloressigsäureextrakten und in dem sauren Milieu des I. Lösungsmittels eine Spaltung von Kreatinphosphat eintritt. Bei rascher Aufarbeitung der Trichloressigsäureextrakte liegt jedoch Kreatinphosphat nach Anwendung des I. Lösungsmittels — trotz stark saurer Reaktion — noch großenteils in ungespaltenem Zustand vor. Unzersetztes Kreatinphosphat wandert im I. Lösungsmittel etwas langsamer als der anorganische P, trennt sich aber in 4—5 Std nicht völlig von dem anorganischen P ab.

Im Krötenrectus ist die Verteilung des säurelöslichen Phosphors auf die beiden Hauptfraktionen gerade umgekehrt wie im Temporarien- und Esculentenrectus: 55—60% entfallen auf die Hauptfraktion „säurelöslicher organischer Gesamt-P" (ohne Kreatin-P), während die andere Hauptfraktion, bestehend aus dem echten anorganischen P + Kreatin-P im Krötenrectus, nur 40—45% ausmacht.

Befunde nach Anwendung des II. Lösungsmittels.

Die Möglichkeit, noch Bruchteile eines Gammas von ATP und ADP in den Muskelextrakten papierchromatographisch zu trennen und zu bestimmen, stellt den bedeutendsten Vorteil der neuen Methode dar: Während ATP und ADP nach Anwendung des I. Lösungsmittels als „UV-Fleck A" noch gemeinsam an der Startlinie sitzen (vgl. Abb. 87), wandern diese beiden Verbindungen im II. Lösungsmittel mit verschiedener Geschwindigkeit. Die UV-Photographie zeigt dann (vgl. Abb. 90, 95, 96) nach 24 Std bzw. 2 × 24 Std zwei getrennte absorbierende Flecke (UV-Fleck A_1 und UV-Fleck A_2); ihre Position stimmt mit der Lage bekannter ATP- und ADP-Testflecke genau überein. Beide Flecke erweisen sich als pentosehaltig (Orcinreaktion nach MEJBAUM) und geben eine kräftige Phosphorreaktion. Der ATP- und ADP-Gehalt läßt sich dann nach dem Ausschneiden und Veraschen dieser Flecken unmittelbar aus dem P-Gehalt berechnen. Bezogen auf gleiche Stärke der UV-Absorption enthält der UV-Fleck A_2 (= ADP) nur $^2/_3$ der P-Menge von UV-Fleck A_1 (= ATP). Auch bei Anwendung verschiedener Lösungsmittel erweisen sich die beiden UV-absorbierenden Flecke als chemisch einheitlich. An der Identität von UV-Fleck A_1 und A_2 ist demnach kein Zweifel möglich.

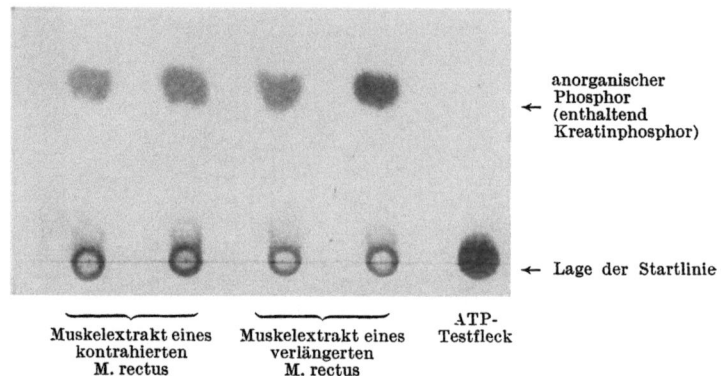

Abb. 89. Phosphorreaktion entwickelter Chromatogramme nach Anwendung des I. Lösungsmittels. [Nach FLECKENSTEIN und JANKE (1953).]

Außer ATP und ADP grenzt sich im II. Lösungsmittel noch eine andere P-haltige „Dritte Fraktion" ab [vgl. FLECKENSTEIN und JANKE (1953)], die etwas langsamer als ATP wandert und wenig oder gar nicht UV-Licht absorbiert. Es handelt sich dabei um eine leicht hydrolysierbare Verbindung, deren Identität bis jetzt noch nicht feststeht; sie findet sich in allen Chromatogrammen des Temporarien-, Esculenten- und Krötenrectus (ebenso wie im Rattenzwerchfell).

Ausgehend von 1,5 ml Muskelextrakt lassen sich folgende Fraktionen jeweils in Doppelbestimmungen analysieren:
1. Der säurelösliche Gesamt-P in 50 mm³ des Extraktes.
2. Der Kreatin-P nach der Methode von EGGLETON und EGGLETON (1929). Hierzu wird jeweils 0,5 ml Trichloressigsäureextrakt sofort nach dem Abzentrifugieren der Muskelbestandteile abgezweigt und mit Bariumhydroxyd gegen Phenolphthalein neutralisiert.
3. Die Gesamtfraktion anorganischer P + Kreatin-P. Diese Fraktion enthält auch eventuell vorhandene Phosphoglycerinsäure.
4. Der „organische Gesamt-P" (ohne Kreatin-P) im Bereich der Startlinie.
5. ATP.
6. ADP.
7. Die „Dritte Fraktion".

Die Fraktionen 3 und 4 werden nach der papierchromatographischen Trennung durch das I. Lösungsmittel bestimmt. Die Fraktionen 5, 6 und 7 nach papierchromatographischer Trennung durch das I. und II. Lösungsmittel.

b) Pharmakologische Kontrakturen ohne Veränderung der ATP und ADP-Werte.

Die ATP-Theorie der Kontraktion wird von den verschiedenen Autoren ziemlich verschieden interpretiert. Nach einer weitverbreiteten Vorstellung, die sich hauptsächlich auf den ATP-Schwund bei irreversiblen Starrekontrakturen stützt, soll die Verkürzung durch einen Abfall des ATP-

Gehalts in der Muskelfaser verursacht sein. Eine präzise Formulierung dieser Hypothese wurde von BENDALL (1951) aus der Absterbeverkürzung des Kaninchenpsoas abgeleitet: ,,The event initiating contraction following a stimulus is, therefore most likely to be the breakdown of ATP at a higher rate than it can be resynthesized from creatine phosphate." ,,It is suggested

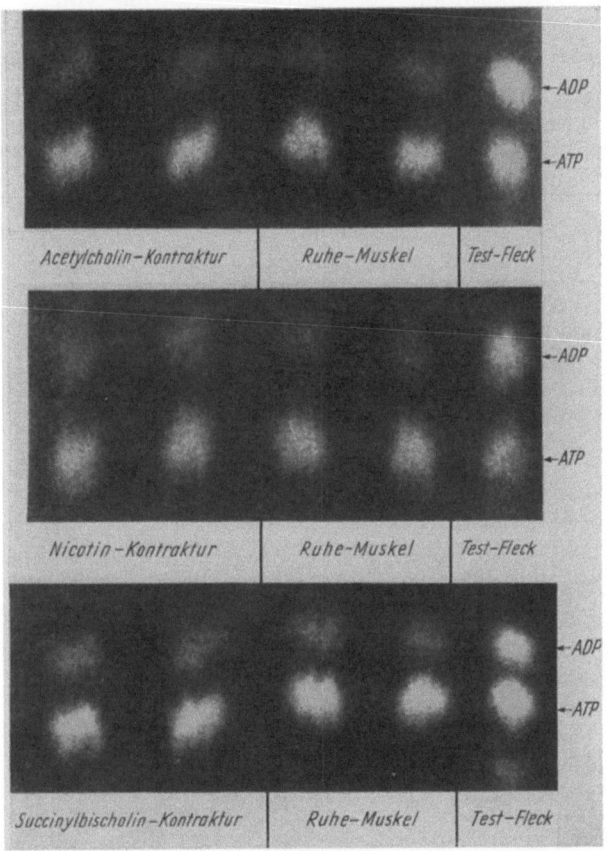

Abb. 90. UV-Bilder der Chromatogramme von 3 Muskelpaaren (M. rectus abdomin. von R. esculenta) nach Anwendung des I. und II. Lösungsmittels. Der dicke UV-absorbierende Fleck ist ATP, der schwächere Fleck darüber ist ADP. Der rechte M. rectus wurde im Ruhezustand in flüssigem Stickstoff eingefroren, der linke M. rectus wurde auf dem Gipfel der Kontraktur (Acetylcholin, Nicotin, Succinylbischolin) in flüssigen Stickstoff versenkt. Die Chromatogramme wurden als Duplikat angelegt. Die kontrahierten M. recti lassen keine Verschiebung der ATP- und ADP-Fraktionen gegenüber den erschlafften Kontrollmuskeln erkennen.
[Nach FLECKENSTEIN, JANKE, KRUSE und LECHNER (1954).]

... that disappearance of ATP from the muscle is a fundamental prerequisite for both shortening in rigor and physiological contraction proper". Die Erschlaffung soll dann infolge Wiederauffüllung des ATP-Speichers eintreten. Ähnliche Vorstellungen wurden neuerdings auf Grund von Versuchen an wasser-glycerin-extrahierten Muskeln von LORAND (1953) entwickelt: Während der Kontraktion soll ATP an Actomyosin gebunden sein und dabei dephosphoryliert werden. Die Erschlaffung soll dann während der ATP-Resynthese aus Kreatinphosphat nach folgender Reaktion vor sich gehen:

$$\text{Kreatinphosphat} + \text{ADP} \cdot \text{Actomyosin} \xrightarrow{\text{Transphosphorylase}} \text{Kreatin} + \text{ATP} \cdot \text{Actomyosin}$$
(verkürzt) (verlängert)

SZENT GYÖRGYI (1953) hat sich kürzlich im gleichen Sinne geäußert.

Für die Prüfung dieser Hypothese sind die reversiblen Dauerverkürzungen des M. rectus bei Einwirkung depolarisierender Katelektrotonica (KCl, Acetylcholin, Nicotin, Succinylbischolin usw.) besonders gut geeignet; denn der Zustand der Kontraktur müßte hier von einer langdauernden Verschiebung des Verhältnisses ATP/ADP begleitet sein. Abb. 90 zeigt als Beispiel UV-Aufnahmen der Chromatogramme von 3 verschiedenen Rectuspaaren nach Anwendung des I. und II. Lösungsmittels. Der eine Muskel war dabei jeweils mit Acetylcholin, Nicotin bzw. Succinylbischolin

Tabelle 24. *Mittelwerte für ATP, ADP und Kreatinphosphat bei verschiedenen Kontrakturen des Frosch- bzw. Krötenrectus.* Belastung 8,5 g. [Zusammengestellt nach Ergebnissen von FLECKENSTEIN und JANKE (1953), FLECKENSTEIN, JANKE und ELKE (1954) sowie FLECKENSTEIN, JANKE, KRUSE und LECHNER (1954).]

		ATP μMol/g	ADP μMol/g	$\frac{ATP}{ADP}$	Kreatin-phosphat μMol/g	Arbeit gcm/g	Zahl der Experimente
KCl** 0,765%ige Lösung 45—60 sec bei 0° C	kontrahiert Ruhemuskeln	1,84 1,86	1,24 1,25	1,50 1,52	6,10* 7,50* [—1,40]	127 —	14
Acetylcholin 1:10000 90 sec, 0° C	kontrahiert Ruhemuskeln	2,28 2,18	0,65 0,60	3,64 3,68	6,85 9,19 [—2,34]	118 —	6
Nicotin 1:2500 60 sec, 20° C	kontrahiert Ruhemuskeln	2,13 2,26	0,73 0,73	3,04 3,18	6,09 10,90 [—4,81]	62 —	6
Succinylcholin 1:5000 60 sec, 20° C	kontrahiert Ruhemuskeln	2,78 2,83	1,05 1,02	2,70 2,85	8,63 12,81 [—4,18]	66 —	6
Coffein 0,5%ige Lösung 150 sec, 0° C	kontrahiert Ruhemuskeln	2,17 2,21	0,92 1,03	2,48 2,28	2,65* 6,36* [—3,71]	109 —	6
Coffein 0,5%ige Lösung 150 sec, 20° C	kontrahiert Ruhemuskeln	1,20 2,13	1,17 1,05	1,04 2,09	0,57* 6,68* [—6,11]	162 —	6

in eine stärkere Kontraktur versetzt und so in flüssigem Stickstoff fixiert worden; das Einfrieren der ruhenden Kontrollmuskeln erfolgte dagegen im verlängerten Zustand. Die Chromatogramme zeigen jeweils im Duplikat den dicken UV-absorbierenden UV-Fleck A_1 (= ATP) und den schwächeren UV-Fleck A_2 (= ADP). Schon die einfache Inspektion dieser UV-Bilder läßt erkennen, daß die Extrakte aus den kontrahierten Muskeln praktisch ebensoviel ATP und ADP enthalten, wie die nichtkontrahierten paarigen Kontrollmuskeln. Die chemischen Analysenergebnisse nach dem Ausschneiden und Veraschen der ATP- und ADP-haltigen Areale sind in Tabelle 24 für verschiedene Versuchsreihen zusammengestellt. *Tatsächlich bleibt der ATP- und ADP-Gehalt bei den Kontrakturen des M. rectus durch KCl, Acetylcholin, Nicotin und Succinylbischolin bei 0° C bzw. 20° C gegenüber*

---

* Die so bezeichneten Kreatinphosphatwerte wurden in besonderen Versuchsreihen gewonnen (bei der KCl-Kontraktur aus 5 Einzelversuchen, bei der Coffeinkontraktur aus 5 bzw. 6 Einzelversuchen). Die mittleren Abnahmen des Kreatinphosphatgehalts der Konturmuskeln sind jeweils in Klammern [ ] angegeben.

** Die KCl-Versuche wurden an Winterfröschen durchgeführt, die regelmäßig erniedrigte ATP-Werte aufweisen.

dem Ruhezustand praktisch unverändert (FLECKENSTEIN und JANKE (1953), FLECKENSTEIN, JANKE, DAVIES und KREBS (1954), FLECKENSTEIN, JANKE, KRUSE und LECHNER (1954)]. Auch der Quotient ATP/ADP zeigt — als empfindlichster Indikator eines eventuellen ATP-Zerfalls — eine bemerkenswerte Konstanz. *Hinter der — durch Katelektrotonica erzeugten — Depolarisation bzw. Kontraktur sind also keine Verschiebungen der Ruhewerte für*

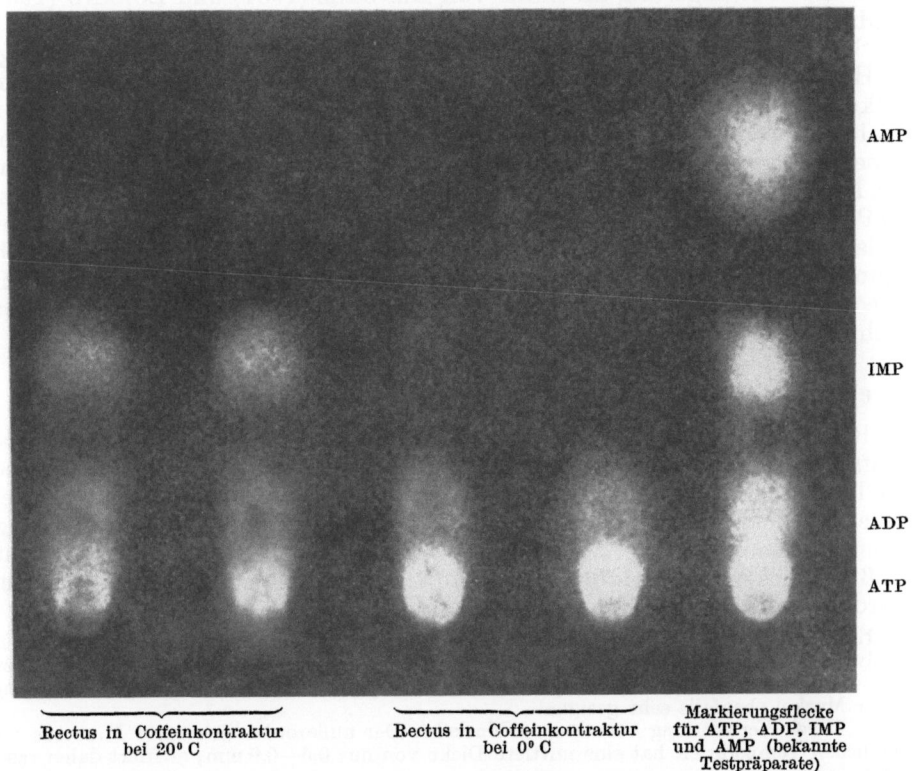

Abb. 91. UV-Photographie der Chromatogramme eines Rectuspaares im Zustand der Coffeinkontraktur. Der linke M. rectus wurde bei 20° C für 150 sec in einer $^1/_2$%igen Coffein-Ringerlösung zur Kontraktur gebracht. Dabei tritt ein massiver ATP-Zerfall ein; als Endprodukt erscheint IMP (Inosinsäure). Der rechte M. rectus führte die Coffeinkontraktur unter sonst gleichen Bedingungen bei 0° C aus; diese Kontraktur in der Kälte vollzieht sich ohne ATP-Zerfall und ohne IMP-Bildung. Lösungsmittel: 15 ml 30%ige Trichloressigsäure, 25 ml 80%ige Ameisensäure, 40 ml n-Butanol, 20 ml n-Propanol, 25 ml Aceton. Anwendung: 24 Std aufsteigend bei Zimmertemperatur [vgl. GERLACH (1954). Nach Versuchen von FLECKENSTEIN, JANKE und ELKE (1954).]

ATP und ADP verborgen. Lediglich Kreatinphosphat nimmt bei sämtlichen Kontrakturen beträchtlich ab. Der mittlere Kreatinphosphatschwund bewegte sich in den einzelnen Versuchsreihen zwischen 1,4 und 6,11 μMol/g Muskel (in Tabelle 24 jeweils in Klammern angegeben). Etwas anders liegen die Verhältnisse bei der anodenresistenten Starreverkürzung des M. rectus durch eine $^1/_2$%ige Coffein-Ringerlösung [vgl. FLECKENSTEIN, JANKE und ELKE (1954)]. Hier entsteht die Kontraktur bei 20° C und 150 sec Einwirkungsdauer unter massivem ATP-Zerfall; als Endprodukt erscheint in den Chromatogrammen hauptsächlich IMP (Inosinsäure) (vgl. Abb. 91). Kühlt man jedoch die Coffein-Ringerlösung auf 0° C ab, so entwickelt sich die Verkürzung ohne ATP-Abnahme. Das Absinken der ATP-Werte kann demnach auch bei der Coffeinkontraktur nicht als Ursache, sondern nur als eventuelle Begleiterscheinung der Coffeinkontraktur gelten. *Alle diese Befunde lassen den Schluß zu, daß die von den Muskelfasern entwickelte mechanische Spannung weder bei der anodenresistenten Coffeinkontraktur noch bei den anodenempfindlichen Erregungskontrakturen eine Funktion des ATP-Gehaltes im Faserinnern darstellt.* Für die Annahme eines ,,Kontraktionscyclus" mit ATP-Abnahme bei der Verkürzung und ATP-Resynthese bei der Wiederverlängerung im Sinne von BENDALL (1951) und LORAND (1953) ergibt sich also kein Anhaltspunkt.

Schwieriger überprüfbar ist eine andere Version der ATP-Theorie [vgl. H. H. WEBER (1951, 1952)]: Nach dieser Vorstellung soll sich der Muskel verkürzen, wenn er ATP spaltet und wieder passiv erschlaffen, wenn die Spaltung beendet ist. Änderungen der ATP- und ADP-Werte werden von dieser Version nicht ausdrücklich gefordert; sie könnten z. B. fehlen, wenn die LOHMANNsche Reaktion (Rephosphorylierung von ADP bzw. AMP zu ATP unter Abbau von Kreatinphosphat) mit ähnlicher Geschwindigkeit verlaufen würde, wie der ATP-Zerfall. Es wäre dann lediglich eine Abnahme von Kreatinphosphat zu erwarten. Diese zweite Version der ATP-Theorie wird in den folgenden Kapiteln Gegenstand weiterer Untersuchungen sein.

c) Die Konstanz von ATP und ADP bei tetanischen Kontraktionen.

Bei elektrisch ausgelösten, rasch ablaufenden Kontraktionen ist das Einfrieren der Muskeln im Zustand voller Aktivierung schwieriger wie bei den langsamen chemischen Kontrakturen. Die Versuchsbedingungen müssen daher bei elektrischer Reizung so gewählt werden, daß die Aktivierung möglichst langsam abklingt, während das Einfrieren in flüssigem Stickstoff mit größtmöglicher Geschwindigkeit verläuft. Bei den folgenden Experimenten wurde dies durch verschiedene Maßnahmen erreicht:

1. Durch Verwendung von *langsamen* Muskeln: A. V. HILL (1949) hat für die chemische Analyse des Kontraktionsablaufs die trägen Muskeln von Kröten und Schildkröten empfohlen. Der im folgenden verwendete Temporarienrectus ist jedoch als ,,tonisch" reagierender langsamer Muskel ebenfalls sehr geeignet.

2. Durch Verwendung von *dünnen* Muskeln: Der außerordentlich zarte M. rectus von weiblichen Temporarien hat eine mittlere Dicke von nur 0,5—0,9 mm; er friert daher rasch durch.

3. Durch Verwendung von *gekühlten* Muskeln: Bei niedriger Versuchstemperatur verläuft die Erschlaffung des M. rectus besonders verlangsamt, während umgekehrt die Geschwindigkeit des Einfrierens zunimmt. Der auf 0° C gekühlte M. rectus weiblicher Temporarien erstarrt in flüssigem Stickstoff (—195,8° C) fast augenblicklich.

4. Durch Versenkung der — direkt tetanisch gereizten — Muskeln in den flüssigen Stickstoff *ohne Abschaltung des Reizstromes*. Diese Maßnahme garantiert eine volle Aktivierung des Muskels bis zum letzten Augenblick.

Im einzelnen wurde folgendermaßen verfahren: Bei großen weiblichen Temporarien (frisch gefangene Herbsttiere) wurde der zwischen Sternum und Symphyse gelegene Anteil beider M. recti durch laterale Schnitte parallel zum Faserverlauf vorsichtig isoliert und dann in der Mittellinie in einen rechten und linken Rectusstreifen geteilt. Am oberen Ende jedes Muskels verblieb jeweils ein kleines Stück Sternum, an das untere sehnige Ende wurde eine kleine Fadenschlinge gelegt. Nach Wägung und 10—15 min Aufenthalt in gekühlter Frosch-Ringerlösung wurden die Muskeln dann an einem isotonischen Hebel befestigt (Belastung 8,5 g) und für weitere 10 min in sauerstoffdurchperlter Eis-Ringerlösung belassen. Zur Befestigung der Muskeln am oberen Ende diente ein durch das Sternum gestochener Haken, unten die vorher angelegte Fadenschlinge (vgl. Abb. 92). Nach Ablauf von 10 min wurde die Ringerlösung rasch entfernt und nach 1—2 sec mit der tetanischen Reizung des Muskels (Kondensator-Entladungen, Kapazität 0,1 μF, Frequenz 12—15/sec) begonnen. Das Versenken des sich kontrahierenden Muskels in flüssigen Stickstoff erfolgte 1,0—1,2 sec später durch rasches Anheben eines DEWAR-Gefäßes. Die Kontraktionshöhe wurde für die spätere Berechnung der Arbeit auf einem Kymographen registriert. Die gefrorenen Muskeln wurden

Adenosintriphosphat und Kontraktionsenergie. 113

dann nach etwa 2 min aus dem flüssigen Stickstoff genommen, durch Scherenschlag von ihrer unteren Befestigung und vom Sternumrest abgetrennt und vor dem Pulverisieren in einem kleinen Mörser nochmals reichlich mit flüssigem Stickstoff übergossen. Fadenbefestigung und Sternumrest wurden dann zurückgewogen.

Die Kontrollmuskeln (jeweils abwechselnd der rechte oder linke Rectusstreifen) wurden — abgesehen von der elektrischen Reizung — in völlig identischer Weise behandelt. Die Temperatur von 0^0 C wirkte sich dabei insofern sehr günstig aus, als derart gekühlte Muskeln beim Eintauchen in flüssigen Stickstoff keine spontane Verkürzung zeigten.

Der M. rectus abdominis von Temporarien reagiert als tonischer Muskel auf Einzelreize nur mit relativ kleinen Zuckungen. Erst bei Summation im Tetanus kommt es zu einer starken Aktivierung des contractilen Mechanismus. Diese Summation ist in hohem Maße von der Temperatur abhängig (vgl. Abb. 93 und 94). Bei 20^0 C reagiert z. B. der M. rectus auf 2—5 Reize/sec mit einer Serie rascher Einzelzuckungen ohne erheblichen Anstieg der Fußpunkte. Bei Kühlung auf 0^0 C ergibt sich ein völlig verändertes Bild: Die einzelnen Zuckungen fließen jetzt schon bei 2 Impulsen/sec zu einem unvollkommenen Tetanus zusammen und verschmelzen bei 5 Impulsen/sec zu einer einzigen glatten Kontraktion. *Die absolute Spannung bzw. der Grad der Verkürzung bei 0^0 C ist unter diesen Reizbedingungen um ein Vielfaches größer als in der Wärme.* Offensichtlich klingt die — durch die einzelnen Impulse verursachte — Aktivierung des contractilen Mechanismus bei 0^0 C so langsam ab, daß die Summation sehr erleichtert wird.

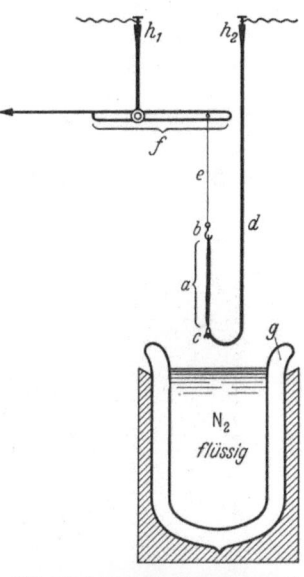

Abb. 92. Schema der Versuchsanordnung: a Rectusstreifen; b Sternumrest am oberen Rectusende mit Häkchen befestigt; c Fadenschlinge am unteren Rectusende; d Metallstab, sein hakenförmig gekrümmtes unteres Ende dient zur Befestigung der Fadenschlinge; e feiner Metalldraht; f Metallteil des isotonischen Hebels; g Dewar-Gefäß mit flüssigem Stickstoff, bereit zum Anheben; h_1 und h_2 Klemmstellen zum Anschluß an das Reizgerät.

Nach den Vorstellungen der ATP-Theorie wäre zu vermuten, daß sich der — durch jede einzelne Erregung verursachte — ATP-Zerfall bei 0^0 C infolge verlangsamter Restitutionsprozesse besonders gut addiert. Ein sehr günstiger Zeitpunkt zum Nachweis der ATP-Spaltung müßte also im aufsteigenden Schenkel der tetanischen Kontraktionskurve liegen. In den Versuchen von FLECKENSTEIN, JANKE, LECHNER und BAUER (1954) wurde bei 20 Rectuspaaren jeweils der eine M. rectus bei 0^0 C mit 12—15 Impulsen/sec gereizt und nach 1,0—1,2 sec (etwa auf der Höhe des Pfeiles in Abb. 94, d. h. nach Erreichung von $^2/_3$—$^3/_4$ des Verkürzungsmaximums) in flüssigem Stickstoff eingefroren. Das auffälligste Ergebnis dieser Versuchsreihe war, daß der M. rectus abdominis auch bei hochgradiger Verkürzung im Tetanus noch unveränderte Ruhewerte für ATP und ADP aufweist. Diese Konstanz von ATP und ADP trotz stärkster Aktivierung des kontraktilen Mechanismus ist schon auf den UV-Bildern der Chromatogramme mit dem bloßen Auge zu sehen (vgl. Abb. 95) und wurde durch die chemische Analyse von ATP und ADP im einzelnen erhärtet (vgl. Tabelle 25): Der mittlere ATP-Gehalt der 20 kontrahierten M. recti betrug z. B. 2,82 μMol ATP/g Muskel; die 20 ruhenden Kontrollrecti enthielten 2,80 μMol ATP/g Muskel. Der prozentuale Anteil des ATP-Phosphors am säurelöslichen Gesamt-P veränderte sich ebenfalls nicht: Die kontrahierten Muskeln wiesen im Mittel

22,5% ATP-Phosphor auf, die ruhenden Muskeln 22,3%. Auch der durchschnittliche ADP-Gehalt der 20 verkürzten Muskeln (0,71 µMol ADP/g oder 3,80% des säurelöslichen Gesamt-P) und der 20 Kontrollmuskeln (0,70 µMol ADP/g oder 3,78% des säurelöslichen Gesamt-P) war in auffälliger Weise identisch. Als Mittelwert für das molare Verhältnis ATP/ADP wurde bei den verkürzten M. recti 4,29, bei den ruhenden M. recti 4,27 gefunden. Adenylsäure (AMP) und Inosinsäure (IMP) waren in den Chromatogrammen ruhender M. recti nicht in sichtbarer Menge vorhanden und wurden auch während der Kontraktion nicht gebildet. Die „Dritte Fraktion" veränderte sich in den kontrahierten Muskeln ebenfalls nicht; sie betrug 0,96 µMol P/g (= 2,60%) in den kontrahierten und 0,93 µMol P/g (= 2,47%) in den Kontrollmuskeln. *Die Versuche lassen also jeden Hinweis auf eine — der tetani-*

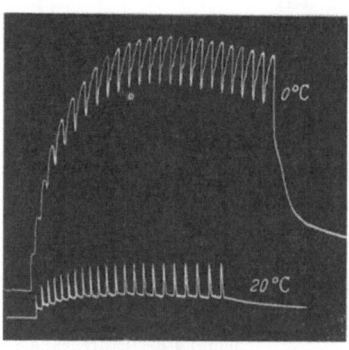
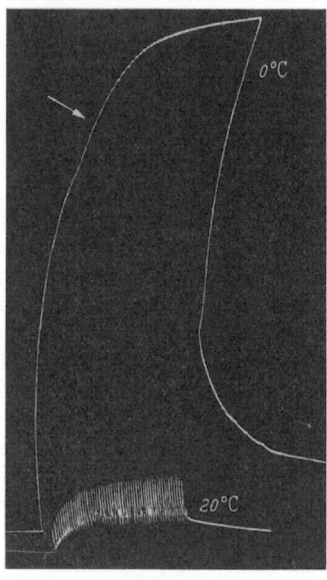

Abb. 93.   Abb. 94.

Abb. 93. Reizung des M. rectus mit 2 Impulsen/sec bei 20° C und bei 0° C. Nach 1 min Kühlung des Muskels auf 0° C summieren sich die Einzelzuckungen zu einem unvollkommenen Tetanus.
[Nach FLECKENSTEIN, JANKE, LECHNER und BAUER (1954).]

Abb. 94. Reizung des M. rectus mit 5 Impulsen/sec bei 20° C und bei 0° C. Bei 20° C reagiert der M. rectus noch mit einer Serie von Einzelzuckungen. Nach 1 min Kühlung auf 0° C fließen die Zuckungen zu einer maximalen tetanischen Kontraktion zusammen. Das Ausmaß der Aktivierung des contractilen Mechanismus ist dabei in der Kälte um ein Vielfaches größer als in der Wärme. Der Pfeil zeigt den Punkt der Kontraktionskurve, an welchem die tetanisch gereizten Muskeln in flüssigen Stickstoff versenkt wurden.
[Nach FLECKENSTEIN, JANKE, LECHNER und BAUER (1954).]

schen Kontraktion parallel laufende — Spaltung von ATP zu ADP vermissen.

Bei den 20 elektrisch gereizten Muskeln wurde eine mittlere Kontraktionsarbeit von 125 gcm/g Muskel gemessen (= 0,00294 cal/g). Da bei der Spaltung von 1 Mol ATP zu ADP und Phosphorsäure etwa 12000 cal geliefert werden können, müßte selbst bei 100% Nutzeffekt für die Freisetzung von 0,00294 cal Kontraktionsenergie wenigstens 0,244 µMol ATP/g Muskel zu ADP abgebaut werden. Der mittlere ATP-Gehalt müßte dabei von 2,80 µMol/g Muskel auf 2,556 µMol zurückgehen und der ADP-Gehalt von 0,70 µMol/g Muskel auf 0,944 µMol ansteigen. Der Quotient ATP/ADP müßte dann in den kontrahierten Muskeln nur noch 2,71 betragen anstatt des tatsächlichen Mittelwertes von 4,29.

Von besonderem Interesse ist, daß in den meisten Experimenten bei 0° C — während der kurzen Reizperiode von 1,0—1,2 sec — auch keine energetisch ausreichende Spaltung von Kreatinphosphat zu finden war: Nur in 3 von

Adenosintriphosphat und Kontraktionsenergie.

20 Fällen weisen die kontrahierten Muskeln absolut und prozentual einen deutlich reduzierten Kreatinphosphatbestand auf. Im Mittel war in den 20 verkürzten Muskeln 11,46 μMol Kreatinphosphat (durchschnittlich 30,5%

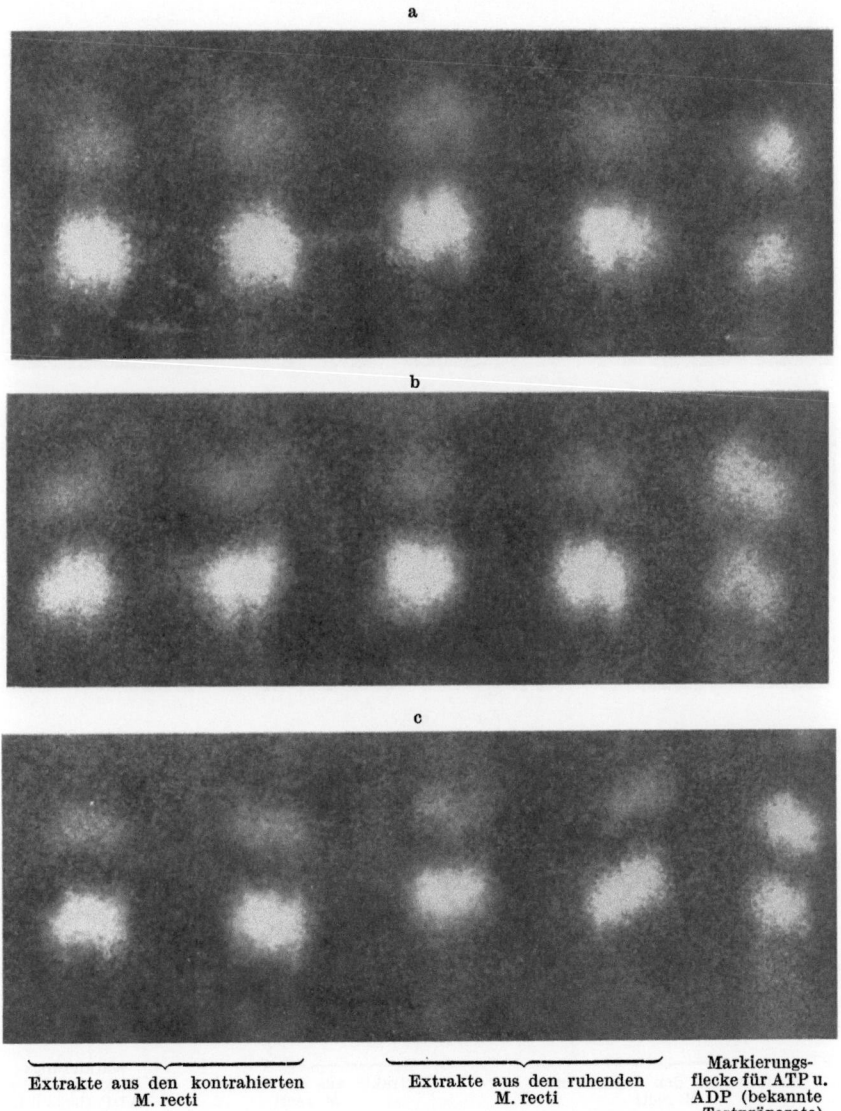

Abb. 95. UV-Aufnahmen von 3 Chromatogrammen tetanisch gereizter bzw. erschlaffter M. recti nach Anwendung des I. und II. Lösungsmittels (Versuche bei 0° C). Die Photographien zeigen jeweils den stark UV-absorbierenden UV-Fleck A_1 = ATP und den schwächeren UV-Fleck A_2 = ADP. Die Chromatogramme der kontrahierten M. recti lassen keine Verschiebung der ATP- und ADP-Fraktionen gegenüber dem Bild der jeweils erschlafften Kontrollrecti erkennen. Die Chromatogramme wurden in doppelter Ausfertigung angelegt.
[Nach FLECKENSTEIN, JANKE, LECHNER und BAUER (1954).]

des säurelöslichen Gesamt-P) und in den 20 verlängerten Muskeln 11,14μMol Kreatinphosphat (durchschnittlich 29,6% des säurelöslichen Gesamt-P) vorhanden. Die Möglichkeit einer raschen Resynthese von Kreatinphosphat scheidet aus; denn nach noch unveröffentlichten Ergebnissen werden im

M. rectus bei 0° C nur etwa 0,003—0,006 μMol Kreatinphosphat/g Muskel/sec zurückgebildet, d. h. höchstens etwa 3% des als Minimum zu fordernden Abbaues von 0,244 μMol. Deutliche Kreatinphosphat-Abnahmen waren im

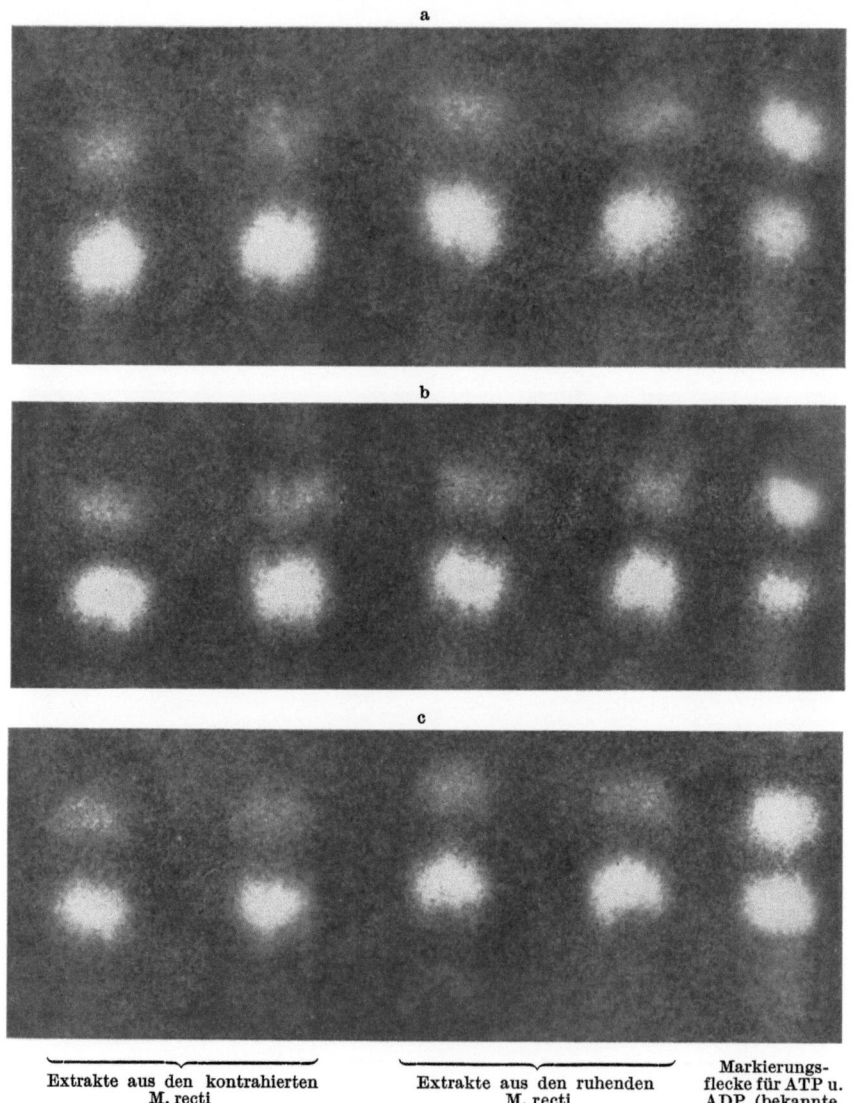

Extrakte aus den kontrahierten M. recti Extrakte aus den ruhenden M. recti Markierungsflecke für ATP u. ADP (bekannte Testpräparate)

Abb. 96. UV-Aufnahmen von 3 Chromatogrammen tetanisch gereizter bzw. erschlaffter M. recti nach Anwendung des I. und II. Lösungsmittels (Versuche bei 20° C). Auch im Tetanus bei 20° C tritt keine Abnahme der stark UV-absorbierenden ATP-Flecke (UV-Fleck A_1) zugunsten der ADP-Flecke (UV-Fleck A_2) ein. [Nach FLECKENSTEIN, JANKE, LECHNER und BAUER (1954).]

M. rectus bei 0° C erst nach einigen Sekunden tetanischer Reizung zu beobachten. Unter dem Einfluß der tiefen Temperatur kommt also anscheinend die Kreatinphosphat-Spaltung nicht sofort in Gang. Bei 20° C wurde dagegen in Vergleichsversuchen an 12 Rectuspaaren — unter sonst identischen Bedingungen — während der tetanischen Reizung von 1,0—1,2 sec

Adenosintriphosphat und Kontraktionsenergie.

Tabelle 25. *Einfluß der tetanischen Reizung bei 0° C und 20° C auf die Phosphorsäureester normaler sowie dinitrophenol-vergifteter Temporarienrecti.* (Nur weibliche Tiere, Reizfrequenz 12—15/sec, Kondensatorentladungen, Belastung 8,5 g.)

		ATP		ADP		ATP/ADP	Kreatin-P		„Dritte Fraktion"		Organischer Gesamt-P (ohne Kreatin-P)		Anorganischer-P und Kreatin-P		Arbeit
		μMol/g	%	μMol/g	%		μMol/g	%	μMol P/g	%	μMol P/g	%	μMol P/g	%	gcm/g
12 Paare Normale Muskeln Reizdauer 1,0—1,2 sec bei 20° C	Tetanus	2,77	20,7	0,87	4,30	3,48	11,25	27,87	1,14	2,82	15,36	38,14	24,93	61,86	190 (±11)
	Kontrolle	2,77	19,7	0,91	4,30	3,20	13,32	31,50	1,20	2,83	16,53	39,11	25,70	60,89	48 (±4)**
	mittl. Differenz	0,00	+1,0	−0,04	0,00		−2,07	−3,6	−0,06	−0,01	−1,17	−0,97	−0,76	+0,97	
	mittl. Fehler	±0,05	±0,25	±0,05	±0,25		±0,38	±1,0	±0,14	±0,32	±0,33	±0,43	±0,51	±0,43	
20 Paare Normale Muskeln Reizdauer 1,0—1,2 sec bei 0° C	Tetanus	2,82	22,5	0,71	3,80	4,29	11,46	30,5	0,96	2,60	15,50	41,11	22,21	58,89	125 (±21)
	Kontrolle	2,80	22,3	0,70	3,78	4,27	11,14	29,6	0,93	2,47	15,70	41,72	21,96	58,28	0 ±0,0
	mittl. Differenz	+0,02	+0,2	+0,01	+0,02		+0,32	+0,9	+0,03	+0,13	−0,2	−0,61	+0,25	+0,61	
	mittl. Fehler	±0,04	±0,31	±0,03	±0,14		±0,197	±0,7	±0,07	±0,19	±0,27	±0,23	±0,39	±0,23	
10 Paare DNP-Muskeln* Reizdauer 1,0—2,0 sec bei 20° C	Tetanus	1,55	14,0	0,98	5,9	1,64	0,59	1,76	0,31	0,95	11,82	35,44	21,46	64,56	138 (±8,6)
	Kontrolle	1,77	15,5	0,86	5,0	2,24	0,95	2,80	0,53	1,59	12,57	36,55	21,78	63,45	0 ±0,0
	mittl. Differenz	−0,22	−1,5	+0,12	+0,9		−0,36	−1,04	−0,22	−0,64	−0,75	−1,11	−0,32	+1,11	
	mitt. Fehler	±0,06	±0,27	±0,06	±0,10		±0,13	±0,43	±0,08	±0,24	±0,27	±0,34	±0,49	±0,34	
8 Paare DNP-Muskeln* Reizdauer 3,7—10,0 sec bei 0° C	Tetanus	1,52	13,8	0,86	5,17	1,81	0,41	1,24	0,26	0,75	12,53	37,54	20,81	62,46	93 (±4,9)
	Kontrolle	1,67	14,9	0,79	4,71	2,18	0,50	1,50	0,30	0,90	13,38	39,72	20,43	60,28	0 ±0,0
	mittl. Differenz	−0,15	−1,1	+0,07	+0,46		−0,09	−0,26	−0,04	−0,15	−0,85	−2,18	+0,38	+2,18	
	mittl. Fehler	±0,06	±0,63	±0,04	±0,21		±0,09	±0,29	±0,09	±0,53	±0,28	±0,49	±0,41	±0,49	
12 Paare DNP-Muskeln* Reizdauer 1,3—3,5 sec bei 0° C	Tetanus	1,76	15,7	0,91	5,4	1,99	0,58	1,72	0,31	0,92	12,44	36,99	21,18	63,01	110 (±4,7)
	Kontrolle	1,75	15,5	0,87	5,1	2,09	0,62	1,80	0,29	0,85	13,14	38,59	20,77	61,41	0 ±0,0
	mittl. Differenz	+0,01	+0,2	+0,04	+0,3		−0,04	−0,08	+0,02	+0,07	−0,70	−1,60	+0,41	+1,60	
	mittl. Fehler	±0,048	±0,45	±0,04	±0,15		±0,10	±0,30	±0,073	±0,22	±0,306	±0,23	±0,45	±0,34	

* DNP-Muskeln = Muskeln (jeweils rechts und links M. rectus) die durch 20 min Vorbehandlung mit 2,4-Dinitrophenol (Konzentration 1:10000 in Ringerlösung) bei 20° C über 90% ihres normalen Kreatinphosphatgehalts eingebüßt haben. Sämtliche Dinitrophenolversuche wurden an Winterfröschen durchgeführt, die etwa 1 μMol ATP/g Muskel weniger enthalten als Herbstfrösche. Für die beiden anderen Versuchsreihen an normalen Rectuspaaren wurden Herbstfrösche verwendet.

** Die auf 20° C temperierten, normalen Kontrollmuskeln kontrahieren sich regelmäßig beim Eintauchen in flüssigen Stickstoff um einen gewissen Betrag. Die dabei geleistete Arbeit belief sich im Mittel auf 47,7 (±4) gcm/g Muskel. Auf 0° C gekühlte oder mit Dinitrophenol vergiftete Kontrollmuskeln erstarren dagegen in flüssigem Stickstoff ohne „Kältekontraktion".

Dauer etwa 2 µMol Kreatinphosphat abgebaut; der ATP- und ADP-Gehalt blieb auch bei 20° C konstant (vgl. Abb. 96 und Tabelle 25). Eine erhebliche Einschränkung der Kreatinphosphatspaltung *ohne* Abnahme der Spannungsleistung ist schon 1929 von NACHMANSOHN an gekühlten Temporarienmuskeln gesehen worden. Die einzige Veränderung, die in 15 von 20 kontrahierten Muskeln während des kurzen Tetanus von 1,0—1,2 sec bei 0° C zur Beobachtung kam, war eine geringe Erniedrigung der Hauptfraktion des „organischen Gesamt-P" (ohne Kreatin-P) zugunsten der anderen Hauptfraktion anorganischer P + Kreatin-P (vgl. Tabelle 25). Auch diese Verschiebung kann jedoch in dieser Versuchsreihe nicht als statistisch gesichert gelten.

Die Signifikanz sämtlicher Ergebnisse wurde von Dr. R. E. DAVIES und MR. TERRY SMITH für 4 verschiedene Fälle analysiert,

a) für die beiden Möglichkeiten, daß 1 Mol eines energiereichen Phosphorsäureesters bei der Aufspaltung 12000 cal bzw. 10000 cal liefert,

b) für die beiden weiteren Möglichkeiten, daß der Nutzeffekt der Spaltung 100% bzw. 50% beträgt.

Für den ersten Extremfall von 12000 cal/Mol und 100% Nutzeffekt müßte z. B., wie oben angegeben, mindestens 0,244 µMol einer energiereichen P-Verbindung zerfallen, um die beobachtete mechanische Arbeit zu decken. In jedem anderen Fall müßten die umgesetzten Mengen noch größer sein. Tatsächlich ist aber die Wahrscheinlichkeit, daß eine solche Abnahme von 0,244 µMol wirklich eintritt, nach der Signifikanzberechnung im Falle von ATP weniger als 1:1000 (Wahrscheinlichkeit < 0,001). Auch die Wahrscheinlichkeit einer Zunahme von ADP um 0,244 µMol ist weniger als 1:1000. Für die 3 anderen Fälle ist die Wahrscheinlichkeit noch geringer. *Das Fehlen einer ATP-Abnahme und ADP-Zunahme in dem zu fordernden Ausmaß ist also für alle Fälle hochgradig signifikant.* Beim Kreatinphosphat ist die Zunahme von 0,32 µMol in den kontrahierten Muskeln nicht signifikant; dagegen ist die Chance einer Kreatinphosphatabnahme von 0,244 µMol 46:1000 (Wahrscheinlichkeit = 0,046). Das Fehlen einer Kreatinphosphatabnahme von 0,244 µMol ist also (auf der Basis von 5% Wahrscheinlichkeit) noch als signifikant anzusehen. Für die anderen Fälle ist die Signifikanz entsprechend höher. Die gleichen statistischen Berechnungen wurden auch mit den Prozentwerten vorgenommen, ohne daß dabei prinzipielle Abweichungen gegenüber den Analysenergebnissen für die absoluten Werte auftraten.

Das wichtigste Resultat der vorliegenden Untersuchungen bei 0° C ist also darin zu erblicken, daß sie die Möglichkeit einer Muskelkontraktion ohne

Tabelle 26. *Änderung der ADP-, AMP- und Kreatinkonzentrationen (in µMol/g) während einer einzelnen Zuckung*[1] *isolierter Beinmuskeln von Schildkröten (Pseudemys elegans) in der Kälte.* [Nach MOMMAERTS (1954 b).]

	Δ ADP	Δ AMP	Δ Kreatin
Beginn der Kontraktion	—0,07		+0,07
	0,00		
	+0,04	0,00	+0,01
	—0,07		
	+0,08		—0,03
		—0,04	+0,04
Aufsteigende Phase	—0,08		+0,06
		0,00	—0,03
	—0,03	0,00	0,00
	—0,06	+0,01	+0,07
		—0,01	
	—0,02		—0,03
	+0,03		
Gipfel der Kontraktion	0,00		—0,05
	+0,02	0,00	0,00
	—0,01	—0,03	+0,07
	—0,02	0,00	—0,10
			—0,09
	+0,01		+0,03
	+0,05	0,00	—0,03
Erschlaffung	—0,02	0,00	0,00
	+0,03	0,00	—0,09
			+0,10
	—0,19		0,00
Mittlere Veränderung bei der Kontraktion	—0,01	0,00	+0,01
Mittlere Veränderung bei der Erschlaffung	—0,01	0,00	—0,01

---
[1] Zur Deckung der Kontraktionsenergie hätte mit einer Zunahme von ADP, AMP oder Kreatin um 0,3—0,5 µMol/g Muskel gerechnet werden müssen.

energetisch ausreichende Spaltung von ATP oder Kreatinphosphat sehr wahrscheinlich machen. Der Zeitbedarf und die Temperaturabhängigkeit der Kreatinphosphatumsetzungen ist offenbar so groß, daß die Kontraktion bei tiefer Temperatur diesem chemischen Prozeß vorauseilt. HILL hat zur Klärung der ATP-Theorie der Kontraktion schon 1950 Versuche bei möglichst tiefer Temperatur vorgeschlagen, da in der Kälte eine Verzögerung der ATP-Resynthese erwartet werden kann. Eine etwaige Beanspruchung des ATP-Speichers im Kontraktionsaugenblick müßte dann — unverdeckt durch restitutive Prozesse — gut sichtbar werden. Unsere Untersuchungen bei 0° C zeigen aber jetzt, daß der ATP- und ADP-Gehalt des hochgradig kontrahierten M. rectus auch dann konstant bleibt, wenn die Kreatinphosphatspaltung — und damit die Möglichkeit einer raschen ATP-Resynthese — abgedrosselt wird. Diese Tatsache spricht gegen jede Theorie, die einen „explosionsartigen" Zerfall von ATP an den Anfang des Kontraktionsaktes setzt.

Auch MOMMAERTS (1954b) hat neuerdings über Muskelkontraktionen ohne ATP- und Kreatinphosphatzerfall berichtet. Bei seinen Untersuchungen wurden isolierte Schildkrötenmuskeln durch Eintauchen in flüssiges Propan in verschiedenen Phasen der Zuckungskurve eingefroren und dann auf ihren Gehalt an ADP, AMP und freiem Kreatin analysiert. Zur Deckung der gemessenen Kontraktionsarbeit hätte mit einem Abbau von etwa 0,3—0,5 μMol energiereichem Phosphat (ATP, Kreatinphosphat) gerechnet werden müssen. Die möglichen Abbauprodukte ADP, AMP und freies Kreatin erfuhren jedoch während des ganzen Ablaufes der Zuckungskurve keine signifikante Veränderung (vgl. Tabelle 26). Frühere Ergebnisse an Froschmuskeln, die eine ATP-Abnahme von 20% während einer tetanischen Verkürzung vermuten ließen [vgl. MOMMAERTS und RUPP (1951)] wurden inzwischen von MOMMAERTS (1954a) an anderer Stelle berichtigt. MUNCH-PETERSEN (1953) konnte im Tetanus ebenfalls keine Veränderung der ATP- und ADP-Werte bei Froschmuskeln finden, glaubt aber in der ansteigenden Phase der Kontraktionskurve bei Schildkrötenmuskeln eine ADP-Zunahme festgestellt zu haben. Die ATP-Werte dieser Versuchsreihe wurden nicht mitgeteilt.

d) Das Verhalten von ATP bei der Kontraktion kreatinphosphat-verarmter M. recti nach Vergiftung mit 2,4-Dinitrophenol.

Setzt man weibliche Temporarienrecti unter kräftiger Sauerstoffdurchperlung und bei einer Belastung von 8,5 g für 15—20 min einer Dinitrophenol-Ringerlösung (Konzentration 1:10000, Temperatur 20° C) aus, so fällt der Kreatinphosphatgehalt in der Regel auf etwa $^1/_{20}$ der Norm ab, ohne daß sich die Muskeln dabei verkürzen oder ihre Kontraktilität verlieren. Dinitrophenol führt unter den angegebenen Bedingungen zu einer beinahe elektiven Kreatinphosphatverminderung (Abb. 97). Der ATP-Gehalt bleibt dabei — wenigstens im M. rectus von Winterfröschen — fast unverändert. Die „Dritte Fraktion" nimmt meist etwas stärker ab. Nach der Lage des Gleichgewichtes der LOHMANNschen Reaktion ist in solchen kreatinphosphatverarmten Muskeln nicht mehr mit einer ATP-Resynthese aus Kreatinphosphat zu rechnen [vgl. FLECKENSTEIN, JANKE, DAVIES und KREBS (1954)]. Die Vergiftung mit 2,4-Dinitrophenol schafft damit besonders gute Ausgangsbedingungen für das Studium des Verhaltens von ATP bei der Kontraktion. Am Ende der DNP-Vorbehandlung von 20 min Dauer ist zwar die Erregbarkeit — ebenso wie die Kontraktionsamplitude — etwas herabgesetzt; trotzdem sind die Muskeln noch zu kräftigen tetanischen Verkürzungen befähigt. Die Wiederverlängerung nach Kontrakturen oder tetanischen Verkürzungen ist dagegen, wie schon auf S. 95 besprochen, ähnlich wie bei der Monojodessigsäurevergiftung aufs schwerste gestört.

Wir führten an solchen kreatinphosphatverarmten Muskelpaaren drei verschiedene Versuchsreihen durch [FLECKENSTEIN, JANKE und DAVIES (1954); vgl. Tabelle 25]:

In der ersten Versuchsreihe (10 Rectuspaare) erfolgte die tetanische Reizung in der Wärme bei 20° C. Die kontrahierten Muskeln wurden jeweils nach 1—2 sec Reizdauer in maximal verkürztem Zustand nach der — in Abb. 92 beschriebenen — Anordnung eingefroren; die DNP-behandelten Kontrollmuskeln erstarrten ohne Kältekontraktur im verlängerten Ruhezustand. *Tatsächlich zeigten sämtliche kontrahierten Muskeln schon nach 1—2 sec tetanischer Reizung eine ATP-Abnahme und eine ADP-Zunahme.* Die mittlere ATP-Abnahme betrug 0,22 ($\pm$ 0,06) μMol/g Muskel und würde bei 100% Nutzeffekt der ATP-Spaltung zur Deckung der Kontraktionsenergie gerade ausreichen. Auch Kreatinphosphat war in den kontrahierten Muskeln um 0,36 ($\pm$ 0,13) μMol/g erniedrigt. Die Gesamtabnahme an energiereichem Phosphat (ATP, Kreatinphosphat) belief sich demnach auf insgesamt 0,58 ($\pm$ 0,19) μMol/g Muskel.

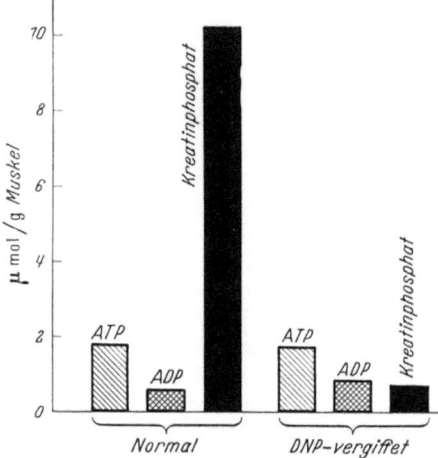

Abb. 97. Einfluß der Vergiftung mit 2,4-Dinitrophenol (Konzentration 1:10000, 20 min, 20° C) auf den Gehalt des Temporarienrectus an ATP, ADP und Kreatinphosphat (Winterfrösche). DNP führt zu einer fast elektiven Erniedrigung der Kreatinphosphatwerte (Mittelwerte gewonnen an 30 Rectuspaaren).

In der zweiten Versuchsreihe (8 Rectuspaare) wurden die Muskeln (nach 1 min Kühlung auf 0° C) 3,7—10,0 sec lang tetanisch gereizt. Auch hierbei gingen die ATP-Werte zurück, während ADP wieder etwas anstieg. Die ATP-Abnahme betrug im Mittel 0,15 ($\pm$ 0,06) μMol/g Muskel und dürfte selbst bei 100% Nutzeffekt nicht mehr ganz zur Deckung der Zuckungsenergie genügen. Die Gesamtabnahme an energiereichem Phosphat (ATP, Kreatinphosphat) belief sich auf 0,24 ($\pm$ 0,15) μMol/g Muskel.

In der dritten Versuchsreihe (12 Rectuspaare) wurde die tetanische Kontraktion (ebenfalls bei 0° C) schon nach 1,3—3,5 sec Reizdauer in flüssigem Stickstoff unterbrochen. *In diesem Experiment konnte keine Abnahme von ATP und keine Zunahme von ADP mehr beobachtet werden, obwohl die Muskeln eine mittlere Kontraktionsarbeit von 110 ($\pm$ 4,7) gcm/g Muskel lieferten* (vgl. Abb. 98). Die Zuckungsenergie kann in dieser Versuchsserie weder aus einem ATP-Zerfall, noch aus einer Kreatinphosphatspaltung gedeckt werden; denn beide Fraktionen veränderten sich während der kurzen Kontraktionszeit von 1,3—3,5 sec praktisch nicht (vgl. Tabelle 25).

Die vorliegenden Versuche bestätigen somit die — schon am normalen M. rectus gemachten — Beobachtungen: *Bei tiefer Temperatur und ganz kurzer Reizzeit kann sich der M. rectus rascher tetanisch kontrahieren als der Abbau von ATP oder Kreatinphosphat in Gang kommt.* Die ATP- und Kreatinphosphat-Umsetzungen hinken in diesen Fällen hinter dem mechanischen Akt der Verkürzung her und verhalten sich damit ganz ähnlich wie die anderen temperaturabhängigen Restitutionsprozesse im Muskel. Würde

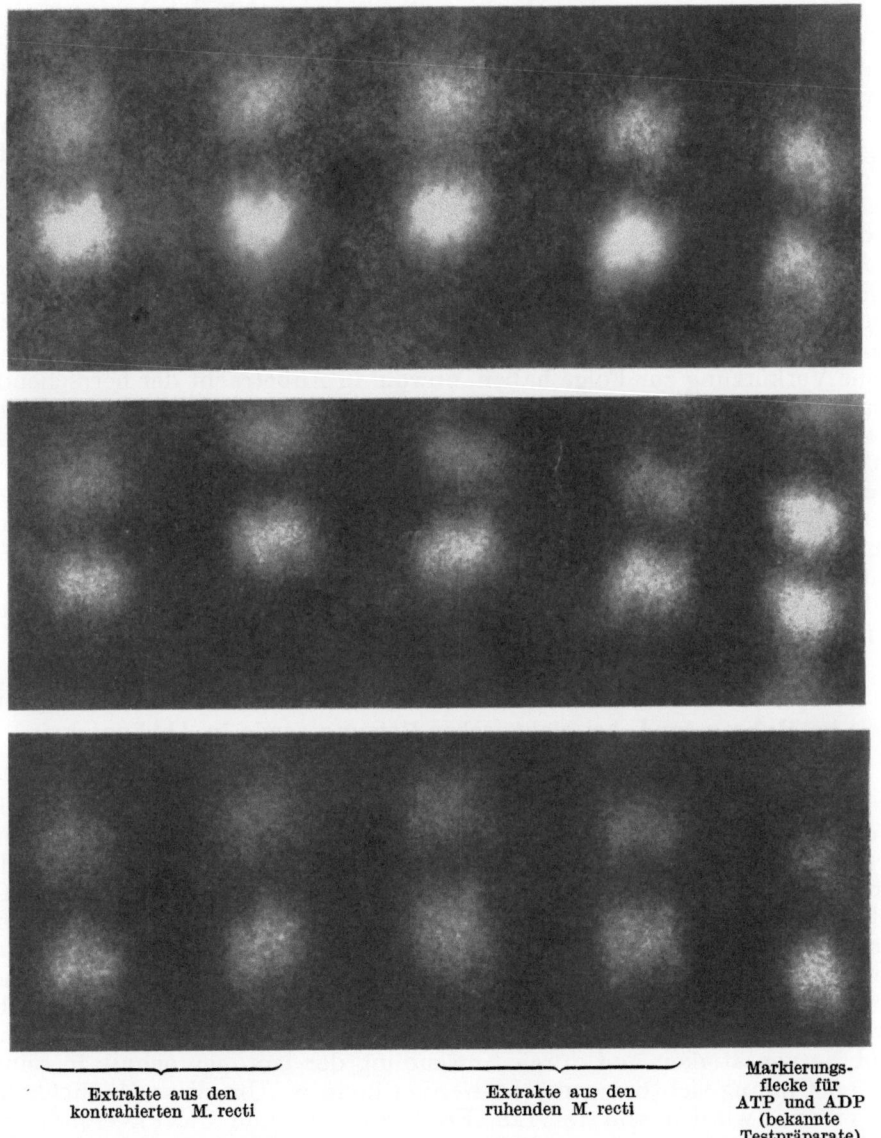

Abb. 98. *UV-Aufnahmen der Chromatogramme von 3 kreatinphosphat-verarmten Rectuspaaren nach Vergiftung mit 2,4-Dinitrophenol.* Die linken M. recti wurden bei 0° C tetanisch gereizt und nach 1,3 bzw. 1,7 bzw. 2,5 sec in füssigen Stickstoff versenkt; die rechten M. recti wurden im Ruhezustand eingefroren. Obwohl bei solchen DNP-vergifteten Muskeln die Möglichkeit einer raschen Resynthese von ATP aus Kreatinphosphat nicht mehr gegeben war, erfolgte die Kontraktion in der Kälte ohne Abnahme von ATP und ohne Zunahme von ADP.
[Nach Versuchen von FLECKENSTEIN, JANKE und DAVIES (1954).]

die Kontraktionsenergie aus dem ATP-Zerfall bestritten werden, so müßten gerade bei tiefer Temperatur und kurzer Reizzeit die größten ATP-Abnahmen zu erwarten sein; denn bei 0° C müßte eine eventuelle Wiederauffüllung des ATP-Speichers viel langsamer als bei 20° C verlaufen. Die einzige Veränderung, die in allen 3 Versuchsreihen an DNP-vergifteten Muskeln regelmäßig während der Kontraktion eintrat, war eine Abnahme des organischen Gesamt-P (ohne Kreatin-P) zugunsten der anderen Hauptfraktion (anorganischer P + Kreatin-P); es kann sich dabei nur um einen Zuwachs an anorganischem P handeln, der aus einem — noch nicht identifizierten — anderen P-Ester abgespalten wird [vgl. FLECKENSTEIN, JANKE, DAVIES und KREBS (1954)]. Dieses Problem wird zur Zeit weiter bearbeitet.

Auch die Versuche an dinitrophenolvergifteten Muskeln sprechen also gegen eine unmittelbare Lieferung der Kontraktionsenergie aus dem Zerfall von ATP bzw. Kreatinphosphat; sie stehen aber durchaus mit der Vorstellung in Einklang, daß die Spaltung von energiereichem Phosphat den ersten Schritt in der Kette der restitutiven Prozesse darstellt: *ATP ist sicher ein wichtiger Teil der Muskelmaschine, aber anscheinend nicht der eigentliche Betriebsstoff.* Eine ganz ähnliche Auffassung ist neuerdings auch von FALK und GERARD (1954) geäußert worden. Diese Autoren fanden, daß Mikro-Injektionen von ATP ins Innere intakter Muskelfasern keine Verkürzung zur Folge haben, obwohl in Anbetracht der herrschenden Gleichgewichte mit einem raschen Abbau von ATP gerechnet werden kann. Das contractile System der lebenden Muskelfaser reagiert also tatsächlich auf ATP-Zusatz prinzipiell anders als glycerin-wasser-extrahierte tote Fasern. Verantwortlich für diese Diskrepanz dürfte der — von MARSH (1951) sowie BENDALL (1952) beschriebene — Faktor sein, dessen natürliche Anwesenheit im lebenden Muskel die kontrahierende Wirkung von ATP unterdrückt und nur die quellungsbegünstigenden Wirkungen von ATP auf die contractilen Proteine zur Geltung kommen läßt („Weichmacher-Wirkung" nach H. H. WEBER).

e) Die Aufnahme von radioaktivem $P^{32}O_4$ in die ATP-Fraktion des M. rectus im Ruhezustand, bei elektrischer Reizung sowie in Abhängigkeit von der Temperatur.

Bei vielen biochemischen Umsetzungen ist es heute möglich, mit Hilfe radioaktiver Isotope Einblicke in die Reaktionswege und Reaktionsgeschwindigkeiten zu gewinnen. Aus der Schnelligkeit des Einbaues radioaktiver Bausteine können sich dann wichtige Rückschlüsse auf die Geschwindigkeit des intermediären Zerfalls einer Verbindung sowie ihrer Resynthese ergeben. Es fragt sich daher, ob die vermutete Steigerung der ATP-Umsetzungen bei Muskeltätigkeit unter Umständen an einem vermehrten Einbau von radioaktivem $P^{32}O_4$ in die ATP-Fraktion erkennbar ist — ähnlich wie der erhöhte Austausch von K^+ und Na^+ bei der Muskel- und Nerventätigkeit erst durch Anwendung der Isotopentechnik in seinem vollen Umfang sichtbar gemacht werden konnte. Um diese Möglichkeiten zu prüfen, wurden von DAVIES, FLECKENSTEIN und JANKE (1954) auch Versuche mit radioaktivem $P^{32}O_4$ am isolierten M. rectus durchgeführt. Dabei wurden Temporarien- und Esculenten-Recti in eine radioaktive Phosphat-Ringerlösung (3,8 mg-% PO_4) gegeben, die in 30 ml jeweils eine Gesamtaktivität von etwa 1 mC $P^{32}O_4$ enthielt. Nach verschieden langer Expositionszeit (10—90 min) wurden dann die Muskeln in flüssigem Stickstoff eingefroren, in der üblichen Weise papierchromatographisch aufgearbeitet und die Aufnahme von P^{32} in die verschiedenen Ester bestimmt. Einige Ergebnisse sind in Tabelle 27 zusammengestellt. Bei 20° C erreichte z. B. die spezifische Aktivität des ATP-Phosphors (mittlere spezifische

Tabelle 27. *Einbau von radioaktivem $P^{32}O_4$ in die ATP-Fraktion des isolierten Froschrectus bei 0^0 C, 20^0 C und bei Muskeltätigkeit* (10 Minutenwerte). [Nach DAVIES, FLECKENSTEIN und JANKE (1954).]

Versuchs-Nr.		Ruhemuskel spezifische Aktivität des ATP-Phosphors in Prozent der Aktivität des extracellulären Phosphors	Arbeitsmuskel spezifische Aktivität des ATP-Phosphors in Prozent der Aktivität des extracellulären Phosphors	Tätigkeit des Arbeitsmuskels *
R_8		$55 \cdot 10^{-3}$	$44 \cdot 10^{-3}$	1,4 sec Tetanus 0^0 C
R_{10}		$68 \cdot 10^{-3}$	$76 \cdot 10^{-3}$	1,5 sec Tetanus 20^0 C
R_{11}	20^0 C	$47 \cdot 10^{-3}$	$37 \cdot 10^{-3}$	$8 \times 1{,}5$ sec Tetanus 20^0 C
R_{17}		$68 \cdot 10^{-3}$	—	—
R_{18}		$49 \cdot 10^{-3}$	—	—
Mittelwert 20^0 C		$57 \cdot 10^{-3}$		
R_{14}		$7 \cdot 10^{-3}$	$6 \cdot 10^{-3}$	75 sec Tetanus 0^0 C, danach Erholung
R_{15}	0^0 C	$4 \cdot 10^{-3}$	$4 \cdot 10^{-3}$	75 sec Tetanus 0^0 C, danach Erholung
R_{16}		$7 \cdot 10^{-3}$	—	—
Mittelwert 0^0 C		$6 \cdot 10^{-3}$		

Aktivität der 3 P-Atome) in 10 min $57 \cdot 10^{-3}$% der spezifischen Aktivität des extracellulären Phosphors. Bei 0^0 C wurden dagegen in 10 min nur $6 \cdot 10^{-3}$% der extracellulären Aktivität erreicht (vgl. Tabelle 27). Die stark hemmende Wirkung der Kälte auf die ATP-Umsetzungen tritt also auch in diesen Experimenten sehr deutlich zutage: Bei 0^0 C geht der Einbau 9—10mal langsamer als bei 20^0 C vor sich ($Q_{10} \approx 3$). *Dagegen wurde die Aufnahme des radioaktiven P^{32} durch Muskeltätigkeit praktisch nicht beeinflußt. Einmalige oder mehrmalige tetanische Reizung vermochte weder bei 0^0 C noch bei 20^0 C eine Steigerung der spezifischen Aktivität des ATP-Phosphors — über die Werte der ruhenden Kontrollmuskeln hinaus — herbeizuführen.*

Eine Erweiterung dieser Befunde ergab sich neuerdings bei getrennter Bestimmung der ATP-Aktivität an jedem einzelnen der 3 P-Atome [FLECKENSTEIN und JANKE (1955)]. In diesen Versuchen wurde — nach der üblichen papierchromatographischen Aufarbeitung der Trichloressigsäureextrakte — zuerst die mittlere spezifische Aktivität der 3 P-Atome von ATP ermittelt. In einer zweiten Probe des Trichloressigsäureextraktes wurde ATP durch 48 Std Aufenthalt bei Zimmertemperatur größtenteils in ADP übergeführt. Nach papierchromatographischer Aufarbeitung ergab sich hieraus die mittlere spezifische Aktivität der beiden P-Atome von ADP. In einer dritten Probe des Trichloressigsäureextraktes wurde ATP zu

---

* Die Reizung der Arbeitsmuskeln erfolgte frühestens nach 5 min Exposition in der radioaktiven Phosphat-Ringerlösung, d. h. zu einem Zeitpunkt, zu dem der intracelluläre anorganische P bereits eine erhebliche Aktivität aufwies.

Adenylsäure (AMP) hydrolysiert und die spezifische Aktivität des AMP-Phosphors ebenfalls nach papierchromatographischer Trennung festgestellt. Aus den so erhaltenen Daten ist in erster Annäherung zu berechnen, daß sich die 3 P-Atome von ATP im ruhenden M. rectus (bei 20° C und 30 min Expositionszeit) meist mit einer relativen Geschwindigkeit

$$\alpha P : \beta P : \gamma P \approx 1 : 20 : 70$$

gegen radioaktiven P^{32} austauschen. Dies könnte für eine etwa 3—4mal höhere Umsetzungsgeschwindigkeit des endständigen γP im Vergleich zu βP (mittleres P-Atom von ATP) sprechen. Auch hier wurde die Aktivität von γP durch tetanische Reizung (15 sec Dauer, Reizfrequenz 12—15 Impulse/sec, Reizung am Ende der Expositionszeit) nicht sichtbar beeinflußt. Dagegen hatte es in einigen Versuchen den Anschein, als ob die Aktivität von βP bei Reizung etwas ansteige. Die spezifische Aktivität des Kreatin-P lag in den meisten Versuchen zwischen der Aktivität von βP und γP. Diese Beobachtungen werden nunmehr unter Variation der Reiz- und Temperaturbedingungen weiter verfolgt. Von Interesse ist, daß von anderen Untersuchern [SACKS (1943), BOLLMAN und FLOCK (1943)] auch bei länger dauernder Reizung der Muskulatur in situ keine erhöhte Aufnahme von radioaktivem $P^{32}O_4$ in die Fraktion des „labilen Adenosin-P" gefunden werden konnte. *Die Experimente mit radioaktivem $P^{32}O_4$ haben also bisher ebensowenig positive Anhaltspunkte für die konventionelle ATP-Theorie der Kontraktion gebracht, wie die — in den vorausgegangenen Kapiteln dargelegten — Versuchsanordnungen.*

III. Über den primären Energiespeicher im Muskel.

Es kann nach diesen Ergebnissen kein Zweifel sein, daß die Theorie der Muskelkontraktion sich wieder einmal in einer kritischen Phase befindet; denn das von der ATP-Theorie der Kontraktion gezeichnete Bild ist mit dem tatsächlichen Verhalten des intakten Muskels bei einer normalen Kontraktion nicht in Einklang zu bringen. *Stattdessen tritt nunmehr die — schon wiederholt aufgeworfene — Frage in den Vordergrund, ob etwa die Kontraktionsenergie dem „Kaliumspeicher" entstammt, d. h. bei der elektrischen Entladung der erregten Muskelfaser ohne Zwischenschaltung einer exothermen chemischen Spaltungsreaktion direkt in Freiheit gesetzt wird* [FLECKENSTEIN (1942, 1947, 1951)].

Trifft ein überschwelliger Reiz die Muskelfasern, so löst er die folgenden Reaktionen aus:

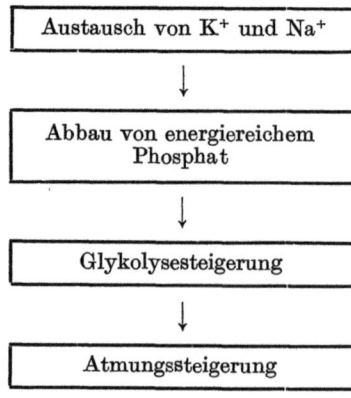

Diese Phänomene sind wahrscheinlich in den Muskel- und Nervenfasern, in den elektrischen Organen elektrischer Fische sowie in den Gehirnzellen grundsätzlich identisch. Die Erforschung dieser Reaktionsketten begann jedoch — historisch gesehen — nicht von vorne, sondern an den letzten Gliedern (Glykolyse, Atmung). Von hier aus arbeitete sich die Biochemie immer weiter an die Primärvorgänge heran. Gleichzeitig damit verlagerte sich auch die Diskussion über die unmittelbare Quelle der Kontraktionsenergie auf immer frühere Reaktionen. So wurde nacheinander die Bildung der Milchsäure, der Zerfall von Kreatinphosphat und schließlich die Spaltung von ATP Ausgangspunkt für Kontraktions-Theorien. Mit der Umsetzung von ATP schien die früheste energieliefernde Reaktion im tätigen

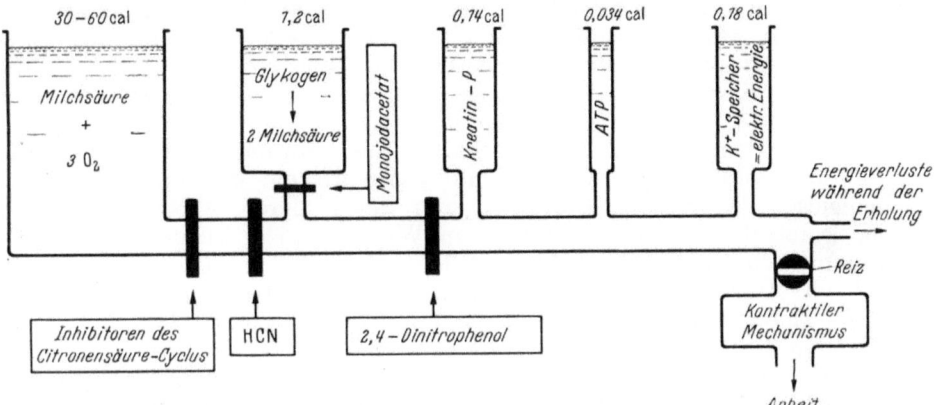

Abb. 99. *Schema der Energievorräte des ruhenden Muskels nach* FENN (1947) (modifiziert und durch Aufnahme des K^+-Speichers ergänzt). Die in den verschiedenen Reservoiren gestapelten Energiemengen in Calorien beziehen sich auf 1 g Froschmuskel. Die Werte für den Abbau von Milchsäure und Glykogen entsprechen den Angaben von LOHMANN (1937). Die Werte für den K^+-Speicher, Kreatinphosphat und ATP resultieren aus den auf S. 37 wiedergegebenen Berechnungen. Blausäure, Monojodessigsäure, 2,4-Dinitrophenol und die Inhibitoren des Citronensäurecyclus können die Nachlieferung von energiereichem Phosphat unterbrechen und die Wiederaufladung des K^+-Speichers verhindern.

Muskel erkannt zu sein [LOHMANN (1934)]. Die vorliegende Schrift zeigt jedoch, daß auch diese sehr verbreitete Vorstellung heute nicht mehr den Tatsachen entspricht, denn zweifellos besteht der — für die Erregung entscheidende — Primärprozeß in der Entladung der osmotischen bzw. elektrischen Energien, die in den hohen Konzentrationsunterschieden zwischen den extra- und intracellulären K^+- und Na^+-Ionen gestapelt sind. Die Reihe der im Muskel vorhandenen Energiespeicher muß daher durch die Aufnahme des „Kaliumspeichers" ergänzt werden (vgl. das Schema in Abb. 99). *Jeder Speicher scheint sich in dieser Reihe auf Kosten des nächstfolgenden zu regenerieren:* So dürfte der K^+-Speicher mit Hilfe von energiereichem Phosphat wieder aufgeladen werden, während sich das energiereiche Phosphat aus Atmung und Glykolyse ergänzt. Im Nerven, in den Zellen des Gehirns und im elektrischen Organ elektrischer Fische haben die Umsetzungen von energiereichem Phosphat mit größter Wahrscheinlichkeit rein restitutive Bedeutung, da die spezifisch elektrischen Leistungen aus dem Kaliumspeicher bestritten werden.

Der primäre Energiespeicher muß in allen erregbaren Organen nach Überlegungen von HÖBER (1926) folgende Grundeigenschaften besitzen:

1. Das energieliefernde System muß sich möglichst weit vom stabilen Gleichgewicht entfernt befinden, weil dann die bei einer freiwilligen Reaktion zu gewinnende Arbeit am größten ist.

2. Es müssen gute Einrichtungen ausgebildet sein, damit das scheinbare, dynamische Gleichgewicht auch bei Arbeitsleistung seinen Abstand vom stabilen Gleichgewicht möglichst beibehält.

3. Die Nachlieferung in das arbeitsleistende System muß genügend rasch erfolgen, damit sich das System nicht erschöpft und durch Annäherung an das stabile Gleichgewicht an Arbeitsfähigkeit verliert.

4. Die Arbeitsabgabe muß in kürzester Zeit möglich sein.

Tatsächlich treffen alle diese Eigenschaften erstaunlich genau auf den „Kaliumspeicher" zu: Die K^+- und Na^+-Gradienten sind von außerordentlicher Höhe und sinken auch bei der Erregung nur wenig ab, da Atmung und Glykolyse sowie die Umsetzungen von energiereichem Phosphat jeder Erschöpfung der „Kaliumbatterie" entgegenwirken. Die Freisetzung der Energie kann weiterhin mit hoher Geschwindigkeit erfolgen. Dies liegt nicht an der absoluten Schnelligkeit der Diffusion, sondern an der außerordentlichen Kürze des Weges, der nur die Dicke der Membranen ausmacht.

Auch die energetische Beanspruchung des „Kaliumspeichers" scheint — wie am Schildkrötenherz (S. 39) mit radioaktivem K^{42} nunmehr sicher nachgewiesen — in der Größenordnung der äußeren Arbeitsabgabe zu liegen. Nach den Untersuchungen von WILDE und O'BRIEN (1953) wird z. B. vom Schildkrötenherz je Systole etwa $1/_{400}$ des Gesamtbestandes an K^+ im Austausch gegen Na^+ abgegeben ($\approx 10\,\gamma\,K^+/g$ Herzmuskel). Die freie Energie dieses Prozesses würde sich dann (nach dem auf S. 38 berechneten Kalium-Arbeits-Äquivalent)auf 30—40 gcm/Systole/g Schildkrötenherz belaufen, während die Kontraktionsarbeit unter physiologischen Arbeitsbedingungen mit etwa 10 gcm/Systole/g Schildkrötenherz veranschlagt werden kann [REICHEL (1955)]. Die Kontraktionsarbeit des Hundeherzens liegt nach den Ergebnissen zahlreicher Versuche am Herz-Lungen-Präparat ebenfalls bei 10—15 gcm/Systole/g Muskel. *Zur Deckung dieser Kontraktionsarbeiten würde also schon der Austausch von $1/_{1000}$ des Faserkaliums je Systole genügen.* Nach den vorausgegangenen Überlegungen ist anzunehmen, daß die Bewegungen von K^+ und Na^+ ihre motorischen Effekte auf elektrischem Wege, d. h. durch Beeinflussung des elektrischen Ladungszustandes der Muskelfasern ausüben. Die hieraus resultierenden Probleme sind in den nächsten Kapiteln nochmals zusammenfassend dargestellt.

a) Ist der Muskel eine elektrische Maschine?

Nach einem viel gebrauchten Gleichnis soll der Aktionsstrom die Bedeutung eines *„zündenden Funkens"* haben für das *„Pulverfaß"*, dem die Kontraktionsenergie entstammt. Der Aktionsstrom wäre dementsprechend ein Aktivierungsprozeß ohne direkte Beziehung zur Kontraktion. Diese Auffassung war zweifellos zwingend zu der Zeit, als die Milchsäurebildung als Quelle der Kontraktionsenergie galt und wurde auch nicht geändert, als die speziellen Vorstellungen über die Natur der chemischen Energiequelle mehrmals wechselten. Auch für die ATP-Theorie der Kontraktion ist daher die elektrische Entladung der Membran lediglich ein Initialvorgang, der einen „explosionsartigen" Zerfall von ATP in Gang setzen soll. *Die vorausgegangenen Untersuchungen haben aber bereits die ganze Problematik dieser Hypothese gezeigt; denn tatsächlich fehlt am lebenden Muskel ein Anhaltspunkt dafür, daß zwischen das elektrophysiologische*

Phänomen der Depolarisation und dem mechanischen Akt der Kontraktion ATP-Umsetzungen obligatorisch eingeschaltet sind.

Im Gegensatz dazu ist der enge Zusammenhang zwischen den elektrischen Prozessen (bzw. den zugrundeliegenden Ionenverschiebungen) und den mechanischen Zustandsänderungen durch eine Vielzahl von Untersuchungen bewiesen (vgl. Kap. B III): Die Fasern verkürzen sich, wenn das Membranpotential unter Aufnahme von Na^+-Ionen und Abgabe von K^+-Ionen zusammenbricht (oder im Aktionsstrom umgeladen wird). Die Fasern strecken sich dagegen wieder in die Länge, wenn das Membranpotential unter Beteiligung energieliefernder restitutiver Stoffwechselprozesse regeneriert wird. *Diese Befunde lassen vermuten, daß die elektrische Entladung bzw. Umladung der Membran direkt mit der Kontraktion und die elektrische Wiederaufladung direkt mit der Wiederverlängerung gekoppelt ist.*

Die bisher klarsten Einblicke in die Möglichkeiten und Prinzipien der Transformation elektrischer Energie in Kontraktionsarbeit sind von KUHN und HARGITAY (1951a, b) an Netzwerken polyvalenter Fadenmoleküle (Polyacrylsäure - Polyvinylalkoholfilme) gewonnen worden. Diese Modelle führen in Abhängigkeit vom elektrischen Ladungszustand Bewegungen aus:

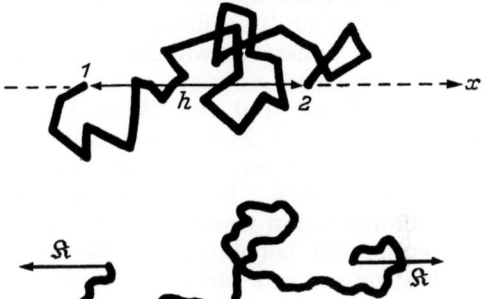

Abb. 100. Statistisch gestaltetes Molekül, dessen Anfangs- und Endpunkt sich auf der x-Achse befinden. Um die Fadenenden des Systems auf der x-Achse in einem Abstand h festzuhalten, muß auf die Fadenenden je eine Kraft $\mathfrak{K}$ in der Pfeilrichtung ausgeübt werden.
[Nach KUHN und HARGITAY (1951a).]

Sie strecken sich — ähnlich wie die Muskelfasern — bei elektrischer Aufladung in die Länge und kontrahieren sich wieder unter bedeutender Spannungsentwicklung, wenn sie ihre Ladung verlieren. Die dabei waltenden Gesetze sind leicht verständlich: Lange undissoziierte Fadenmoleküle — wie etwa die Polyacrylsäuremoleküle — besitzen in Lösung meist nicht die Gestalt eines gestreckten Fadens, sondern liegen in der *statistisch wahrscheinlicheren Form* eines lockeren Knäuels vor (vgl. Abb. 100). Der Abstand h zwischen den Anfangs- und Endpunkten solcher Fadenmoleküle entspricht einer Normalverteilungskurve. Die Moleküle behalten jedoch

$$\cdots\text{—CH—CH}_2\text{—CH—CH}_2\text{—CH—}\cdots$$
$$\quad\;\;|\qquad\qquad\;\;|\qquad\qquad\;\;|$$
$$\text{COOH}\quad\;\text{COOH}\quad\;\text{COOH}$$

Polyacrylsäure

ihre Gestalt nicht bei, sondern verändern dieselbe fortwährend infolge Betätigung von Achsen freier (oder beschränkt freier) Drehbarkeit nach Art einer BROWNschen Bewegung. Der statistisch wahrscheinliche Abstand der Fadenenden stellt sich daher stets von selbst wieder her, auch wenn durch äußere Kräfte vorübergehend ein — der Normalverteilung nicht entsprechender — Abstand erzwungen worden war. Die Kraft, die ausgeübt werden muß, um die Zusammenziehung eines Molekülfadens zu verhindern, dessen Enden im Abstand h voneinander festgehalten werden, läßt sich berechnen:

$$\mathfrak{K} = 3kT \frac{h}{NA^2}.$$

Hierbei ist k die BOLTZMANNsche Konstante, T die absolute Temperatur und NA der Abstand, den die Enden im völlig gestreckten Faden besitzen würden (die Gleichung gilt für Fälle, in denen h den Wert von $0{,}7 \cdot NA$ nicht übersteigt).

Die gleiche Entknäuelung wie bei Anwendung äußerer, dehnender Kräfte vollzieht sich bei elektrischer Aufladung der Molekülfäden durch elektrolytische Dissoziation. Diese Gestaltänderung tritt ein, sobald die gefalteten Moleküle der undissoziierten Polyacrylsäure durch Zusatz von Alkali in polyvalente Ionen verwandelt werden. Da dann alle Teile des Molekülfadens negative Ladungen tragen, die sich gegenseitig abstoßen, erfolgt volle Streckung und der Wert h strebt einem Maximum zu. *Wird die Dissoziation durch Zusatz von Säure wieder zurückgedrängt, so ziehen sich die Fäden — entsprechend dem Verlust ihrer Ladungen — wieder zu einem Knäuel zusammen.* Durch Streckvulkanisation von Polyacrylsäure-Polyvinylalkoholfilmen wurden von KUHN und HARGITAY Kontraktionssysteme hergestellt, die beliebig lange Serien muskelähnlicher Kontraktionen und Erschlaffungen mit einem Nutzeffekt von 100% auszuführen vermögen. Das Verhältnis der entwickelten Spannung zum Gewicht der contractilen Substanz ist bei den Modellen nicht anders als im lebenden Muskel.

Die Kontraktionsmodelle von KUHN und HARGITAY sind dem Muskel sicher nicht streng analog, sie besitzen aber trotzdem hohes physiologisches Interesse; denn sie demonstrieren,

a) daß der gestreckte, orientierte Zustand von Fadenmolekülen ganz allgemein ein Zustand geringerer Wahrscheinlichkeit ist, d. h. eine Situation, die nur durch äußere dehnende Kräfte oder durch elektrische Aufladung der Fadenelemente erzwungen werden kann;

b) daß der kontrahierte, nicht orientierte Zustand von Fadenmolekülen ein Zustand größerer Wahrscheinlichkeit ist, der sich sofort spontan einstellt, sobald die äußeren dehnenden Kräfte oder die elektrische Aufladung der Fadenelemente in Wegfall kommt;

c) daß die Kräfte, welche aus der statistischen Knäuelungstendenz von Fadenmolekülen entspringen, tatsächlich die Größe der vom Muskel entwickelten Kräfte erreichen;

d) daß es durch die elektrische Aufladung und Entladung künstlicher hochpolymerer Systeme möglich ist, mechanische Arbeit mit 100%iger Ausbeute zu erhalten, wobei die Arbeitsleistung ähnlich wie beim Muskel durch Verkürzung von Fäden oder Fasern zustande gebracht wird.

Es ist daher zu prüfen, inwieweit dieses im Modell verifizierte Prinzip unter Umständen auch auf die natürliche Kontraktion des lebenden Muskels zutrifft.

b) Die Ionentheorie der Muskelkontraktion.

Die Auffassung, wonach auch die erschlaffte Muskelfaser sich im Zustand einer höheren Ordnung und energetischen Aufladung befinden soll, ist bekanntlich nicht neu. So hat BETHE schon 1911 den erschlafften Muskel mit einer gespannten Feder verglichen, in der die Kontraktionsenergie bereits als potentielle mechanische Energie enthalten ist. Im Augenblick der Erregung würde sich dann der Muskel zusammenziehen wie ein losgelassener Gummifaden. Der Grundgedanke dieser Hypothese ist seitdem immer wieder aufgegriffen worden [vgl. EBBECKE (1938), WÖHLISCH (1940), SCHAEFER (1940), EDSALL (1950) u. a.] und hat durch die in Kap. C dargelegten Ergebnisse sehr an Wahrscheinlichkeit gewonnen. Tatsächlich sind auch die contractilen Elemente im erschlafften Muskel — erkennbar an der starken Doppelbrechung — streng längsorientiert, während sie im Augenblick der Kontraktion — unter Abnahme der Doppelbrechung — in einen Zustand größerer Unordnung übergehen. *Diese Kriterien lassen es — vom physikalisch-chemischen Standpunkt aus — kaum zweifelhaft erscheinen, daß der erschlaffte Zustand der Muskelfaser ganz ähnlich wie bei den Fadenmolekülen der Polyacrylsäure unter Aufwand von Energie erzwungen ist, während die Kontraktion als spontane Rückkehr in einen statistisch wahrscheinlicheren Zustand angesehen werden kann.* WÖHLISCH hat auf Grund derartiger Überlegungen 1940 das detaillierte Bild eines Kontraktions- und Erschlaffungsmechanismus gezeichnet; er warf dabei die Frage auf, ob nicht das Prinzip der Kontraktion auf der elastischen Verkürzungstendenz der Myosinketten beruht und stellte gleichzeitig die Existenz eines „Dehnungssystems" zur Diskussion, das nach jeder Kontraktion den elastischen Verkürzungsapparat wieder aktiv in den längsorientierten Zustand zurückführen müßte. *Die Annahme ist naheliegend, daß diese ordnenden Kräfte auch im lebenden Muskel — ähnlich wie bei den Polyacrylsäure-Polyvinylalkohol-Systemen — elektrischer Natur sind, d. h. daß die elektrische Aufladung der Membran für die Längsorientierung der contractilen Elemente verantwortlich zu machen ist. Umgekehrt würde sich das contractile System — der natürlichen Tendenz zur Desorientierung folgend — wieder zusammenziehen, sobald sich die Muskelfasern im Augenblick der Erregung elektrisch entladen. Die Muskelfasern wären nach dieser Vorstellung elektrische Maschinen mit der Eigenschaft, ihre Länge in Abhängigkeit von der elektrischen Ladung der Grenzfläche zu verändern.* Die Aufgabe des Muskelstoffwechsels wäre es, die „Kaliumbatterie" immer wieder zu regenerieren und dadurch die Muskelfaser immer wieder in den elektrisch und mechanisch „geladenen", verlängerten Zustand zurückzuversetzen. Das Prinzip der Energielieferung auf chemodynamischem Wege (FICKsches Prinzip) hätte dann nur indirekte Gültigkeit. Zwischen Chemismus und Kontraktion wäre in Gestalt des K^+-Speichers ein physikalisch-chemisches System der Energieübertragung eingeschoben. Der Muskel würde chemische Energie zuerst in osmotische bzw. elektrische Energie verwandeln und damit den contractilen Mechanismus in den gestreckten Zustand höherer Ordnung bringen. Die Kontraktion wäre dagegen ein freiwilliger Prozeß, d. h. ein Zurückschnellen in die nichtorientierte Ausgangslage — vergleichbar der spontanen Knäuelung der Polyacrylsäurefäden —. Die für die Herstellung des geordneten Zustandes aufgewendete, aus dem Muskelstoffwechsel stammende Energie müßte dann bei Depolarisation als Wärme und Kontraktionsenergie frei werden. Nach EDSALL (1950) darf die Möglichkeit eines elektrostatischen Verkürzungs- und Wiederverlängerungsmechanismus heute von keiner Theorie der Kontraktion mehr übersehen werden. Auch EMBDEN hat — ohne Hinweis auf den K^+-Speicher bzw. auf die elektrischen Prozesse — schon 1925 an einen physikalisch-chemischen Verkürzungsmechanismus gedacht. Er schrieb z. B.: „*Hiernach hätten also die exothermverlaufenden chemischen Prozesse, mögen sie oxydativer oder nichtoxydativer Natur sein, in energetischer Hinsicht vielleicht nur die Aufgabe, die bei der Kontraktion sich entladenden physikochemischen Akkumulatoren immer wieder aufzuladen, und ihre*

Bedeutung für die Muskeltätigkeit wäre sicherlich deswegen nicht geringer, weil sie auf einem weniger unmittelbaren Wege die Kontraktionsenergie lieferten, als man bisher vielfach glaubte."

Die dargelegte Ionentheorie der Kontraktion sieht also die Hauptaufgabe des Muskelstoffwechsels (völlig analog zu den Verhältnissen im Nerven und im elektrischen Organ von Fischen) in der fortwährenden Wiederherstellung des Membranpotentials bzw. in der damit gekoppelten Rückführung der Muskelfaser in den kontraktionsbereiten, erschlafften Zustand. Hieraus ergeben sich verschiedene Konsequenzen:

1. Es ist zu erwarten, daß sich eine Hemmung der restitutiven Stoffwechselprozesse besonders nachteilig auf die Fähigkeit des Muskels auswirkt, nach der Tätigkeit in den repolarisierten, voll erschlafften Zustand zurückzukehren. Tatsächlich sind die Gifte der Atmung und Glykolyse am M. rectus in erster Linie Gifte der Repolarisation und der Wiederverlängerung. Das gleiche Bild ergibt sich nach Verarmung an energiereichem Phosphat infolge Vergiftung mit 2,4-Dinitrophenol (vgl. Kap. C, S. 95).

2. Es ist zu erwarten, daß Muskeln mit sehr intensivem Stoffwechsel und hohen Vorräten an energiereichem Phosphat eine besonders große Tendenz zur Repolarisation und Wiederverlängerung aufweisen. Auch diese Konsequenz stimmt mit bekannten physiologischen Tatsachen überein: Muskeln mit hohem Stoffwechsel und viel Kreatinphosphat sind schlecht tetanisierbar. Nur rasch aufeinanderfolgende depolarisierende Reize können bei solchen Muskeln die hohe Tendenz zur Repolarisation und Wiederverlängerung kompensieren. Die auf diese Weise erzwungenen tetanischen Dauerverkürzungen sind von sehr großen Stoffumsetzungen begleitet und daher sehr wenig ökonomisch. Muskeln mit sehr hohem Stoffwechsel haben daher niemals „Tonusfunktion". Die hohe Fähigkeit zur Repolarisation manifestiert sich bei solchen Muskeln in einer stark ausgebildeten „Akkommodation" gegenüber depolarisierenden Reizen.

3. Es ist zu erwarten, daß Muskeln mit sehr niedrigem Stoffwechsel und geringen Vorräten an energiereichem Phosphat nur langsam in den repolarisierten, erschlafften Zustand zurückkehren können. Tatsächlich besitzen glatte Muskeln mit den niedrigsten Stoffwechselintensitäten und den geringsten Beständen an energiereichem Phosphat die höchste Befähigung zu „ökonomischen" Tonusleistungen: EGGLETON und EGGLETON haben schon 1929 auf den geringen Kreatinphcsphatgehalt der glatten Muskulatur des Froschmagens und der Schildkrötenmuskulatur aufmerksam gemacht. Ähnliche Befunde wurden von PALLADIN und EPELBAUM (1928) an roten Tonusmuskeln und am Herzen erhoben. Denervierte Froschmuskeln sowie Krötenmuskeln neigen ebenfalls zu tonischer Verkürzung und weisen bei gleicher Spannungsentwicklung geringere Kreatinphosphatumsätze auf, als normale Froschmuskeln [NACHMANSOHN (1928, 1929)]. Seitdem haben sich diese grundsätzlichen Befunde immer wieder bestätigt. Extreme Beispiele für höchste Tonusleistungen bei niedrigstem Stoffwechsel sind die Schließmuskeln der Muscheln [vgl. BETHE (1911), PARNAS (1910); Näheres bei BETHE (1952) sowie bei KRÜGER (1952)].

4. Es ist zu erwarten, daß die Tendenz des Muskels zur Repolarisation und Erschlaffung auch in der Kälte — infolge der Hemmung der restitutiven Prozesse — stark reduziert wird. Ein besonders interessantes Beispiel hierfür ist die gewaltige Steigerung der Spannungsleistung des M. rectus bei Kühlung auf 0° C (vgl. Abb. 93 und Abb. 94): Nach KUFFLER und VAUGHAN WILLIAMS (1953b) zeigen die langsamen Muskelfasern, die für das besondere motorische Verhalten des M. rectus entscheidend sind, keine fortgeleiteten Impulse und bei Einzelreizen keine maximale Depolarisation. Eine stärkere Entladung ist daher bei 20° C nur durch Summation rasch aufeinanderfolgender „tetanischer" Impulse möglich. Drosselt man jedoch die Geschwindigkeit der repolarisierenden Stoffwechselprozesse ab, dann genügt schon eine geringere Reizfrequenz, um die Fasern in den depolarisierten, verkürzten Zustand zu versetzen.

Sicher ist, daß hinter dieser hochgradigen Aktivierung des contractilen Mechanismus bei 0° C keine — an Konzentrationsänderungen faßbare — Summation des ATP-Zerfalls oder des Kreatinphosphatzerfalls verborgen ist. Offensichtlich steht die Aktivierung des contractilen Mechanismus in der Kälte sogar im umgekehrten Verhältnis zum Ausmaß der Kreatinphosphatspaltung; denn *der M. rectus neigt bei 0°C zur höchsten tetanischen Spannungsentwicklung, d. h. gerade dann, wenn je Reizimpuls am wenigsten Kreatinphosphat zerfällt. Ein Zusammenhang zwischen der Spaltung von energiereichem Phosphat und der Motorik scheint also auch hier nur in dem Sinne zu bestehen, daß der Zustand der Depolarisation und Verkürzung um so rascher beendet wird, je mehr energiereiches Phosphat sich in der Zeiteinheit umsetzt.*

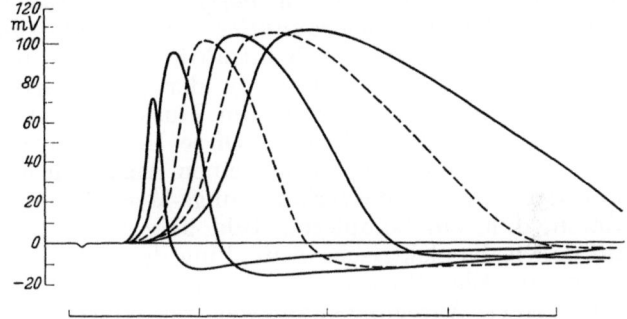

Abb. 101. Verlängerung der Dauer des Aktionsstroms durch Senkung der Temperatur an den Riesennervenfasern des Tintenfisches. Die Höhe und Dauer der „spike" ist für die folgenden Temperaturen wiedergegeben: 32,5°, 20,2°, 13,3° (gestrichelte Linie), 9,8°, 6,3° (gestrichelte Linie) und 3,6° C. Auch die Höhe der „spike" nimmt bei Temperaturen unter 32,5° C erheblich zu. Nach [HODGKIN und KATZ (1949).]

Kühlt man einen Froschmuskel, so nimmt die Dauer einer Einzelzuckung — besonders im abfallenden Schenkel — beträchtlich zu. Genaue Messungen des „active state" haben ergeben, daß diese Aktivierung des contractilen Mechanismus bei 0° C etwa 4—6mal länger anhält als bei 20° C [HILL (1951), MACPHERSON und WILKIE (1954)]. In gleicher Weise werden die Aktionspotentiale von Muskel und Nerv durch Kühlung beträchtlich verlängert (vgl. Abb. 101). Am Tintenfisch-Axon wurde z. B. von HODGKIN und KATZ (1949) bei Kühlung von 20° C auf 10° C eine Verlängerung des ansteigenden Schenkels des Aktionspotentials aufs Doppelte und eine Verlängerung der Repolarisationsphase aufs 3,2fache gefunden. Ähnliche Werte wurden von SCHOEPFLE und ERLANGER (1941) an gekühlten Froschnerven ermittelt. Dieser Verlängerung der Spike-Dauer geht nach SHANES (1954) eine Zunahme der Kationenbewegungen — gemessen an der K^+-Abgabe — parallel: Kühlung von 24° C auf 6° C steigert die K^+-Austritte beim Tintenfisch- und Krabbennerven von etwa 3×10^{-12} Mol/cm^2 Membranfläche/Impuls auf $9—10 \times 10^{-12}$ Mol/cm^2 Membranfläche/Impuls. Gleichzeitig nimmt die Geschwindigkeit der K^+-Rückresorption in der Kälte ab. Genauere Daten an gekühlten Muskeln liegen zur Zeit noch nicht vor, doch müssen auch hier — entsprechend der Verlängerung der Aktionspotentiale und der Zuckungskurve — gesteigerte K^+-Austritte angenommen werden. *Es ist also kaum zweifelhaft, daß a) der K^+- und Na^+-Austausch in Richtung der Gradienten, b) der Aktionsstrom und c) die Kontraktion* *unter dem Einfluß der Kälte intensiviert werden, während die Umsetzungen an energiereichem Phosphat mit einem ähnlichen Temperaturfaktor abnehmen* (vgl. Kap. C, II, b, c, d, e). HILL (1949, 1950) *hat darauf aufmerksam gemacht, daß die Beanspruchung desjenigen Energiespeichers, dem die Kontraktionsenergie unmittelbar entnommen wird, in der Kälte am besten sichtbar werden muß, weil die Wiederauffüllung durch restitutive Stoffwechselprozesse unter diesen Bedingungen verlangsamt verläuft. Dieses Kriterium des „primären Energiespeichers" der Kontraktion trifft also nach den bisher vorliegenden Untersuchungen nur für die Entladung des Kaliumspeichers zu, d. h. für den K^+- und Na^+-Austausch in Richtung des Gefälles bzw. für die dadurch verursachten elektrischen Phänomene. Die Umsetzungen von Kreatinphosphat bzw. ATP werden dagegen — so wie alle anderen chemisch-fermentativen Umsetzungen restitutiven Charakters — durch die Kälte abgedrosselt.*

Die Ionentheorie der Kontraktion scheint uns nach all diesen Überlegungen für die Interpretation der physiologischen, pharmakologischen und biochemischen Befunde am Muskel besser geeignet zu sein, als die konventionelle ATP-Theorie. Diese Ionentheorie der Kontraktion erhebt in ihrer gegenwärtigen Form keinen Anspruch darauf, die speziellen Kontraktions- und Wiederverlängerungs-Mechanismen schon im Detail zu erklären, d. h. ein komplettes Bild über die speziellen Wege zu entwerfen, auf denen die elektrische Aufladung der Membranen zu einer Orientierung der contractilen Proteine führt. Sie will aber eine klare Rahmenvorstellung liefern sowie Anregungen zur weiteren Klärung des Kontraktionsmechanismus geben. Wir glauben, daß diese Theorie erst einen Anfang darstellt und in Zukunft noch weiter modifiziert und ergänzt werden muß. *Sicher erscheint jedoch schon heute, daß es in Zukunft keinen ernsthaften Versuch mehr geben kann, sich mit dem Rätsel der Kontraktion auseinanderzusetzen, ohne daß dabei die beherrschende Rolle von K^+ und Na^+ bzw. die elektrischen Phänomene eine gebührende Berücksichtigung finden.* Diese Auffassung entspricht nicht nur der — von OVERTON (1902) vorgezeichneten — Konzeption, sondern auch den Grundvorstellungen von O. SCHMIEDEBERG, der schon 1917 in einer Studie „*Über elastische Verkürzung und aktive Erschlaffung lebender Muskeln*" die folgenden Gedanken niederschrieb: „*Bei der weitgehenden Analogie zwischen den elektrischen Organen der Fische und den Muskeln darf man daran denken, daß die Vorgänge bei der Muskeltätigkeit in derselben Weise verlaufen wie bei jenen, mit dem Unterschied, daß die in der contractilen Substanz angespeicherte Energie statt in Elektrizität in Spannungs- und Bewegungsenergie umgewandelt wird, wobei gleichzeitig eine Wärmetönung und Elektrizitätsentwicklung stattfindet. Vielleicht bestehen alle Lebensvorgänge in einer besonderen Mechanik der Elektronen.*"

Literatur[*].

AITKEN, R. S., E. N. ALLOT, L. I. M. CASTLEDEN and M. WALKER (1937): Observations on a case of familial periodic paralysis. Clin. Sci. **3**, 47—57.

ALLERS, W. D., and E. C. KENDALL (1937): Maintenance of adrenalectomized dogs without cortin, trough control of the mineral constituents of the diet. Amer. J. Physiol. **118**, 87—94.

ALLOT, E. N., and B. MCARDLE (1938): Further observations on familial periodic paralysis. Clin. Sci. **3**, 229—239.

---

[*] In den Jahren 1944—1949 war die Drucklegung in den deutschen Archiven besonders langwierig. Bei solchen Arbeiten wurde daher im Zeitraum 1944—1949 das Jahr der Einsendung angegeben. In allen anderen Fällen bezieht sich die Jahreszahl auf das Jahr des Erscheinens.

ARNETT, V., and W. S. WILDE (1941): Potassium and water changes in excised nerve on stimulation. J. of Neurophysiol. **4**, 572—577.
ARTUSIO, J. F., W. F. RIKER jr., and W. C. WESCOE (1950): Studies on the inter-relationship of certain cholinergic compounds. IV. Anti-curare action in anesthetized man. J. of Pharmacol. **100**, 227—237.
ATCHLEY, D. W., R. F. LOEB, W. R. DICKINSON, E. M. BENEDICT and M. E. DRISCOLL (1933): On diabetic acidosis: A study of electrolyte balances following the withdrawal and re-establishment of insulin therapy. J. Clin. Invest. **12**, 297—326.
AUGER, D., et A. FESSARD (1936): Action de la température et de certaines substances sur le potentiel de repos des nerfs de Crustacés. Interprétation des résultats. C. r. Soc. Biol. Paris **122**, 189—190.
BACQ, Z. M., et M. GOFFART (1939): Transmission humorale de la contraction veratrinique. Arch. internat. Physiol. **49**, 189—198.
BACQ, Z. M., et M. GOFFART (1940a): Utilisation des ions K dans la recherche de la contracture musculaire après travail et de l'épuisement de la réponse à l'excitant (effet LUNDSGAARD). C. r. Soc. Biol. Paris **133**, 694—695.
BACQ, Z. M., et M. GOFFART (1940b): Effet LUNDSGAARD produit par les vésicants sur le muscle de grenouille. C. r. Soc. Biol. Paris **133**, 696—697.
BAETJER, A. M. (1935): The diffusion of potassium from resting sceletal muscles following a reduction in the blood supply. Amer. J. Physiol. **112**, 139—146.
BANTING, F. G., and S. GAIRNS (1926): Suprarenal insufficiency. Amer. J. Physiol **77**, 100—113.
BAUMANN, E. J., and S. KURLAND (1927): Changes in the inorganic constituents of blood in suprarenalectomized cats and rabbits. J. of Biol. Chem. **71**, 281—302.
BENDALL, J. R. (1951): The shortening of rabbit muscle during rigor mortis: its relation to the breakdown of adenosine triphosphate and creatine phosphate and to muscular contraction. Brit. J. Physiol. **114**, 71—88.
BENDALL, J. R. (1952): A factor modifying the shortening response of muscle fibre bundles to ATP. Proc. Roy. Soc. Lond. **139**, 523—525.
BENDALL, J. R. (1952): Effect of the "Marsh-factor" on the shortening of muscle fibre models in the presence of adenosine triphosphate. Nature (Lond.) **167**, 1065—1066.
BENNETT, A. L., and K. G. CHINBURG (1946): The effects of several local anesthetics on the resting potential of isolated frog nerve. J. of Pharmacol. **88**, 72—81.
BERENBLUM, I., and E. CHAIN (1938): An improved method for the colorimetric determination of phosphates. Biochemic. J. **32**, 295—298.
BERITOFF, J., u. D. WORONZOW (1926): Die elektrische Reaktion des Muskels bei Kontraktur. Z. Biol. **84**, 417—426.
BERLINER, R. W., T. J. KENNEDY and J. ORLOFF (1951): Relationship between acidification of the urine and potassium metabolism. Effect of carbonic anhydrase inhibition on potassium excretion. Amer. J. Med. **11**, 274—282.
BERNSTEIN, J. (1902): Untersuchungen zur Thermodynamik der bioelektrischen Ströme. Pflügers Arch. **92**, 521—562.
BERNSTEIN, J. (1910): Die Thermoströme des Muskels und die „Membran-Theorie" der bioelektrischen Ströme. Pflügers Arch. **131**, 589—600.
BETHE, A. (1911): Die Dauerverkürzung der Muskeln. Pflügers Arch. **142**, 291—336.
BETHE, A. (1952): Allgemeine Physiologie. Berlin: Springer.
BETHE, A., u. F. FRANKE (1925): Versuche über die Kalikontraktur. Biochem. Z. **156**, 190—200.
BIEDERMANN, W. (1895): Elektrophysiologie. Jena.
BISHOP, G. H., A. P. BRIGGS and E. RONZONI (1925): Body fluids of the honey bee larva. Chemical constituents of the blood, and their osmotic effects. J. of Biol. Chem. **66**, 77—88.
BOER, S. DE (1922): Über die Wirkung von Novocain auf den Skelettmuskeltonus. Dtsch. med. Wschr. **1922** 831.
BOLLMAN, J. L., and E. V. FLOCK (1943): Phosphocreatine and inorganic phosphate in working and resting muscles of rats, studied with radioactive phosphorus. J. of Biol. Chem. **147**, 155—165.
BOVET, D., F. BOVET-NITTI, S. GUARINO. V. G. LONGO et R. FUSCO (1951): Recherches sur les poisons curarisants de synthèse. III. Succinylcholine et dérivés aliphatiques. Arch. internat. Pharmacodynamie **88**, 1—50.
BOYLE, P. J., and E. J. CONWAY (1941): Potassium accumulation in muscle and associated changes. Brit. J. Physiol. **100**, 1—63.
BRAUN, W., u. R. TAUGNER (1952): Die Bedeutung von Glukose und Kalium bei der Muskelerholung. Pflügers Arch. **254**, 310—326.

BRECHER, L. (1929): Anorganische Bestandteile des Schmetterlingspuppenblutes (Sphynx pinastri, Pieris brassicae). Veränderungen im Gehalt an anorganischen Bestandteilen bei der Verpuppung (Pieris brassicae). Biochem. Z. **211** 40—64.
BRECHT, K., R. BEHRENS u. H. BARTELS (1954): Untersuchungen über den Sauerstoffverbrauch glatter Muskeln von Kaltblütern. Pflügers Arch. **259**, 306—316.
BRECHT, K., u. W. WEISE (1953): Zum Wirkungsmechanismus des Acetylcholins am M. rectus abdominis des Frosches. Pflügers Arch. **258**, 72—86.
BREMER, F. (1932): Researches on the contracture of sceletal muscle. Brit. J. Physiol. **76**, 65—94.
BREMER, F., et J. TITECA (1933): Etude potentiométrique de la paralysie thérmique du nerf. C. r. Soc. Biol. Paris **115**, 413—417.
BREWER, G., and P. S. LARSON (1938): On the relation of blood pressure to the plasma potassium level. J. of Pharmacol. **63**, 272—278.
BRIGGS, A. P., I. KOECHIG, E. A. DOISY and C. J. WEBER (1923): Some changes in the composition of the blood due to the injection of insulin. J. of Biol. Chem. **58**, 721—730.
BRINK, F. (1954): The rôle of calcium ions in neural processes. Pharmacol. Rev. **6**, 243—298.
BROCK, N., H. DRUCKREY u. H. HERKEN (1939): Die Bedeutung des Kaliums für lebende Gewebe. Biochem. Z. **302**, 393—425.
BROWN, G. L. (1937): The actions of acetylcholine on denervated mammalian and frog's muscle. Brit. J. Physiol. **89**, 438—461.
BROWN, G. L., W. D. M. PATON and V. M. DIAS (1949): The depression of the demarcation potential of cat's tibialis by bistrimethylammonium decane diiodide (C 10). Brit. J. Physiol. **108**, 15 P.
BRÜCKE, F. v. (1952): Über den Wirkungsmechanismus peripher muskellähmender Stoffe. Arch. exper. Path. u. Pharmakol. **218**, 70—83.
BÜLBRING, E. (1946): Observations on the isolated phrenic nerve diaphragm preparation of the rat. Brit. J. Pharmacol. **1**, 38—61.
BÜLBRING, E. (1953): Measurements of oxygen consumption in smooth muscle. Brit. J. Physiol. **122**, 111—134.
BÜLBRING, E. (1954): Membrane potentials of smooth muscle fibers of the taenia coli of the guinea-pig. Brit. J. Physiol. **125**, 302—315.
BÜLBRING, E., and I. N. HOOTON (1954): Membrane potentials of smooth muscle fibres in the rabbit's sphincter pupillae. Brit. J. Physiol. **125**, 292—301.
BUREAU, V. (1937): Recherches sur la libération de potassium par des muscles soumis à un électrotonus ainsi que par des muscles excités directement et indirectement. Arch. internat. Physiol. **45**, 40—68.
BURGEN A. S. V., and K. G. TERROUX (1952): The membrane resting and action potentials of the cat auricle. Brit. J. Physiol **119**, 139—152.
BURN, J. H. et al. (1950): A discussion on the action of local hormones. Proc. Roy. Soc. Lond. B **137**, 281—320.
BURNS, B. D., and W. D. M. PATON (1951): Depolarization of the motor end-plate by decamethonium and acetylcholine. Brit. J. Physiol **115**, 41—73.
BURRIDGE, W. (1911): Observations on the rôle of potassium salts in frog's muscle. Brit. J. Physiol. **42**, 359—382.
BUTLER, A. M., C. F. MCKHANN and J. L. GAMBLE (1933): Intracellular fluid loss in diarrheal disease. J. of Pediatr. **3**, 84—92.
CALHOUN, J. A., G. E. CULLEN, G. CLARKE and T. R. HARRISON (1931): The effect of overwork and other factors on the potassium content of the cardiac muscle. J. Clin. Invest. **9**, 393—403.
CALHOUN, J. A., and T. R. HARRISON (1931): The effect of digitalis on the potassium content of the cardiac muscle of dogs. J. Clin. Invest. **10**, 139—144.
CALKINS, E., I. M. TAYLOR and A. B. HASTINGS (1954): Potassium exchange in the isolated rat diaphragm; effect of anoxia and cold. Amer. J. Physiol. **177**, 211—218.
CANNON, P. R., L. E. FRAZIER and R. H. HUGHES (1953): Sodium as a toxic ion in potassium deficiency. Metabolism **2**, 297—312.
CASTILLO, J. C. DEL, and E. J. DE BEER (1950): Neuromuscular blocking action of succinylcholine (diacetylcholine). J. of Pharmacol. **99**, 458—464.
CASTILLO, J. C. DEL, and L. ENGBAEK (1954): The nature of the neuromuscular block produced by magnesium. Brit. J. Physiol. **124**, 370—384.
CASTILLO, J. C. DEL, and B. KATZ (1954): The membrane change produced by the neuromuscular transmitter. Brit. J. Physiol. **125**, 546—565.
CASTILLO, J. C. DEL, and L. STARK (1952): The effect of calcium ions on the motor end-plate potentials. Brit. J. Physiol. **116**, 507—515.
CATTELL, M. (1938): The influence of ouabain on the contraction of striated muscles. J. of Pharmacol. **62**, 459—466.

Cattell, M., and H. Civin (1938): The influence of asphyxia and other factors on the serum potassium of cats. J. of Biol. Chem. **126**, 633—644.
Cicardo, V. H. (1938): Rev. Soc. argent. Biol. **14**, 370. Zit. nach Fatt.
Cicardo, V. H., et A. D. Marenzi (1938): Changements d'excitabilité et perméabilité du cœur de crapaud aux ions potassium, sodium et calcium. C. r. Soc. Biol. Paris **129**, 855—857.
Cicardo, V. H., and J. L. Moglia (1940): Liberation du potassium musculaire par l'acetylcholine. Arch. internat. Physiol. **50**, 268—276.
Cicardo, V. H., and A. Torino (1942): Release of potassium by the brain of the dog during electrical stimulation. Science (Lancaster, Pa.) **95**, 625.
Clarke, N. E., and R. E. Mosher (1952): The water and electrolyte content of the human heart in congestive heart failure with and without digitalization. Circulation (New York) **5**, 907—914.
Cloetta, M., H. Fischer u. M. R. van der Loeff (1934): Die Biochemie von Schlaf und Erregung mit besonderer Berücksichtigung der Bedeutung der Kationen. Arch. exper. Path. u. Pharmakol. **174**, 589—675.
Cole, K. S., and H. J. Curtis (1938): Electric impedance of Nitella during activity. J. Gen. Physiol. **22**, 37—64.
Cole, K. S., and H. J. Curtis (1939): Electric impedance of the squid giant axon during activity. J. Gen. Physiol. **22**, 649—670.
Cole, K. S., and H. J. Curtis (1950): Bioelectricity: Electric Physiology in Medical Physics, Bd. 2, S. 82, Chicago: Year Book Publishers, Inc.
Conway, E. J., and T. G. Brady (1950): Biological production of acid and alkali. I. Quantitative relations of succinic and carbonic acids to the potassium and hydrogen ion exchange in fermenting yeast. Biochemic. J. **47**, 360—369.
Conway, E. J., T. G. Brady and E. Carton (1950): Biological production of acid and alkali. II. A redox theory for the process in yeast with application to the production of gastric acidity. Biochemic. J. **47**, 369—374.
Conway, E. J., and D. Hingerty (1948): Potassium and sodium levels in muscle and plasma. Biochemic. J. **42**, 372—376.
Coraboeuf, E., and S. Weidmann (1954): Temperature effects on the electrical activity of Purkinje fibers. Helvet. physiol. Acta **12**, 32—41.
Corey, E. L. (1927): The effect of forcing fluids upon survival after bilateral epinephrectomy. Amer. J. Physiol. **79**, 633—640.
Cowan, S. L. (1934): The action of potassium and other ions on the injury potential and action current in Maia nerve. Proc. Roy. Soc. Lond., Ser. B **115**, 216—260.
Cowan, S. L. (1936): The initiation of all-or-none responses in muscle by acetylcholine. Brit. J. Physiol. **88**, 3 P—5 P.
Cowie, D. B., R. B. Roberts and I. Z. Roberts (1949): Potassium metabolism in E. coli. Permeability to sodium and potassium ions. J. Cellul. a. Comp. Physiol. **34**, 243—257.
Crane, E. E., and R. E. Davies (1951): Chemical and electrical energy relations for the stomach. Biochemic. J. **49**, 169—175.
Crane, E. E., R. E. Davies and N. M. Longmuir (1948): Relations between hydrochloric acid secretion and electrical phenomena in frog gastric mucosa. Biochemic. J. **43**, 321—336.
Curtis, H. J., and K. S. Cole (1942): Membrane resting and action potentials from the squid giant axon. J. Cellul. a. Comp. Physiol. **19**, 135—144.
Dale, H. H., and H. S. Gasser (1926): The Pharmacology of denervated mammalian muscle. Part I. The nature of the substances producing contracture. J. of Pharmacol. **29**, 53—67.
Danowski, T. S. (1941): The transfer of potassium across human blood cell membrane. J. of Biol. Chem. **139**, 693—705.
Darrow, D. C. (1946): Retention of electrolyte during recovery from severe dehydration due to diarrhea. J. of Pediatrics **28**, 515—540.
Davies, R. E., and J. Edelman (1951): The function of carbonic anhydrase in the stomach. Biochemic. J. **50**, 190—194.
Davies, R. E., A. Fleckenstein u. J. Janke (1954): Unveröffentlicht. Vorläufige Mitteilung: A. Fleckenstein, Muskelkontraktion ohne ATP-Zerfall. Verh.-ber. 21. Tagg Dtsch. Physiol. Ges. in Heidelberg 18. Sept. 1954.
Davies, R. E., and H. A. Krebs (1952): Biochemical aspects of the transport of ions by nervous tissue. Biochem. Soc. Symposia **8**, 77—92.
Davies, R. E., and A. G. Ogston (1950): On the mechanism of secretion of ions by gastric mucosa and by other tissues. Biochemic. J. **46**, 324—333.
Davson, H. (1941): The effect of some metabolic poisons on the permeability of the rabbit erythrocytes to potassium. J. Cellul. a. Comp. Physiol. **18**, 173—185.

DEAN, R. B. (1940): Anaerobic loss of potassium from frog muscle. J. Cellul. a. Comp. Physiol. 15, 189—193.
DENTON, E. J. (1948): The role of calcium in contractures of the rectus abdominis of the frog. Brit. J. Physiol. 107, 32 P.
DEUTICKE, H. J., u. S. HOLLMANN (1939): Über das Vorkommen von Hexosediphosphorsäure im Skelettmuskel. Z. physiol. Chem. 258, 160—177.
DIXON, K. C. (1949): Anaerobic leakage of potassium from brain. Biochemic. J. 44, 187—190.
DRAPER, M. H., and S. WEIDMANN (1951): Cardiac resting and action potentials recorded with an intracellular electrode. Brit. J. Physiol. 115, 74—94.
DRILHON, A. (1934): Sur le milieu intérieur des Lépidoptéres. C. r. Soc. Biol. Paris 115, 1194—1195.
DUBUISSON, M. (1954): Muscular contraction. Springfield, Ill.: Ch. C. Thomas.
DULIÈRE, W., and H. V. HORTON (1929): The reversible loss of excitability in isolated amphibian voluntary muscle. Brit. J. Physiol. 67, 152—165.
EBBECKE, U. (1922): Membranänderung und Nervenerregung. I. u. II. Pflügers Arch. 195, 555—587; 197, 482—499.
EBBECKE, U. (1923): Über Gewebsreizung und Gefäßreaktion. Pflügers Arch. 199, 197—216.
EBBECKE, U. (1938): Über Kontraktilität und Doppelbrechung am Kautschuk und am Muskel. Pflügers Arch. 240, 458—476.
ECCLES, J. C., B. KATZ and S. W. KUFFLER (1941): Nature of the "endplate potential" in curarized muscle. J. of Neurophysiol. 4, 362—387.
ECCLES, J. C., B. KATZ and S. W. KUFFLER (1942): Effect of eserine on neuromuscular transmission. J. of Neurophysiol. 5, 211—230.
ECCLES, J. C., and W. V. MACFARLANE (1949): Actions of anticholinesterases on end-plate potential of frog muscle. J. of Neurophysiol. 12, 59—80.
ECCLES, J. C., and J. W. MAGLADERY (1937): Rhythmic responses of smooth muscle. Brit. J. Physiol. 90, 68—99.
EDSALL, J. T. (1950): Vgl. A. V. HILL: A discussion on muscular contraction and relaxation. Proc. Roy. Soc. Lond. 137, 82—85.
EGGLESTON, L. V., and R. HEMS (1952): Separation of adenosine phosphates by paper chromatography and the equilibrium constant of the myokinase system. Biochemic. J. 52, 156—160.
EGGLETON, G. P., and P. EGGLETON (1929): A method of estimating phosphagen and some other phosphorus compounds in muscle tissue. Brit. J. Physiol. 68, 193—211.
EICHHOLTZ, F. (1950): Die Anwendung von Novocain in der Inneren Medizin. Klin. Wschr. 28, 761—764.
EICHHOLTZ, F., R. HOTOVY u. H. ERDNISS (1949): Eine einfache Methode der Myographie und deren Anwendung. Arch. internat. Pharmacodynamie 80, 62—68.
EICHHOLTZ, F., R. HOTOVY, P. COLLISCHONN u. H. KNAUER (1949): Beeinflussung der Entgiftungszeiten von Avertin und Pentothal-Natrium an der nebennierenlosen Ratte durch Nebennierenrindenhormon. Arch. exper. Path. u. Pharmakol. 207, 576—585.
EMBDEN, G. (1925): Chemismus der Muskelkontraktion und Chemie der Muskulatur. BETHES Handbuch der normalen und pathologischen Physiologie. Berlin: Springer. Bd. VIII/1, S. 369—475, speziell S. 442.
EMBDEN, G., J. HEFTER u. M. LEHNARTZ (1930): Untersuchungen über das Verhalten der Pyrophosphorsäure und des Lactazidogens bei der Muskelarbeit. Z. physiol. Chem. 187, 53—83.
ENGEL, G. L., and R. W. GERARD (1935): The phosphorus metabolism of invertebrate nerve. J. of Biol. Chem. 112, 379—392.
ENGELHARDT, W. A. (1942): Enzymic and mechanical properties of muscle-proteins. Yale J. Biol. a. Med. 15, 21.
ENSELBERG, C. D., H. G. SIMMONS and A. A. MINTZ (1950): The effects of potassium upon the heart, with special reference to the possibility of treatment of toxic arrhythmias due to digitalis. Amer. Heart. J. 39, 713—728.
ERNST, E., u. L. CSÚCS (1929): Untersuchungen über Muskelkontraktion. IX. Mitt. Pflügers Arch. 223, 663—670.
ERNST, E., u. L. SCHEFFER (1928): Die Rolle des Kaliums in der Kontraktion. Pflügers Arch. 220, 655—671.
EWIG, W., u. R. WIENER (1928): Der Einfluß einer einmaligen maximalen Anstrengung auf die chemische Blutzusammensetzung. Z. exper. Med. 61, 562—589.
FALK, G., and R. W. GERARD (1954): Effect of micro-injected salts and ATP on the membrane potential and mechanical response of muscle. J. Cellul. a. Comp. Physiol. 43, 393—403.
FATT, P. (1949): The depolarizing action of acetylcholine on muscle. Brit. J. Physiol. 109, 10 P.

FATT, P. (1950): The electromotive action of acetylcholine at the motor end-plate. Brit. J. Physiol. 111, 408—422.
FATT, P., and B. KATZ (1950): Membrane potentials at the motor end-plate. Brit. J. Physiol. 111, 46 P.
FATT, P., and B. KATZ (1951): An analysis of the end-plate potential recorded with an intracellular electrode. Brit. J. Physiol. 115, 320—370.
FELDBERG, W. (1950): Gegenwärtige Probleme auf dem Gebiet der chemischen Übertragung von Nervenwirkungen. Arch. exper. Path. u. Pharmakol. 212, 64—90.
FENG, T. P., and R. W. GERARD (1930): Mechanism of nerve asphyxiation with a note on the nerve sheath as a diffusion barrier. Proc. Soc. Exper. Biol. a Med.. 27, 1073—1076.
FENG, T. P., and Y. M. LIU (1949): The connective tissue sheath of the nerve as effective diffusion barrier. J. Cellul. a. Comp. Physiol. 34, 1—16.
FENN, W. O. (1937a): Loss of potassium from stimulated frog muscle. Proc. Soc. Exper. Biol. a. Med. 37, 71—74.
FENN, W. O. (1937b): Loss of potassium in voluntary contraction. Amer. J. Physiol. 120, 675—680.
FENN, W. O. (1938a): Factors affecting the loss of potassium from stimulated muscles. Amer. J. Physiol. 124, 213—229.
FENN, W. O. (1938b): The potassium and water contents of cat nerves as affected by stimulation. J. of Neurophysiol. 1, 1—3 (1938).
FENN, W. O. (1939): The fate of potassium liberated from muscles during activity. Amer. J. Physiol. 127, 356—373.
FENN, W. O. (1940): The role of potassium in physiological processes. Physiologic. Rev. 20, 377—415.
FENN, W. O. (1947): In HÖBER, Physikalische Chemie der Zellen und Gewebe. Bern: Stämpfli. S. 515.
FENN, W. O., and D. M. COBB (1936): Electrolyte changes in muscle during activity. Amer. J. Physiol. 115, 345—356.
FENN, W. O., D. M. COBB, J. F. MANERY and W. R. BLOOR (1938): Electrolyte changes in cat muscle during stimulation. Amer. J. Physiol. 121, 595—608.
FENN, W. O., and R. GERSCHMAN (1950): The loss of potassium from frog nerves in anoxia and other conditions. J. Gen. Physiol. 33, 195—203.
FENN, W. O., R. H. KOENEMANN, B. V. FAVATA and E. T. SHERIDAN (1940): The rôle of lactic acid in the movements of potassium. Amer. J. Physiol. 131, 494—508.
FENN, W. O., W. S. WILDE, R. A. BOAK and R. H. KOENEMANN (1939): The effect of blood flow on potassium liberation from muscle. Amer. J. Physiol. 128, 139—146.
FERGUSON jr., E. B. (1951): A study of the regulation of the rate of urinary ammonia excretion in the rat. Brit. J. Physiol. 112, 420—425.
FLECKENSTEIN, A. (1942): Beitrag zum Mechanismus der Muskelkontraktion und zur Entstehung der Aktionsströme. Pflügers Arch. 246, 411—427.
FLECKENSTEIN, A. (1947): Über den primären Energiespeicher der Muskelkontraktion. Pflügers Arch. 250, 643—666.
FLECKENSTEIN, A. (1948): Die Beeinflussung des Zellstoffwechsels durch schmerzerregende Substanzen. Arch. exper. Path. u. Pharmakol. 208, 189—193.
FLECKENSTEIN, A. (1950a): Die periphere Schmerzauslösung und Schmerzausschaltung. Frankfurt a. M.: Dr. Dietrich Steinkopff.
FLECKENSTEIN, A.: (1950b): Über den Wirkungsmechanismus der Lokalanaesthetica. Klin. Wschr. 28, 452—453.
FLECKENSTEIN, A. (1950c): Verh. Dtsch. Pharmakol. Ges. 17. Tagg Bad Nauheim April 1950. Kaliumsensibilisatoren. Arch. exper. Path. u. Pharmakol. 212, 54—63.
FLECKENSTEIN, A. (1950d): Elektrophysiologische Studien zum Mechanismus des Nervenblocks durch Schmerzstoffe und Lokalanästhetica. Arch. exper. Path. u. Pharmakol. 212, 416—432.
FLECKENSTEIN, A. (1951): Zur Energetik des Natrium-Kalium-Austauschs am erregten Nerven. Pflügers Arch. 253, 321—327.
FLECKENSTEIN, A. (1953): Über den Wirkungsmechanismus peripher schmerzerregender sowie lokalänsthetischer Stoffe. Acta neurovegetativa (Wien) 7, 94—105.
FLECKENSTEIN, A. (1954): Mechanismus von Erregung und Erregungshemmung unter besonderer Berücksichtigung des Novocains. Anaesthesist 3, 15—19.
FLECKENSTEIN, A., u. G. BERG (1951): Weitere Untersuchungen über dehydrasenhemmende Gifte mit Triphenyltetrazoliumchlorid. Arch. exper. Path. u. Pharmakol. 212, 184—188.
FLECKENSTEIN, A., W. BROSE, H. J. CANIS u. A. FÖRDERER (1949): Über aktive elektrische Wiederaufladungsmechanismen in der Phase der Muskelerschlaffung und deren Abhängigkeit von Atmung, Glykolyse und Natriumionen. Arch. exper. Path. u. Pharmakol. 209, 235—263.

FLECKENSTEIN, A., u. E. GERLACH (1953): Papierchromatographische Trennung von Adenosintriphosphat, Adenosindiphosphat und anderen Phosphorverbindungen bei Säugetier- und Taubenerythrocyten verschiedenen K$^+$-Gehalts. Arch. exper. Path. u. Pharmakol. 219, 531—548.

FLECKENSTEIN, A., E. GERLACH u. J. JANKE (1953): Ein neuer Schnelltest zur Identifizierung leicht und schwer hydrolysierbarer Phosphorsäure-Ester im Papierchromatogramm. Naturwiss. 40, 462.

FLECKENSTEIN, A., H. GÜNTHER u. H. J. WINKER (1951): Adsorption und Haftfestigkeit pharmakologisch aktiver Alkaloid-Kationen an der Kollodium-Membran. Physikalisch-chemische Grundversuche zur „competitive Inhibition". Arch. exper. Path. u. Pharmakol. 214, 38—54.

FLECKENSTEIN, A., u. A. HARDT (1949): Der Wirkungsmechanismus der Lokalanästhetika und Antihistaminkörper — ein Permeabilitätsproblem. Klin. Wschr. 27, 360—363.

FLECKENSTEIN, A., u. H. HERTEL (1947): Über die Zustandsänderungen des kontraktilen Systems in Abhängigkeit vom extrazellulären Kalium und Natrium. Pflügers Arch. 250, 577—597.

FLECKENSTEIN, A., H. HILLE u. W. E. ADAM (1950): Aufhebung der Kontraktur-Wirkung depolarisierender Katelektrotonica durch Repolarisation im Anelektrotonus. Die Anode als Antagonist von Acetylcholin, Cholin, Nicotin, Coniin, Veratrin, Kalium- und Rubidium-Salzen usw. Pflügers Arch. 253, 264—282.

FLECKENSTEIN, A., u. J. JANKE (1953): Papierchromatographische Trennung von ATP, ADP und anderen Phosphor-Verbindungen im kontrahierten und erschlafften Froschmuskel. Pflügers Arch. 258, 177—199.

FLECKENSTEIN, A., J. JANKE, R. E. DAVIES u. H. A. KREBS (1954): Chemistry of muscle contraction. Contraction of muscle without fission of adenosine triphosphate or creatine phosphate. Nature (Lond.) 174, 1081—1083.

FLECKENSTEIN, A., J. JANKE u. M. ELKE (1954): Papierchromatographische Trennung von Adenosintriphosphat (ATP), Adenosindiphosphat (ADP) und von anderen Phosphorverbindungen bei der Coffein-Kontraktur des Frosch- und Kröten-Rectus. Arch. exper. Path. u. Pharmakol. 221, 404—417.

FLECKENSTEIN, A., J. JANKE, G. LECHNER u. G. BAUER (1954): Zerfällt Adenosintriphosphat bei der Muskelkontraktion? Pflügers Arch. 259, 246—266.

FLECKENSTEIN, A., J. JANKE, R. KRUSE u. G. LECHNER (1954): Über das Verhalten von Adenosintriphosphat, Adenosindiphosphat und anderen Phosphorsäure-Estern bei der Kontraktur des Froschrectus durch Acetylcholin, Nicotin und Succinylbischolin. Arch exper. Path. u. Pharmakol. 224, 465—475.

FLECKENSTEIN, A., u. F. RICHTER (1953): Weitere Untersuchungen über die Aufhebung der Kontrakturwirkung von Acetylcholin, Cholin, Neurin, Nicotin, Coniin, Veratrin. Kaliumchlorid und Rubidiumchlorid durch den Anelektrotonus. Pflügers Arch. 257, 1—11.

FLECKENSTEIN, A., E. WAGNER u. K. H. GÖGGEL (1950): Weitere Untersuchungen über die Abhängigkeit der Muskellänge vom Membran-Potential. Der Wirkungsmechanismus kontrakturverhütender Lokalanästhetica. Pflügers Arch. 253, 38—54.

FLETCHER, W. M., and F. G. HOPKINS (1907): Lactic acid in amphibian muscle. Brit. J. Physiol. 35, 247—309.

FOLLIS, R. H. (1943): Histological effects in rats resulting from adding rubidium or cesium to a diet deficient in potassium. Amer. J. Physiol. 138, 246—250.

FOLLIS, R. H., E. ORENT-KEILES and E. V. MCCOLLUM (1942): The production of cardiac and renal lesions in rats by a diet extremely deficient in potassium. Amer. J. Path. 18, 29—40.

FRANK, E., u. R. A. KATZ (1921): Über die Aufhebung des Muskeltonus durch Kokain und Novokain (Nikotin-Kokain-Antagonismus). Arch. exper. Path. u. Pharmakol. 90, 149—167.

FRANK, E., u. R. STERN (1921): Über den Angriffspunkt des Guanidins und Methylguanidins bei der Erzeugung motorischer Reizerscheinungen (Guanidin-Kokain-Antagonismus). Arch. exper. Path. u. Pharmakol. 90, 168—179.

FRENKEL, M., J. GROEN and A. F. WILLEBRANDS (1947): Low serum potassium level during recovery from diabetic coma, with special reference to its cardiovascular manifestations. Arch. Int. Med. 80, 728—738.

FURUSAWA, K. (1929): The depolarization of crustaceen nerve by stimulation or oxygen want. Brit. J. Physiol. 67, 325—342.

GAMMON, G. D., J. H. AUSTIN, M. D. BLITHE and C. G. REID (1939): The relation of potassium to periodic family paralysis. Amer. J. Med. Sci. 197, 326—332.

GERARD, R. W. (1930): The response of nerve to oxygen lack. Amer. J. Physiol. 92, 498—541.

GERARD, R. W., and N. TUPIKOVA (1938): Creatine in nerve, muscle and brain. J. Cellul. a. Comp. Physiol. 12, 325—360.

GERLACH, E. (1954): Einige neue Lösungsmittel für die Papierchromatographie von Phosphorsäure-Estern. Biochem. Z. (im Druck).

GINZEL, K. H., H. KLUPP u. G. WERNER (1952): Die Wirkungsweise einiger α, ω-bis-quaternärer Ammoniumverbindungen an der Skeletmuskulatur. Arch. exper. Path. u. Pharmakol. 215, 103—118.

GÖPFERT, H., and H. SCHAEFER (1937): Über den direkt und indirekt erregten Aktionsstrom und die Funktion der motorischen Endplatte. Pflügers Arch. 239, 597—619.

GOFFART, M., and W. L. M. PERRY (1951): The action of adrenaline on the rate of loss of potassium ions from unfatigued striated muscle. Brit. J. Physiol. 112, 95—101.

GOWER-SMITH, S., B. BLACK-SCHAFFER and TH. E. LASATER (1950): Potassium deficiency syndrome in the rat and the dog. A description of the muscle changes in the potassium depleted dog. Arch. of Path. 49, 185—199.

GREENMAN, L., F. M. MATEER, R. C. GOW, J. H. PETERS and T. S. DANOWSKI (1949): Some observations on the development of hypokaliemia during therapy of diabetic acidosis in juvenile and young subjects. J. Clin. Invest. 38, 409—414.

GRÜTTNER, R., u. H. G. MERTENS (1953): Über eine erfolgreiche Behandlung der Myotonia congenita (THOMSEN) mit Kationenaustauschern. Klin. Wschr. 31, 868—869.

GRUNDFEST, H., A. M. SHANES and W. FREYGANG (1953): The effect of sodium and potassium ions on the impedance change accompanying the spike in the squid giant axon. J. of Gen. Physiol. 37, 25—37.

GRUNDNER-CULEMANN, A. (1952): Experimentelle und morphologische Untersuchungen über Veränderungen des Herzmuskels von Ratten bei Kalium-Mangelernährung. Arch. Kreislaufforsch. 18, 185—210.

GUTTMAN, S. A. (1943): The influence of temperature on the action of digitoxin and potassium on striated muscle. J. of Pharmacol. 80, 126—131.

HAHN, L., and G. HEVESY (1941): Potassium exchange in the stimulated muscle. Acta physiol. scand. (Stockh.) 2, 51—63.

HANES, C. S., and F. A. ISHERWOOD (1949): Separation of the phosphoric esters on the filter paper chromatogram. Nature (Lond.) 164, 1107—1112.

HARDT, A., u. A. FLECKENSTEIN (1948): Über die Kaliumabgabe des Froschmuskels bei Einwirkung kontrakturerzeugender Stoffe und die Hemmung der Kaliumabgabe durch kontrakturverhütende Lokalanästhetica. Arch. exper. Path. u. Pharmakol. 207, 39—54.

HARRIS, J. E. (1941): The influence of the metabolism of human erythrocytes on their potassium content. J. of Biol. Chem. 141, 579—595.

HARRIS, E. J. (1954): Ionophoresis along frog muscle. Brit. J. Physiol. 124, 248—253.

HARRISON, H. E., and D. C. DARROW (1939): Renal function in experimental adrenal insufficiency. Amer. J. Physiol. 125, 631—645.

HARROP, G. A., and E. M. BENEDICT (1923): The role of phosphate and potassium in carbohydrate metabolism following insulin administration. Proc. Soc. Exper. Biol. a. Med. 20, 430—431.

HARROP, G. A., and E. M. BENEDICT (1924): The participation of inorganic substances in carbohydrate metabolism. J. of Biol. Chem. 59, 683—697.

HARROP, G. A., L. J. SOFFER, R. ELLSWORTH and H. J. TRESCHER (1933): Plasma electrolytes and electrolyte excretion during suprarenal insufficiency in the dog. J. of Exper. Med. 58, 17—38.

HASTINGS, A. B., and E. L. COMPERE (1931): Effect of bilateral suprarenalectomy on certain constituents of the blood of dogs. Proc. Soc. Exper. Biol. a. Med. 28, 376—378.

HAYWARD, H. R., and G. T. SCOTT (1953): Evidence for independent mechanisms regulating potassium accumulation and sodium secretion in Ulva lactuca. Biol. Bull. 105, 366.

HEGGLIN, R. (1947): Die Klinik der energetisch-dynamischen Herzinsuffizienz. Basel.

HEGNAUER, A. H., W. O. FENN and D. M. COBB (1934): The cause of the rise in oxygen consumption of frog muscles in excess of potassium. J. Cellul. a. Comp. Physiol. 4, 505—526.

HELVE, O. E. (1940): Studien über den Einfluß der Nebennierenexstirpation auf den tierischen Stoffwechsel. Biochem. Z. 306, 343—398.

HENRIQUES, V., u. E. LUNDSGAARD (1931): Die milchsäurefreie („alactacide") Muskelkontraktion (Latenzzeit, Kontraktionsverlauf, maximale Spannungsleistung und Aktionsstrom). Biochem. Z. 236, 219—225.

HENZE, M. (1902): Der chemische Demarcationsstrom in toxikologischer Beziehung. Pflügers Arch. 92, 451—472.

HEPPEL, L. A. (1939): The electrolytes of muscle and liver in potassium-depleted rats. Amer. J. Physiol. 127, 385—392.

HEPPEL, A. L. (1940a). Effect of age and diet on electrolyte changes in rat muscle during stimulation. Amer. J. Physiol. 128, 440—448.

HEPPEL, L. A. (1940 b): The diffusion of radioactive sodium into the muscles of potassium-deprived rats. Amer. J. Physiol. 128, 449—454.
HERMANN, L. (1871): Versuche über den Einfluß der Temperatur auf die elektromotorische Kraft des Muskelstromes. Pflügers Arch. 4, 163—182.
HEVESY, G., and N. NIELSEN (1941): Potassium interchange in yeast cells. Acta physiol. scand. (Stockh.) 2, 347—354.
HILL, A. V. (1949): Adenosine triphosphate and muscular contraction. Nature (Lond.) 163, 320.
HILL, A. V. (1950): A discussion on muscular contraction and relaxation: their physical and chemical basis. Proc. Roy. Soc. Lond. 137, 43.
HILL, A. V. (1951): The influence of temperature on the tension developed in an isometric twitch. Proc. Roy. Soc. (Lond.) 138, 349—354.
HILL, A. V., and P. S. KUPALOV (1930): The vapour pressore of muscle. Proc. Roy. Soc. Lond., Ser. B 106, 445—477.
HODGKIN, A. L. (1951): The ionic basis of electrical activity in nerve and muscle. Biol. Rev. 26, 339—409.
HODGKIN, A. L., and A. F. HUXLEY (1939): Action potentials recorded from inside a nerve fibre. Nature (Lond.) 144, 710—711.
HODGKIN, A. L., and A. F. HUXLEY (1945): Resting and action potentials in single nerve fibres. Brit. J. Physiol. 104, 176—195.
HODGKIN, A. L., and A. F. HUXLEY (1947): Potassium leakage from an active nerve fibre. Brit. J. Physiol. 106, 341—367.
HODGKIN, A. L., and A. F. HUXLEY (1952a): Currents carried by sodium and potassium ions through the membrane of the giant axon of Loligo. Brit. J. Physiol. 116, 449—472.
HODGKIN, A. L., and A. F. HUXLEY (1952b): The components of membrane conductance in the giant axon of Loligo. Brit. J. Physiol. 116, 473—496.
HODGKIN, A. L., and A. F. HUXLEY (1952c): The dual effect of membrane potential on sodium conductance in the giant axon of Loligo. Brit. J. Physiol. 116, 497—506.
HODGKIN, A. L., and A. F. HUXLEY (1953): Movement of radioactive potassium and membrane current in a giant axon. Brit. J. Physiol. 121, 403—414.
HODGKIN, A. L., A. F. HUXLEY and B. KATZ (1952): Measurements of current-voltage relations in the membrane of the giant axon of Loligo. Brit. J. Physiol. 116, 424—448.
HODGKIN, A. L., and B. KATZ (1949): The effect of sodium ions on the electrical activity of the giant axon of the squid. Brit. J. Physiol. 108, 37—77.
HODGKIN, A. L., and B. KATZ (1949): The effect of temperature on the electrical activity of the giant axon of the squid. Brit. J. Physiol. 109, 240—249.
HODGKIN, A. L., and R. D. KEYNES (1953a): Sodium extrusion and potassium absorption in Sepia axons. Brit. J. Physiol. 120, 46 P—47 P.
HODGKIN, A. L., and R. D. KEYNES (1953b): Metabolic inhibitors and sodium movements in giant axons. Brit. J. Physiol. 120, 45 P—46 P.
HODGKIN, A. L., and R. D. KEYNES (1953c): The mobility and diffusion coefficient of potassium in giant axons from sepia. Brit. J. Physiol. 119, 513—528.
HODGKIN, A. L., and W. L. NASTUK (1949): Membrane potentials in single fibres of the frog's sartorius muscle. Brit. J. Physiol. 108, 42 P—43 P.
HÖBER, R. (1905): Über den Einfluß der Salze auf den Ruhestrom des Muskels. Pflügers Arch. 106, 599—635.
HÖBER, R. (1926): Physikalische Chemie der Zelle und der Gewebe. Leipzig: Engelmann.
HÖBER, R. (1927): Alkali- und Erdalkalimetalle. In Handbuch der experimentellen Pharmakologie, Bd. III/1, S. 214—275.
HOFFMANN, P. (1913): Einige Versuche zur allgemeinen Muskelphysiologie an einem sehr günstigen Objekte (Retractor penis der Schildkröte). Z. Biol. 61, 311—325.
HOLLER, J. W. (1946): Potassium deficiency occuring during the treatment of diabetic acidosis. J. Amer. Med. Assoc. 131, 1186—1189.
HORTON, H. V. (1930): The reversible loss of excitability in isolated amphibian voluntary muscle. Brit. J. Physiol. 70, 389—403.
HOTOVY, R., u. H. ERDNISS (1949): Pharmakologische Studien am Musculus masseter der Ratte. Arch. exper. Path. u. Pharmakol. 209, 204—234.
HOYLE, G. (1952): High blood potassium in insects in relation to nerve conduction. Nature (Lond.) 169, 281—282.
HUTTER, O. F. (1952): Effect of choline on neuromuscular transmission in the cat. Brit. J. Physiol. 117, 241—250.
HUTTER, O. F., and K. KOSTIAL (1954): Effect of magnesium and calcium ions on the release of acetylcholine. Brit. J. Physiol. 124, 234—241.
HUTTER, O. F., and J. E. PASCOE (1951): Decurarization by decamethonium. Brit. J. Pharmacol. 6, 691—695.

HUXLEY, A. F., and R. STÄMPFLI (1951a): Direct determination of membrane resting potential and action potential in single myelinated nerve fibres. Brit. J. Physiol. 112, 476—495.
HUXLEY, A. F., and R. STÄMPFLI (1951b): Effect of potassium and sodium on resting and action potentials of single myelinated nerve fibres. Brit. J. Physiol. 112, 496—508.
INGLE, D. J. (1940): The work performance of adrenalectomized rats maintained on a high sodium chloride, low potassium diet. Amer. J. Physiol. 129, 278—282.
IVANOFF, N., et H. SCHEINER (1946): Sur la diffusion du potassium du muscle isolé. C. r. Soc. Biol. Paris 140, 250—252.
JANSSEN, S. (1926): Der Gaswechsel des Skelettmuskels im Tonus. Arch. exper. Path. u. Pharmakol. 119, 31—55.
JANTZ, H. (1947): Stoffwechseluntersuchungen bei paroxysmaler Lähmung. Nervenarzt 18, 360—378.
JUNG, R., u. H. JANTZ (1939): Über die Veränderungen des Elektrocardiogramms bei der paroxysmalen Lähmung und ihre Beziehungen zum Kaliumspiegel im Blutserum. Verh. dtsch. Ges. Kreislaufforsch. (12. Tagg).
KATO, G. (1936): On the excitation, conduction and narcotisation of single nerve fibres. Cold Spring Harbor Symp. Quant. Biol. 4, 202—213.
KATZ, B. (1939): The "anti-curare" action of a subthreshold catelectrotonus. Brit. J. Physiol. 95, 286—304.
KEHAR, N. D., and D. R. HOOKER (1935): Evidences of an altered tissue state in ventricular fibrillation. Amer. J. Physiol. 112, 301—306.
KERR, S. E. (1928): The effect of insulin and pancreatectomy on the distribution of phosphorus and potassium of the blood. J. of Biol. Chem. 78, 35—52.
KEYE, J. D. (1952): Death in potassium deficiency. Report of a case including morphologic findings. Circulation (New York) 5, 766—770.
KEYNES, R. D. (1948): The leakage of radioactive potassium from stimulated nerve. Brit. J. Physiol. 107, 35 P.
KEYNES, R. D. (1949): The movements of radioactive sodium during nervous activity. Brit. J. Physiol. 109, 13 P.
KEYNES, R. D. (1950): The leakage of radioactive potassium from stimulated nerve. Brit. J. Physiol. 113, 99—114.
KEYNES, R. D. (1951): The ionic movements during nervous activity. Brit. J. Physiol. 114, 119—150.
KEYNES, R. D., and P. R. LEWIS (1950): The movements of sodium and potassium during nervous activity. Abstracts 18. Internat. Physiol. Congress Kopenhagen, S. 298—299.
KEYNES, R. D., and P. R. LEWIS (1951a): The resting exchange of radioactive potassium in crab nerve. Brit. J. Physiol. 113, 73—98.
KEYNES, R. D., and P. R. LEWIS (1951b). The sodium and potassium content of cephalopod nerve fibers. Brit. J. Physiol. 114, 151—182.
KEYNES, R. D., and H. MARTINS-FERREIRA (1953): Membrane potentials in the electroplates of the electric eel. Brit. J. Physiol. 119, 315—351.
KISCH, B. (1930): Nachweis von Phosphagen im elektrischen Organ von Torpedo. Biochem. Z. 225, 183—192.
KLUPP, H., W. KOBINGER u. O. KRAUPP (1953): Veränderungen des Kalium- und Milchsäurespiegels im Serum nach Verabreichung neuromuskulär lähmender Stoffe. Arch. exper. Path. u. Pharmakol. 222, 183—184.
KLUPP, H., u. O. KRAUPP unter Mitarbeit von N. HONETZ, W. KOBINGER u. M. LOUDON (1954): Über die Freisetzung von Kalium aus der Muskulatur unter Einwirkung einiger Muskelrelaxantien. Arch. internat. Pharmacodynamie 98, 340—354.
KORNBERG, A., and K. M. ENDICOTT (1946): Potassium deficiency in the rat. Amer. J. Physiol. 145, 291—298.
KRAUPP, O. (1955): Freisetzung von Kalium aus innerviertem und denerviertem Skeletmuskel durch Acetylcholin. Experientia (Basel) (im Druck).
KREBS, H. A., L. V. EGGLESTON and C. TERNER (1951): In vitro measurements of the turnover rate of potassium in brain and retina. Biochemic. J. 48, 530—537.
KROGH, A. (1943): The exchange of ions between cells and extracellular fluid. The uptake of potassium into the chorion membrane from the hen's egg. Acta physiol. scand. (Stockh.) 6, 203—221.
KROGH, A. (1946): The active and passive exchanges of inorganic ions through the surfaces of living cells and through living membranes generally. Proc. Roy. Soc. Lond., Ser. B 133, 140—200.
KRÜGER, P. (1952): Tetanus und Tonus der quergestreiften Skeletmuskeln der Wirbeltiere und des Menschen. Leipzig: Akademische Verlagsgesellschaft.

Krueger, R. (1950): Über Milchsäurebildung im Froschmuskel nach Einwirkung einiger krampferzeugender Substanzen. Experientia (Basel) 6, 106—107.
Küsel, H., u. H. Netter (1951): Zit. nach H. Netter, Biologische Physikochemie. Akad. Verlagsgesellschaft Athenaion. Potsdam 1951.
Kuffler, St. W. (1940/42): Electric potential changes at an isolated nerve-muscle junction. J. of Neurophysiol. 5, 18—26.
Kuffler, St. W. (1943): Specific excitability of the endplate region in normal and denervated muscle. J. of Neurophysiol. 6, 99—110.
Kuffler, St. W. (1946): The relation of electric potential changes to contracture in sceletal muscle. J. of Neurophysiol. 9, 367—377.
Kuffler, St. W., and E. M. Vaughan Williams (1953a): Properties of the slow sceletal muscle fibres of the frog. Brit. J. Physiol. 121, 318—340.
Kuffler, St. W., and E. M. Vaughan Williams (1953b): Small-nerve junctional potentials. The distribution of small motor nerves to frog sceletal muscle, and the membrane characteristics of the fibers they innervate. Brit. J. Physiol. 121, 289—317.
Kuhn, W., u. B. Hargitay (1951a): Muskelähnliche Kontraktion und Dehnung von Netzwerken polyvalenter Fadenmolekülionen. Experientia 7, 1—11.
Kuhn, W., u. B. Hargitay (1951b): Muskelähnliche Arbeitsleistung künstlicher hochpolymerer Stoffe. Z. f. Elektrochemie u. angew. physikal. Chemie 55, 490—505.
Kuschinsky, G., u. F. Turba (1950): Methode zur quantitativen Messung von Zustandsänderungen des Aktomyosins. Biochem. Z. 321, 39—43.
Labes, R., u. H. Zain (1927a): Ein Membranmodell für eine Reihe bioelektrischer Vorgänge. I. u. II. Arch. exper. Path. u. Pharmakol. 125, 29—76.
Labes, R., u. H. Zain (1927b): Ein Membranmodell für eine Reihe bioelektrischer Vorgänge. III. Arch. exper. Path. u. Pharmakol. 126, 284—306.
Larson, P. S., and G. Brewer (1939): On the mechanism of the depression of serum potassium by anesthetics. J. of Pharmacol. 67, 147—152.
Leibowitz, J., and N. Kupermintz (1942): Potassium in bacterial fermentation. Nature (Lond.) 150, 233.
Lenzi, F., u. A. Caniggia (1952): Gli elettroliti nella funzione contrattile del miocardio e nella genesi dell'elettrocardiogramma. Siena: Verlag Recordati Correggio.
Lenzi, F., u. A. Caniggia (1953): On the nature of the myocardial contraction, a study of the electrolytes. Basel u. New York: S. Karger.
Leupin, E., u. F. Verzár (1949): Kalium- und Kohlenhydrat-Stoffwechsel des überlebenden Muskels. Helvet. physiol. Acta 8, C 27—C 30.
Levi, H., and H. H. Ussing (1948): The exchange of sodium and chloride ions across the fibre membrane of isolated frog sartorius. Acta physiol. scand. (Stockh.) 16, 232—249.
Levinsky, N. G., and W. H. Sawyer (1953): Relation of metabolism of frog skin to cellular integrity and electrolyte transfer. J. Gen. Physiol. 36, 607—615.
Libbrecht, W. (1921): Le paradoxe cardiaque. Arch. internat. Physiol. 16, 448.
Ling, G. (1952): The role of phosphate in the maintenance of the resting potential and selective ionic accumulation in frog muscle cells. In Phosphorus Metabolism II von W. D. McElroy u. Bentley Glass, S. 748—795. Baltimore: Johns Hopkins Press.
Ling, G., and R. W. Gerard (1949a): The normal membrane potential of frog sartorius fibers. J. Cellul. a. Comp. Physiol. 34, 383—396.
Ling, G., and R. W. Gerard (1949b): The membrane potential and metabolism of muscle fibers. J. Cellul. a. Comp. Physiol. 34, 413—438.
Ling, G., and R. W. Gerard (1950): External potassium and the membrane potential of single muscle fibers. Nature (Lond.) 165, 113—114.
Ling, G., and J. W. Woodbury (1949): Effect of temperature on the membrane potential of frog muscle fibers. J. Cellul. a. Comp. Physiol. 34, 407—412.
Lipmann, F. (1930): Über den Tätigkeitsstoffwechsel des fluoridvergifteten Muskels. Biochem. Z. 227, 110—115.
Locke, F. S. (1894): Notiz über den Einfluß physiologischer Kochsalzlösung auf die elektrische Erregbarkeit von Muskel und Nerv. Zbl. Physiol. 8, 166.
Locke, F. S. (1905): The action of potassium and sodium on the indirect excitability of muscle. Brit. J. Physiol. 32, XXII.
Loeb, R. F., D. W. Atchley, E. M. Benedict and J. Leland (1933): Electrolyte balance studies in adrenalectomized dogs with particular reference to the excretion of sodium. J. of Exper. Med. 57, 775—792.
Loeb, R. F., D. W. Atchley, E. B. Gutman and R. Jillson (1933): On the mechanism of sodium depletion in Addison's disease. Proc. Soc. Exper. Biol. a. Med. 31, 130—133.
Logsdon, C. S., and T. H. McGavack (1948): Death probably due to potassium deficiency following control of diabetic coma. J. Clin. Endocrin. 8, 658—665.

LOHMANN, K. (1928a): Über das Vorkommen und den Umsatz von Pyrophosphat in Zellen. I. Nachweis und Isolierung des Pyrophosphats. Biochem. Z. **202**, 466—493.

LOHMANN, K. (1928b): Über das Vorkommen und den Umsatz von Pyrophosphat in Zellen. II. Die Menge der leicht hydrolysierbaren P-Verbindungen in tierischen und pflanzlichen Zellen. Biochem. Z. **203**, 164—171.

LOHMANN, K. (1928c): Über das Vorkommen und den Umsatz von Pyrophosphat in Zellen. III. Das physiologische Verhalten des Pyrophosphats. Biochem. Z. **203**, 172—207.

LOHMANN, K. (1930): Zerfällt Lactacidogen (Hexosemonophosphorsäure) bei der Muskelkontraktion? Biochem. Z. **227**, 39—50.

LOHMANN, K. (1931): Darstellung der Adenylpyrophosphorsäure aus Muskulatur. Biochem. Z. **233**, 460—469.

LOHMANN, K. (1934): Über die enzymatische Aufspaltung der Kreatinphosphorsäure; zugleich ein Beitrag zum Chemismus der Muskelkontraktion. Biochem. Z. **271**, 264—277.

LOHMANN, K. (1937): Chemische Vorgänge bei der Muskelkontraktion. Angew. Chem. **50**, 97—100.

LOOMIS, W. F., and F. LIPMANN (1948): Reversible inhibition of the coupling between phosphorylation and oxidation. J. of Biol. Chem. **173**, 807—808.

LORAND, L. (1953): Adenosine triphosphate-creatine transphosphorylase as relaxing factor of muscle. Nature (Lond.) **172**, 1181—1183.

LOWN, B., H. SALZBERG, C. D. ENSELBERG and R. E. WESTON (1951): Interrelation between potassium metabolism and digitalis toxicity in heart failure. Proc. Soc. Exper. Biol. a. Med. **76**, 797—801.

LUNDSGAARD, E. (1930a): Untersuchungen über Muskelkontraktionen ohne Milchsäurebildung. Biochem. Z. **217**, 162—177.

LUNDSGAARD, E. (1930b): Weitere Untersuchungen über Muskelkontraktionen ohne Milchsäurebildung. Biochem. Z. **227**, 51—83.

MACFARLANE, D. W., E. W. PELIKAN and K. R. UNNA (1950): Evaluation of curarizing drugs in man. V. Antagonism to curarizing effects of d-tubocurarine by neostigmine, m-hydroxyphenyltrimethylammonium and m-hydroxyphenylaethyldimethylammonium. J. of Pharmacol. **100**, 382—392.

MACPHERSON, L., and D. R. WILKIE (1954): The duration of the active state in a muscle twitch. Brit. J. Physiol. **124**, 292—299.

MAIZELS, M. (1948): Control of cations in erythrocytes. Brit. J. Physiol. **107**, 9 P—10 P.

MAIZELS, M. (1954): Cation transport in chicken erythrocytes. Brit. J. Physiol. **125**, 263—277.

MALORNY, G., u. H. NETTER (1937): Über das Verhalten des Natriums im arbeitenden Säugetiermuskel. Pflügers Arch. **238**, 153—167.

MANGUN, G. H., H. S. REICHLE and V. C. MYERS (1941): Further studies on human cardiac and voluntary muscle. Possible implications of changes in the creatine, phosphorus and potassium content, with special reference to heart disease. Arch. Int. Med. **67**, 320—332.

MARAÑON, G., u. J. A. COLLAZO (1935): Über die Störungen des Wasser- und Mineralstoffwechsels in der ADDISONschen Krankheit und deren Mechanismus. Klin. Wschr. **14**, 1107—1109.

MARINE, D., and E. J. BAUMANN (1927): Duration of life after suprarenalectomy in cats and attempts to prolong it by injections of solutions containing sodium salts, glucose and glycerol. Amer. J. Physiol. **81**, 86—100.

MARKHAM, R., and J. D. SMITH (1949): Chromatographic studies of nucleic acids. A technique for the identification and estimation of purine and pyrimidine bases, nucleotides and related substances. Biochemic. J. **45**, 294—298.

MARSH, B. B. (1951): A factor modifying fibre synaeresis. Nature (Lond.) **167**, 1065—1066.

McARDLE and P. A. MERTON (1952): The behaviour of radio-potassium in man. Brit. J. Physiol. **116**, 51 P.

McILWAIN, H. (1952): Phosphates of brain during in vitro metabolism: effects of oxygen, glucose, glutamate, glutamine and calcium and potassium salts. Biochemic. J. **52**, 289—295.

McILWAIN, H., and M. B. R. GORE (1953): Induced loss in cerebral tissues of respiratory response to electrical impulses, and its partial restoration by additional substances. Biochemic. J. **54**, 305—312.

MEYERHOF, O. (1930): Die chemischen Vorgänge im Muskel. Berlin: Springer.

MICHAELIS, L., u. A. FUJITA (1925): Potentialdifferenzen und Permeabilität von Kollodiummembranen. Biochem. Z. **161**, 47—60.

MILLER, H. C., and D. C. DARROW (1940a): The effect of changes in muscle electrolyte on the response of sceletal muscle to tetanic stimulation with particular reference to potassium. Amer. J. Physiol. **129**, 264—273.

MILLER, H. C., and D. C. DARROW (1940b): Relation of muscle electrolyte to alterations in serum potassium and to the toxic effects of injected potassium chloride. Amer. J. Physiol. 130, 747—758.
MILLER, H. C., and D. C. DARROW (1942): The production of cardiac lesions by repeated injections of desoxycorticosterone acetate. J. Clin. Invest. 21, 601—611.
MINES, G. R. (1913): On functional analysis by the action of electrolytes. Brit. J. Physiol. 46, 189—235.
MITCHELL, P. H., and J. W. WILSON (1921): The selective absorption of potassium by animal cells. I. Conditions controlling absorption and retention of potassium. J. Gen. Physiol. 4, 45—56.
MITCHELL, P. H., J. W. WILSON aud R. E. STANTON (1921): The selective absorption of potassium by animal cells. II. The cause of potassium selection as indicated by the absorption of rubidium and cesium. J. Gen. Physiol. 4, 141—148.
MOMMAERTS, W. F. H. M. (1954a): The biochemistry of muscle. Annual Rev. Biochem. 23, 381—404.
MOMMAERTS, W. F. H. M. (1954b): Is adenosine triphosphate broken down during a single muscle twitch? Nature (Lond.) 174, 1083—1084.
MOMMAERTS, W. F. H. M., and J. C. RUPP (1951): Dephosphorylation of adenosine triphosphate in muscular contraction. Nature (Lond.) 168, 957.
MOND, R., u. H. NETTER (1930): Ändert sich die Ionenpermeabilität des Muskels während seiner Tätigkeit? Pflügers Arch. 224, 702—709.
MUDGE, G. H. (1951a): Studies on potassium accumulation by rabbit kidney slices: Effect of metabolic activity. Amer. J. Physiol. 165, 113—127.
MUDGE, G. H. (1951b): Electrolyte and water metabolism of rabbit kidney slices: effect of metabolic inhibitors. Amer. J. Physiol. 167, 206—223.
MUNCH-PETERSEN, A. (1953): Dephosphorylation of adenosine triphosphate during the rising phase of twitch. Acta Physiol. Scand. 29, 202—219.
MYERS, V. C., and G. H. MANGUN (1940): Comparative studies on creatine, phosphorus and potassium in various muscle tissues. J. of Biol. Chem. 132, 701—709.
NACHMANSOHN, D. (1928; 1929): Über den Zerfall der Kreatinphosphorsäure im Zusammenhang mit der Tätigkeit des Muskels. I., II., III. Biochem. Z. 196, 73—97; 208, 237—256; 213, 262—300.
NACHMANSOHN, D. (1950): The rôle of acetylcholine in the exchange of ions across axional surface membranes. Abstracts 18. Internat. Physiol. Congr. Kopenhagen, S. 371.
NACHMANSOHN, D., C. W. COATES, M. A. ROTHENBERG and M. V. BROWN (1946): On the energy source of the action potential in the electric organ of Electrophorus electricus. J. of Biol. Chem. 165, 223—231.
NACHMANSOHN, D., R. T. COX, C. W. COATES and A. L. MACHADO (1943): Action potential and enzyme activity in the electric organ of Electrophorus electricus. II. Phosphocreatine as energy source of action potential. J. of Neurophysiol. 6, 383—396.
NACHMANSOHN, D., J. WAJZER et A. MARNAY (1936): Action du potassium sur la formation d'acide lactique et la décomposition du phosphagène dans le muscle de grenouille. C. r. Soc. Biol. Paris 121, 141—142.
NETTER, H. (1928): Über den Ruhestrom des Nerven und die Ionenpermeabilität seiner Hüllen. Pflügers Arch. 218, 310—330.
NETTER, H. (1934): Die Stellung des Kaliums im Elektrolytsystem des Muskels. Pflügers Arch. 234, 680—695.
NETTER, H. (1951): Biologische Physikochemie. Potsdam: Akademische Verlagsgesellschaft Athenaion.
NEUKAMM, H. (1948): Die Wirkung von synthetischem wasserlöslichem Nebennierenrindenhormon, Prostigmin, Adrenalin, natürlichem Nebennierenrinden-Extrakt und Nicotinsäureamid auf die Leistungsfähigkeit der Kaumuskulatur adrenalektomierter Ratten. Diss. Heidelberg.
NILSON, H. W. (1937): Metabolism studies on potassium, sodium and chloride. Amer. J. Physiol. 118, 620—631.
NOONAN, T. R., W. O. FENN and L. HAEGE (1941): The effects of denervation and of stimulation on exchange of radioactive potassium in muscle. Amer. J. Physiol. 132, 612—621.
O'BRIEN, J. M., and W. S. WILDE (1952): Rapid serial recording of concentrations in the blood circulation in perfusion system: the effluogram. Science (Lancaster, Pa.) 116, 193—194.
ORENT-KEILES, E., and E. V. MCCOLLUM (1941): Potassium in animal nutrition. J. of Biol. Chem. 140, 337—352.
OVERTON, E. (1902): Über die Unentbehrlichkeit von Natrium- (oder Lithium-) Ionen für den Contractionsact des Muskels. Pflügers Arch. 92, 346—386.

OVERTON, E. (1904): Studien über die Wirkung der Alkali- und Erdalkalisalze auf Skelettmuskeln und Nerven. Pflügers Arch. 105, 176—290.
PAL, J. (1900): Physostigmin ein Gegengift des Curare. Zbl. Physiol. 14, 255—258.
PAL, J. (1911): Über die Wirkung des Cholins und Neurins. Z. exper. Path. 9, 191—206.
PALLADIN, A., u. S. EPELBAUM (1928): Über den Gehalt der weißen und roten Muskeln von Meerschweinchen an Kreatinphosphorsäure, Kreatin und Lactacidogen. Z. physiol. Chem. 178, 179—185.
PARNAS, J. (1910): Energetik glatter Muskeln. Pflügers Arch. 134, 441—495.
PATON, W. D. M., and W. L. M. PERRY (1953): The relationship between depolarization and block in the cat's superior cervical ganglion. Brit. J. Physiol. 119, 43—57.
PATON, W. D. M., and E. J. ZAIMIS (1949): The pharmacological actions of polymethylene bistrimethylammonium salts. Brit. J. Pharmacol. 4, 381—400.
PATON, W. D. M., and E. J. ZAIMIS (1950): The action of d-tubocurarine and of decamethonium on respiratory and other muscles in the cat. Brit. J. Physiol. 112, 311—331.
PATON, W. D. M., and E. J. ZAIMIS (1952): The methonium compounds. Pharmacol. Rev. 4, 219—253.
PECORA, L. J. (1952): Electrolyte changes in tissues of chronic thiamine deficient rats and influence of certain steroids. Amer. J. Physiol. 169, 554—560.
PERELSON, H. N., and R. S. COSBY (1949): The electrocardiogram in familial periodic paralysis. Amer. Heart. J. 37, 1126—1134.
PHILIPPOT, E., et M. J. DALLEMAGNE (1948): Nouvelles recherches relatives aux variations de la kaliémie pendant les convulsions dues à l'isomère γ de l'hexachlorocyclohexane. Arch. internat. Pharmacodynamie 77, 82—87.
PICK, E. P., H. L. HOLLINCK u. G. ZACHARELLIS (1953): Über Hemmungs- und Potenzierungs-Phänomene am quergestreiften Muskel. Arch. exper. Path. u. Pharmakol. 220, 83—99.
PITTS, R. F. (1950): Acid-base regulation by the kidneys. Amer. J. Med. 9, 356—372.
PLATTNER, H. C. (1954): Le metabolisme du potassium et ses perturbations. Paris: Masson & Cie.
PONDER, E. (1950): Accumulation of potassium by human red cells. J. Gen. Physiol. 33, 745—757.
PUDENZ, R. H., J. F. McINTOSH and D. McEACHERN (1938): The role of potassium in familial periodic paralysis. J. Amer. Med. Assoc. 111, 2253—2258.
PULVER, R., u. F. VERZÁR (1940): Der Zusammenhang von Kalium- und Kohlehydratstoffwechsel bei der Hefe. Helvet. chim. Acta 23, 1087—1100.
RAAB, W. (1954): Hormonal factors in heart disease: their role in myocardial hypertrophyhypoxia and electrolyte imbalance. Ann. Int. Med. 41, 757—763.
RAKER, J. W., I. M. TAYLOR, J. M. WELLER and A. B. HASTINGS (1950): Rate of potassium exchange of the human erythrocyte. J. Gen. Physiol. 33, 691—702.
RAMEY, E., M. S. GOLDSTEIN and R. LEWINE (1950): Mechanism of muscular fatigue in adrenalectomized animals. Amer. J. Physiol. 162, 10—16.
REICHEL, H. (1955): Private Mitteilung.
RIESSER, O. (1949): Muskelpharmakologie und ihre Anwendung in der Therapie der Muskelkrankheiten. Bern: Hans Huber.
RIESSER, O., u. S. M. NEUSCHLOSZ (1921): Über die durch Acetylcholin bewirkte Erregungskontraktur des Froschmuskels und ihre antagonistische Beeinflussung durch Atropin, Novokain und Kurare. Arch. exper. Path. u. Pharmakol. 91, 342—365.
RIESSER, O., u. S. M. NEUSCHLOSZ (1922): Physiologische und kolloidchemische Untersuchungen über den Mechanismus der durch Gifte bewirkten Kontraktur quergestreifter Muskeln. Arch. exper. Path. u. Pharmakol. 92, 254—272.
RIESSER, O., u. W. STEINHAUSEN (1922): Über das elektrische Verhalten des Muskels bei Einwirkung von Acetylcholin. Pflügers Arch. 197, 288—299.
RITTMANN, R., u. O. FORM (1926): Elektrolytverschiebungen bei der Guanidinwirkung am Kaltblütermuskel. Z. exper. Med. 48, 191—203.
ROBERTS, R. B., I. Z. ROBERTS and D. B. COWIE (1949): Potassium metabolism in E. coli. Metabolism in the presence of carbohydrates and their metabolic derivatives. J. Cellul. a. Comp. Physiol. 34, 259—291.
ROGOFF, J. M., and G. N. STEWART (1928): Studies on adrenal insufficiency. IV. The influence of intravenous injections of RINGER's solution upon the survival period in adrenalectomized dogs. Amer. J. Physiol. 84, 649—659.
ROTHBERGER, J. C. (1901): Über die gegenseitigen Beziehungen zwischen Curare und Physostigmin. Pflügers Arch. 87, 117—169.
ROTHBERGER, J. C. (1902): Weitere Mitteilungen über Antagonisten des Curarins. (Nicotin, Guanidin, Veratrin, Phenolreihe, Kresole, Tetraäthylammoniumjodid.) Pflügers Arch. 92, 398—450.

ROTHSCHUH, K. E. (1949): Über elektrische Entladungsvorgänge an der verletzten Skeletmuskelfaser und ihre Beziehungen zum Vorgang der Degeneration, der Regeneration und des Absterbens. Pflügers Arch. **252**, 445—467.

ROTHSTEIN, A., and L. H. ENNS (1946): The relationship of potassium to carbohydrate metabolism in yeast. J. Cellul. a. Comp. Physiol. **28**, 231.

RUMMEL, W. (1953): Energetik oder Organisation selektiver Permeation? Naturwiss. **40**, 277—285.

SACKS, J. (1943): The absence of phosphate transfer in oxydative muscular contraction. Amer. J. Physiol. **140**, 316—320.

SACKS, J. (1944): Some factors influencing phosphate turnover in muscle. Amer. J. Physiol. **142**, 621—626.

SALOMON, A. K. (1953): The permeability of the human erythrocyte to sodium and potassium. J. Gen. Physiol. **36**, 57—110.

SALTER, W. T. (1952): Textbook of Pharmacology, S. 370. Philadelphia u. London: W. B. Saunders Comp.

SAMPSON, J. J., E. C. ALBERTON and B. KONDO (1943): The effect on man of potassium administration in relation to digitalis glycosides, with special reference to blood serum potassium, the electrocardiogram, and ectopic beats. Amer. Heart J. **26**, 164—179.

SAMPSON, J. J., and E. M. ANDERSON (1932): The treatment of certain cardiac arrhythmias with potassium salts. J. Amer. Med. Assoc. **99**, 2257—2261.

SANDOW, A. (1939): A geometrical determination of the extracellular space in muscle. Proc. Soc. Exper. Biol. a. Med. **42**, 772—773.

SCHAEFER, H. (1934): Über die mathematischen Grundlagen einer Spannungstheorie der elektrischen Nervenreizung. Pflügers Arch. **237**, 722—736.

SCHAEFER, H. (1936): Experimentelle Grundlagen einer Spannungstheorie der elektrischen Nervenreizung. Pflügers Arch. **237**, 737—760.

SCHAEFER, H. (1940): Elektrophysiologie, Bd. I. Wien: Franz Deuticke.

SCHÄFFER, H., u. H. LICHT (1926): Die Acetylcholinkontraktur des Kaltblütermuskels und ihre elektrischen Erscheinungen. Arch. exper. Path. u. Pharmakol. **115**, 196—204.

SCHEMINZKY, F., u. FR. SCHEMINZKY (1930): Permeabilität und Ermüdung. II. Pflügers Arch. **225**, 145—193. Vgl. auch Pflügers Arch. **225**, 194—229, 230—264, 265—297.

SCHLENK jr., W., u. H. KAHMANN (1938): Die chemische Zusammensetzung des Spermaliquors und ihre physiologische Bedeutung. Untersuchungen am Forellensperma. Biochem. Z. **295**, 283—301.

SCHMIEDEBERG, O. (1917): Über elastische Verkürzung und aktive Erschlaffung lebender Muskeln. Arch. exper. Path. u. Pharmakol. **82**, 159—176.

SCHOEPFLE, G. M., and J. ERLANGER (1941): The action of temperature on the excitability, spike height and configuration, and the refractory period observed in the responses of single medullated nerve fibers. Amer. J. Physiol. **134**, 694—704.

SCHÜLLER, J. (1925): Über den Antagonismus einiger Lokalanästhetica gegenüber dem Coffeineffekt am Muskel. Arch. exper. Path. u. Pharmakol. **105**, 299—306.

SCHÜLLER, J., u. F. ATHMER (1921): Über den Antagonismus der Lokalanästhetika gegenüber dem Veratrineffekt am Muskel. Arch. exper. Path. u. Pharmakol. **91**, 125—129.

SCHWARTZ, A., et A. OSCHMANN (1925): Contribution au problème du mécanisme des contractures musculaires. Le taux de l'acide lactique musculaire dans les contractures des animaux empoisonnés par l'acide monobromacétique. C. r. Soc. Biol. Paris **92**, 169—172.

SCOTT, G. T., and H. R. HAYWARD (1953): Metabolic factors influencing the sodium and potassium distribution in Ulva lactuca. J. Gen. Physiol. **36**, 659—671.

SCOTT, G. T., M. A. JACOBSON and M. E. RICE (1951): The influence of glycolytic factors on the potassium and sodium content of Saccharomyces cerevisiae. Arch. of Biochem. **30**, 282—291.

SHANES, A. M. (1948a): Metabolic changes of the resting potential in relation to the action of carbon dioxide. Amer. J. Physiol. **153**, 93—108.

SHANES, A. M. (1948b): An experimental and theoretical approach to the mechanism of cocaine action. Science (Lancaster, Pa.) **107**, 679—681.

SHANES, A. M. (1949a): Electrical phenomena in nerve. I. Squid giant axon. J. Gen. Physiol. **33**, 57—73.

SHANES, A. M. (1949b): Electrical phenomena in nerve. II. Crab nerve. J. Gen. Physiol. **33**, 75—102.

SHANES, A. M. (1950a): Potassium retention in crab nerve. J. Gen. Physiol. **33**, 643—649.

SHANES, A. M. (1950b): Drug and ion effects in frog muscle. J. Gen. Physiol. **33**, 729—744.

SHANES, A. M. (1951): Factors in nerve functioning. Federat. Proc. **10**, 611—621.

SHANES, A. M. (1954): Effect of temperature on potassium liberation during nerve activity. Amer. J. Physiol. **177**, 377—382.

Shanes, A. M., and D. E. S. Brown (1942): The effect of metabolic inhibitors on the resting potential of frog nerve. J. Cellul. Comp. Physiol. 19, 1—13.

Shanes, A. M., and H. S. Hopkins (1948): Effect of potassium on "resting" potential and respiration of crab nerve. J. of Neurophysiol. 11, 331—342.

Sheppard, C. W., and W. R. Martin (1950): Cation exchange between cells and plasma of mammalian blood. I. Methods and application to potassium exchange in human blood. J. Gen. Physiol. 33, 703—722.

Sheppard, C. W., W. R. Martin and G. Beyl (1951): Cation exchange between cells and plasma of mammalian blood. II. Sodium and potassium exchange in the sheep, dog, cow and man, and the effect of varying the plasma potassium concentration. J. Gen. Physiol. 34, 411—429.

D'Silva, J. L. (1934): The action of adrenaline on serum potassium. Brit. J. Physiol. 82, 393—398.

D'Silva, J. L. (1936): The action of adrenaline on serum potassium. Brit. J. Physiol. 86, 219—228.

Simonson, E. (1923): Zur Kenntnis der Wirkung des Acetylcholins auf den Froschmuskel. Arch. exper. Path. u. Pharmakol. 96, 284—291.

Solandt, D. Y. (1955): The effect of potassium on the excitability and on the resting metabolism of muscle. Brit. J. Physiol. 84, 3 P—4 P.

Sommerkamp, E. (1928): Das Substrat der Dauerverkürzung am Froschmuskel. Physiologische und pharmakologische Sonderstellung bestimmter Muskelfasern. Arch. exper. Path. u. Pharmakol. 128, 99—115.

Somogyi, J. C., u. F. Verzár (1941a): Die Kaliumabgabe des Muskels nach Nebennierenexstirpation und nach Vergiftung mit Monojodessigsäure beim Frosch. Helvet. med. Acta 7, Suppl. VI, 81—92.

Somogyi, J. C., u. F. Verzár (1941b): Die Kalium-Abgabe bei Muskelkontraktion nach Adrenalektomie. Arch. internat. Pharmacodynamie 65, 17—31.

Somogyi, J. C., u. F. Verzár (1941c): Die Wirkung von Acetylcholin auf das Kalium des quergestreiften Muskels beim normalen und adrenalectomierten Tier. Arch. internat. Pharmacodynamie 65, 221—248.

Steinbach, H. B. (1940): Sodium and potassium in frog muscle. J. of Biol. Chem. 133, 695—701.

Steinbach, H. B. (1947): Intracellular inorganic ions and muscular action. Ann. New York Acad. Sci. 47, 849—874.

Steinbach, H. B. (1951): Sodium extrusion from isolated frog muscle. Amer. J. Physiol. 167, 284—287.

Steinhausen, W. (1925): Über die scheinbare Umkehr der Richtung des Verletzungsstroms beim Gastrocnemius. Biochem. Z. 156, 201—205.

Stephens, F. I. (1949): Paralysis due to reduced serum potassium concentration during treatment of diabetic acidosis. Report of case treated with 33 grams of potassium chloride intravenously. Ann. Int. Med. 30, 1272—1286.

Stewart, H. J., J. J. Smith and A. T. Milhorat (1940): Electrocardiographic and serum potassium changes in familial periodic paralysis. Amer. J. Med. Sci. 199, 789—795.

Stoll, B., and S. Nisnewitz (1941): Electrocardiographic studies in a case of periodic paralysis. Arch. Int. Med. 67, 755—761.

Stone, W. E., J. E. Webster and E. S. Gurdjian (1945): Chemical changes in the cerebral cortex associated with convulsive activity. J. of Neurophysiol. 8, 233—240.

Streeten, D. H. P., and E. M. Vaughan Williams (1952): Loss of cellular potassium as a cause of intestinal paralysis in dogs. Brit. J. Physiol. 118, 149—170.

Swingle, W. W., J. J. Pfiffner, H. M. Vars and W. M. Parkins (1934): The effect of sodium chloride administration upon adrenalectomized dogs not receiving extract. Amer. J. Physiol. 108, 159—167.

Sykes, J. F., and B. V. Alfredsohn (1940): Studies on the bovine electrocardiogram: Electrocardiographic changes in calves on low potassium rations. Proc. Soc. Exper. Biol. a. Med. 43, 575—579.

Szent-Györgyi, A. (1948): Chemistry of Muscular Contraction. New York: Academic Press.

Szent-Györgyi, A. (1953): The contraction cycle. Abstracts XIX. International Physiol. Congress Montreal, S. 812.

Szent-Györgyi, A., Z. M. Bacq and M. Goffart (1939): A humoral transmission of muscular contraction in the presence of veratrine. Nature (Lond.) 143, 522.

Taggart, J. V. (1950): Tubular transport mechanisms. Amer. J. Med. 9, 678—690.

Talbot, J. H. (1941): Periodic paralysis. Medicine 20, 85—143.

Tarail, R., and J. R. Elkinton (1949): Potassium deficiency and the role of kidney in its production. J. Clin. Invest. 28, 99—113.

TAUGNER, R., G. SIEBERT u. U. GOTTSTEIN (1953): Kontrakturen des Warmblütermuskels bei Hypoglykämie und Hypoxie. Ein Beitrag zur Theorie der aktiven Muskelerschlaffung. Pflügers Arch. 257, 454—463.

TAUGNER, R., M. TAUGNER, TH. LOHMÜLLER u. A. FLECKENSTEIN (1949): Über die Ursache der Muskeladynamie bei Nebennierenrinden-Insuffizienz. Arch. exper. Path. u. Pharmakol. 210, 219—235.

TERNER, C., L. V. EGGLESTON and H. A. KREBS (1950): The role of glutamic acid in the transport of potassium in brain and retina. Biochemic. J. 47, 139—149.

TETENS-HALD, P. (1905): Die Wirkung der Kalisalze auf die Kreislaufsorgane. Arch. exper. Path. u. Pharmakol. 53, 227—260.

THOMAS, R. M., E. MYLON and M. C. WINTERNITZ (1940): Myocardial lesions resulting from dietary deficiency. Yale J. Biol. a. Med. 12, 345—360.

TIPTON, S. R. (1938): The effect of cortin on the electrolyte changes in cat muscle during stimulation and recovery. Amer. J. Physiol. 124, 322—327.

TRAUTWEIN, W., U. GOTTSTEIN u. K. FEDERSCHMIDT (1953): Der Einfluß der Temperatur auf den Aktionsstrom des excidierten Purkinje-Fadens, gemessen mit einer intracellulären Elektrode. Pflügers Arch. 258, 243—260.

TRAUTWEIN, W., u. K. ZINK (1952): Über Membran- und Aktionspotentiale einzelner Myocardfasern des Kalt- und Warmblüterherzens. Pflügers Arch. 256, 68—84.

TRAUTWEIN, W., K. ZINK u. K. KAYSER (1953): Über Membran- und Aktionspotentiale einzelner Fasern des Warmblüterskelettmuskels und ihre Veränderung bei der Ischämie. Pflügers Arch. 257, 20—34.

TRUSZKOWSKI, R., u. R. L. ZWEMER (1936): Cortico-adrenal insufficiency and potassium metabolism. Biochemic. J. 30, 1345—1353.

URECHIA, C. I., GR. BENETATO et RETEZEANU (1935): Le potassium sanguin après extirpation des glandes surrénales. C. r. Soc. Biol. Paris 119, 439—440.

USSING, H. H. (1947): Interpretation of the exchange of radiosodium in isolated muscle. Nature (Lond.) 160, 262—263.

USSING, H. H. (1949): Transport of ions across cellular membranes. Physiologic. Rev. 29, 127—155.

USSING, H. H. (1954): In H. T. CLARKE, Ion transport across membranes, S. 3—22. New York: Academic. Press.

VERZÁR, F. (1912): Über die Natur der Thermoströme des Nerven. Pflügers Arch. 143, 252—282.

VERZÁR, F. (1943): Theorie der Muskelkontraktion. Rectoratsprogramm Univ. Basel. Siehe: Zur Geschichte der Kontraktionstheorien, S. 79.

VERZÁR, F., u. L. LASZT (1939): Siehe VERZÁR, Die Funktion der Nebennierenrinde. Basel: Benno Schwabe & Co.

VÖGTLI, W. (1950): Der Einfluß des Elektrolytmilieus auf Glykogenbildung und Arbeitsleistung des isolierten Diaphragmas normaler und adrenalektomierter Tiere. Helvet. physiol. Acta 8, 74—78.

VOGEL, H. (1922): Untersuchungen über die Kalilähmung. Z. physiol. Chem. 118, 50—95.

VOGT, M. (1936): Potassium changes in the stimulated superior cervical ganglion. Brit. J. Physiol. 86, 258—263.

WACHHOLDER, K., u. F. MATTHIAS (1933): Einfluß verschieden zusammengesetzter Ringerlösung (Sommer- und Winterringer usw.) auf das Kontrakturvermögen von Froschmuskeln. Pflügers Arch. 232, 159—173.

WALKER, W. G., and W. S. WILDE (1952): Kinetics of radiopotassium in the circulation. Amer. J. Physiol. 170, 401—413.

WEBB, J. L. (1950): The actions of metabolic substrates and inhibitors on the rabbit auricle. Brit. J. Pharmacol. 5, 87—117.

WEBER, H. H. (1951): Die Aktomyosinmodelle und der Kontraktionszyklus des Muskels. Z. Elektrochem. 55, 511—518.

WEBER, H. H. (1952): Kontraktion, ATP-Cyclus und fibrilläre Proteine des Muskels. Erg. Physiol. 47, 369—468.

WHITTAM, R., and R. E. DAVIES (1953): Active transport of water, sodium, potassium and α-oxoglutarate by kidney-cortex slices. Biochemic. J. 55, 880—888.

WHITTAM, R., and R. E. DAVIES (1954a): Relations between metabolism and the rate of turnover of sodium and potassium in guinea pig kidney-cortex slices. Biochemic. J. 56, 445—453.

WHITTAM, R., and R. E. DAVIES (1954b): Energy requirements for ion transport in steady-state systems. Nature (Lond.) 173, 494.

WILBRANDT, W. (1940): Die Abhängigkeit der Ionenpermeabilität der Erythrozyten vom glykolytischen Stoffwechsel. Pflügers Arch. 243, 519—536.

WILDE, W. S., and J. M. O'BRIEN (1953): The time relation between potassium (K^{42}) outflux, action potential, and the contraction phase of heart muscle as revealed by the effluogram. Abstracts XIX. International. Physiol. Congress Montreal, S. 889—890.

WILKINS, W. E., and G. E. CULLEN (1933): A comparison of normal hearts with hearts showing congestive heart failure. J. Clin. Invest. 12, 1063—1074.

WILLS, J. H., and W. O. FENN (1938): Potassium changes in submaxillary glands during stimulation. Amer. J. Physiol. 124, 72—76.

WILSON, A. T., and S. WRIGHT (1936): Anti-curare action of potassium and other substances. Quart. J. Exper. Physiol. 26, 127—139.

WIRZ, H. (1945): Untersuchungen über die Nierenfunktion bei adrenalektomierten Katzen. Helvet. physiol. Acta 3, 589—612.

WÖHLISCH, E. (1940): Muskelphysiologie vom Standpunkt der kinetischen Theorie der Hochelastizität und der Entspannungshypothese des Kontraktionsmechanismus. Naturwiss. 28, 305—312, 326—335.

WOOD, E. H., D. A. COLLINS and G. K. MOE (1939): Potassium exchanges between mammalian muscle and blood in relation to activity. Amer. J. Physiol. 126, P 657.

WOOD, E. H., D. A. COLLINS and G. K. MOE (1940): Electrolyte and water exchanges between mammalian muscle and blood in relation to activity. Amer. J. Physiol. 128, 635—652.

WOODBURY, L. A., H. H. HECHT and A. R. CHRISTOPHERSON (1951): Membrane resting and action potentials of single cardiac muscle fibers of the frog ventricle. Amer. J. Physiol. 164, 307—318.

WOODBURY, J. W., and L. A. WOODBURY (1950): Membrane resting and action potentials from excitable tissues. Federat. Proc. 9, Part. I 139.

WORONZOW, S. D. (1924): Über die Einwirkung des konstanten Stromes auf den mit Wasser, Zuckerlösung, Alkali- und Erdalkalichloridlösungen behandelten Nerven. Pflügers Arch. 203, 300—318.

WORONZOW, S. D. (1925): Wie schnell stellt der konstante Strom die Leitfähigkeit des mit einigen Salzen behandelten Nerven wieder her? Pflügers Arch. 207, 279—286.

YOUNG, A. C. (1938): The effect of stimulation on the potassium content of Limulus leg nerves. J. of Neurophysiol. 1, 4—6.

ZONDEK, S. G., u. F. MATAKAS (1929): Über Milchsäurebildung und Sauerstoffverbrauch bei der tonischen Kontraktion des quergestreiften Muskels. Biochem. Z. 214, 320—342.

ZWEMER, R. L., and R. C. SULLIVAN (1934): Blood chemistry of adrenal insufficiency in cats. Endocrinology 18, 97—106.

ZWEMER, R. L., and R. TRUSZKOWSKI (1936): Potassium: A basal factor in the syndrome of corticoadrenal insufficiency. Science (Lancaster, Pa.) 1936 I, 558—560.

Sachverzeichnis.

Acetylcholin als Endplatten-Katelektrotonicum 61—66.
—, als Muskel-Katelektrotonicum 62, 72—74, 76—83.
—, Mechanismus der Depolarisation 50, 56.
—, Steigerung der Natriumpermeabilität 50, 56.
Acetylcholin-Freisetzung in Ganglien und Endplatten 5, 61—66.
—, Hemmung durch Ca^{++}-Entzug bzw. Mg^{++}-Erhöhung 5.
—, Steigerung durch Ca^{++}-Erhöhung 5, 66.
Acetylcholin-Kontraktur bei Tonusfasern 62, 63.
—, Hemmung durch Kaliumerhöhung 4, 5.
—, — durch Natriumentzug 2, 3, 16, 50.
—, Kaliumfreisetzung 15, 16, 50, 64.
—, verstärkte Kontraktur und Kaliumfreisetzung nach Eserin und Denervierung 15, 16, 62, 63.
—, Hemmung der Kontraktur, Kaliumfreisetzung und Depolarisation durch Lokalanaesthetica 18—20, 74, 76.
—, Neutralisation durch Anelektrotonus 76—83.
—, Abnahme von Kreatinphosphat 110, 111.
—, Konstanz der ATP-Werte 110, 111.
—, Einfluß auf Atmung und Glykolyse 88.
—, Hemmung der Erschlaffung s. Erschlaffung.
cis-Aconitsäure 88.
Acrolein, Block der Nervenleitung und Neutralisation durch Anelektrotonus 59, 60.
—, Hemmung der Muskelatmung und Erschlaffung 88, 89.
—, — der Repolarisation 92.
—, Schmerzwirkung 59.
Active state des Muskels 131.
Actomyosin 102, 109.
ADDISONsche Erkrankung s. Nebennierenrindeninsuffizienz.
Adenosin, papierchromatographischer Nachweis 106.
Adenosindiphosphorsäure (ADP) s. Adenosintriphosphorsäure.
Adenosintriphosphorsäure (ATP) als Energiespeicher 32, 36, 37, 84, 85, 125, 132.
—, Abnahme bei Schädigungskontrakturen (Anoxie, Chloroform, Coffein, Monojodessigsäure, NaF, Wärme) 102, 110—112.
—, Verhalten bei Dinitrophenol-Vergiftung 119—122.
—, Einbau von $P^{32}O_4$ 122—124.
—, Konstanz bei Erregungskontrakturen 108—112.

Adenosintriphosphorsäure (ATP), Konstanz im Tetanus 112—119.
—, Rolle bei Kationentransport 100.
—, papierchromatographischer Nachweis 103—124.
—, Unwirksamkeit bei Mikroinjektion in Muskelfasern 122.
—, Weichmacherwirkung 122.
Adenylsäure, papierchromatographischer Nachweis 106, 114, 118, 119.
Adipinbischolin als Endplatten-Katelektrotonicum 63—66.
—, Kaliumfreisetzung und Hemmung durch Curare 66.
—, Kontraktur und Neutralisation durch Anelektrotonus 82.
Adrenalin, Antagonismus gegen Curare 66.
—, Kaliumfreisetzung aus Leber 22, 33.
—, Kaliumfixation im Muskel 22.
—, Wirkung auf glatten Muskel 65, 76.
Adrenolytica als Anelektrotonica 65, 76.
Adynamie s. Nebennierenrindeninsuffizienz.
Äpfelsäure 88.
Akkommodation 130.
Aktionsstrom, Beziehung zum Kalium-Natrium-Austausch 42, 51—55.
—, Auslösung an Endplatten 61—67.
—, Kälteeinfluß 131.
Aldosteron, Einfluß des Plasma-Kaliums auf Sekretion 23.
Allylsenföl, Block der Nervenleitung und Neutralisation durch Anelektrotonus 59, 60.
—, Hemmung der Muskelatmung und Erschlaffung 88—90.
—, — der Repolarisation 92.
—, Schmerzwirkung 59.
n-Amyl-trimethylammonium als Katelektrotonicum 82.
Anelektrotonica für Nervenleitung 61, 63, 65.
— für Endplatten 63, 65, 66.
— für Skeletmuskulatur 65, 81—84.
— für glatte Muskulatur 65, 76.
— für vegetative Ganglien 65, 66.
Anelektrotonus, Antagonismus gegen Endplatten-Katelektrotonica 64, 65.
—, Antagonismus gegen Muskel-Katelektrotonica 76—84.
—, Block der Nervenleitung 58—61.
—, Einfluß auf Kationen-Permeabilität 57, 58.
—, restitutive Effekte 58—61.
Anoxie, Effekt auf ATP-Gehalt 102.
—, — auf Kalium-Stapelung 33, 34, 59.
—, Depolarisation des Nerven 59.

Sachverzeichnis.

Anoxie, Hemmung der Muskelerschlaffung 85, 86, 91.
Antihistaminica als Anelektrotonica 65, 75, 76, 81—84.
Antistin als Anelektrotonicum 75.
Arsenit, Wirkung auf Kreatinphosphat und Repolarisation 97.
Atmung, Einfluß auf Kaliumstapelung 33, 34, 59, 125, 129.
—, — auf Erschlaffung 85—91, 128—132.
—, — auf Repolarisation 59, 60, 91—99, 125, 129.
Atmungsgifte, Depolarisation des Nerven 59, 60.
—, Hemmung der Muskelerschlaffung 87—93, 130.
—, — der Repolarisation 91—94, 130.
—, Schmerzwirkung 59.
—, Wirkung auf Kreatinphosphat 96, 97, 125.
—, — auf Kationentransport 34, 35.
Atropin als Anelektrotonicum 65, 66, 75, 81—84.
—, fehlender Einfluß auf Kaliumkontraktur 71.
Avertin s. Tribromäthylalkohol.
Azid, Einfluß auf Kaliumstapelung 34.

Benzoylcholin als Katelektrotonicum 82.
Benzylbromid, Block der Nervenleitung und Neutralisation durch Anelektrotonus 59, 60.
—, Hemmung der Muskelatmung und Erschlaffung 88, 90.
—, Schmerzwirkung 59.
Beri-Beri, Abnahme des intramuskulären Kaliums 29.
BERNSTEINsche Theorie s. Membrantheorie.
Bernsteinsäure 88, 89.
BETHEsche Theorie der aktiven Erschlaffung 85, 91, 128.
Brenztraubensäure 30, 88, 89.
Bromcyan, Block der Nervenleitung und Neutralisation durch Anelektrotonus 59, 60.
—, Hemmung der Muskelatmung und Erschlaffung 88, 89.
—, — der Repolarisation 92.
—, Schmerzwirkung 59.

C_{10} s. Decamethonium.
Calcium, Antagonismus gegen Curare 66.
—, — gegen Kalium 4, 5, 69—71.
—, — gegen Magnesium 5.
—, — gegen Rubidium 72.
—, — gegen Veratrin 20, 75.
—, Membrandichtung 20, 57, 65.
—, Steigerung der Acetylcholin-Freisetzung 5, 66.
Calciumentzug, Einfluß auf Endplatten 5.
—, — auf Kontraktilität 5, 6.
Carbaminoylcholin als Katelektrotonicum 82.
Carboanhydrase, Rolle bei aktivem Kationentransport 99, 100, 101.
—, — bei Salzsäurebildung 100.

Carrier für Kalium und Natrium 53, 102.
Cervicalganglion, oberes, Acetylcholin-Freisetzung 5.
—, Kalium-Freisetzung 17.
—, Mechanismus des Blocks 65, 66.
Chinin, Kontraktur und Depolarisation 72, 73.
—, Anodenresistenz 80.
Chloracetophenon, Block der Nervenleitung und Neutralisation durch Anelektrotonus 59, 60.
—, Hemmung der Muskelatmung und Erschlaffung 88—90.
—, — der Repolarisation 92.
—, Schmerzwirkung 59.
Chloroformkontraktur, Anodenresistenz 80.
—, Kaliumfreisetzung 13, 14.
—, Zerfall von ATP 102.
Cholin als Endplatten-Katelektrotonicum 65, 66.
—, als Muskel-Katelektrotonicum 72—74, 76—83.
Cholinkontraktur 72—74.
— Neutralisation durch Anelektrotonus 79—82.
Chorionmembran 34.
Citronensäure 88, 89.
iso-Citronensäure 88.
Citronensäure-Cyclus, Bedeutung für Erschlaffung und Repolarisation 88—92.
Cocain, Antagonismus gegen Muskelkontrakturen 18—20, 75.
—, Hemmung der Kalium-Freisetzung und Depolarisation 19, 20, 75.
—, Neutralisation des Veratrinblocks 60, 61.
Coffeinkontraktur, Anodenresistenz 80, 112.
—, Depolarisation 72—74.
—, Kalium-Freisetzung 13, 18, 19.
—, Hemmung der Kontraktur, Kalium-Freisetzung und Depolarisation durch Lokalanaesthetica 19, 20, 74.
—, Zerfall von ATP 110, 111, 112.
—, — von Kreatinphosphat 110, 111.
Coniinkontraktur, Hemmung durch Kalium-Steigerung 5.
—, — durch Natrium-Entzug 2, 3, 16.
—, Depolarisation 72—74.
—, Hemmung der Kontraktur und Depolarisation durch Lokalanaesthetica 74.
—, Neutralisation durch Anelektrotonus 79—83.
Curare, Antagonismus gegen Endplatten-Katelektrotonica 62—67.
—, — gegen Muskel-Katelektrotonica 65, 75, 76.
—, fehlender Einfluß auf Kalium-Kontraktur 71.
—, Hemmung des Endplattenstroms 62—67.
—, — der Kalium-Freisetzung 62, 63, 66.
—, Neutralisation durch Katelektrotonus 66.
Cyanid, Hemmung der Kalium-Stapelung 34, 125.
—, — der Muskelatmung und Erschlaffung 87—91.
—, — der Repolarisation 91—93.
—, Einfluß auf Kreatinphosphat 97, 125.

Cytochrom 91, 100.
Cytochromoxydase 87—91, 100.

DAVIES-KREBSsche Theorie der restitutiven Kationen-Verschiebung 99—102.
Decamethonium als Endplatten-Katelektrotonicum 63—66.
— als Muskel-Katelektrotonicum 78—82.
—, Kalium-Freisetzung und Hemmung durch Curare 66.
Denervierung, Steigerung der Kalium-Freisetzung und Kontraktur bei Acetylcholin-Einwirkung 15, 16, 63.
— Einfluß auf Kreatinphosphat-Umsetzungen 130.
Depolarisation, Theorie 48—58.
— am Nerven 58—61.
— an den Endplatten 61—67.
— am Muskel 67—84, 126—132.
— als Ursache der Kreatinphosphat-Spaltung 97—99, 111.
Desoxycorticosteron, Provokation von paroxysmalen Lähmungen 25, 26.
—, Schädlichkeit bei Kalium-Mangel 28.
Diffusionspotential s. Membrantheorie.
Digitalisglykoside, Herzirregularitäten bei Überdosierung 13.
—, Kaliumtherapie der Irregularitäten 13.
—, Kontraktur und Kalium-Freisetzung 13.
2,4-Dinitrophenol, Entkoppelung von Atmung und Phosphorylierung 94.
—, Hemmung der Erschlaffung 95, 120, 130.
—, — des aktiven Kationentransports 95, 96, 125.
—, — der H+-Produktion 100, 101.
—, Senkung des Kreatinphosphat-Gehalts 95, 117, 119, 120, 125.
Diparcol, als Anelektrotonicum 75.
Dritte Fraktion, papierchromatographischer Nachweis 108, 114, 117, 119.

Effluogramm des Schildkrötenherzens 39, 40.
Elektrisches Organ 44, 52, 98, 99, 125, 130, 132.
Elektrocardiogramm bei Kalium-Mangel 25—29.
Endplattenblock 61—67.
Endplattenstrom 61—67.
Erregungskontrakturen, Kaliumabgabe 15, 16.
—, Hemmung durch Lokalanaesthetica 18, 19, 20.
—, Näheres s. Kontraktur durch Acetylcholin, C_{10}, Nicotin, Coniin, Veratrin, Succinylbischolin u. a. Katelektrotonica.
Erschlaffung, Abhängigkeit von Repolarisation 68, 69, 76—84, 91—99, 128—132.
—, aktive s. BETHESche Theorie.
—, Hemmung nach Kalium- und Acetylcholin-Kontrakturen durch Anoxie 85, 86, 87, 91, 94.
—, — durch Acrolein 88, 89.
—, — durch Allylsenföl 88—90.
—, — durch Benzylbromid 88—90.

Hemmung der Erschlaffung durch Bromcyan 88, 89.
— durch Cyanid 87—94.
— durch Dinitrophenol 95, 120.
— durch Monobromaceton 88—90.
— durch Monobromessigsäure 89—91.
— durch Monobromessigsäureäthylester 88—91.
— durch Monochlormethylphenylketon 88—90.
— durch Monojodessigsäure 88—91.
— durch Xylylbromid 88, 89.
Erythrocyten, Kaliumstapelung 34, 95.
Eserin, Steigerung der Kalium-Freisetzung und Depolarisation bei Acetylcholin-Verabreichung 15, 64, 66.
—, Potenzierung der Adrenalinwirkung 8, 9.
—, Unwirksamkeit bei Nebennierenrindeninsuffizienz 8, 9.
Exchange diffusion 35.

Felderstruktur bei Tonusfasern 51.
Fibrillenstruktur bei schnellen Fasern 51.
FICKsches Prinzip 129.
Flaxedil als Endplatten-Anelektrotonicum 63, 65, 66.
Fluoressigsäure, Verkürzungsrückstände 91.
Forellen-Spermatozoen als Modell der Muskelfaser 40, 41, 42.
Froschhaut, Hemmung des Natrium-Transports durch 2,4-Dinitrophenol 95.
Fructose-1,6-diphosphat 104, 107.
Fumarsäure 88.

Ganglienblocker 65, 66.
Gehirngewebe, Kalium-Abgabe bei Erregung 17, 125.
—, Kalium-Stapelung 34.
—, Hemmung des aktiven Kationentransports durch Dinitrophenol 95.
—, Spaltung von Kreatinphosphat 98, 125.
—, Theorie der Kalium-Stapelung 99—102.
Glatter Muskel, Anelektrotonica und Katelektrotonica 65, 76.
—, Depolarisation 51.
—, Kreatinphosphat-Gehalt 130.
—, Ruhepotential 45.
Glucosemangel-Kontraktur 31, 91.
Glucose-1-phosphat, papierchromatographischer Nachweis 104, 107.
Glucose-6-phosphat, papierchromatographischer Nachweis 104, 107.
Glutaminsäure, Bedeutung für Kalium-Stapelung in Gehirn und Retina 34.
Glykolyse, Bedeutung für Erschlaffung 90, 91, 128, 132.
—, — für Kalium-Stapelung 33, 34.
—, — für Repolarisation 91—99, 128—132.
Grünalge Ulva lactuca, Hemmung der Kalium-Stapelung durch Monojodessigsäure 35.
Guanidin, Kontraktur und Kalium-Freisetzung 13.
—, Hemmung durch Lokalanaesthetica 19.
—, Endplattenwirkung 66.

Sachverzeichnis.

Hefe, aktiver Kationentransport 35, 101, 102.
Herz, Aktionsstrom 44, 52.
—, EKG bei Kaliummangel 25—29.
—, Kreatinphosphat-Gehalt 130.
—, Ruhepotential 44, 46, 47.
—, Kalium-Freisetzung beim Schildkrötenherz sowie Beziehung zwischen Kalium-Freisetzung und Herzarbeit 28, 39, 40, 126.
—, Herzarbeit bei Hundeherz 126.
Hexamethonium als Anelektrotonicum 65.
Histamin als Katelektrotonicum 65, 76.

Idiomuskuläre Verkürzungen 67, 73.
Indophenoloxydase s. Cytochromoxydase.
Inosinsäure (IMP), papierchromatographischer Nachweis 106, 111, 114.
Insulin, Einfluß auf Kalium-Stapelung 25—27, 33.
—, Provokation von paroxysmalen Lähmungen 25, 26.
Intracelluläre Elektroden 43—47, 51—55, 93.
Ischämische Kontraktur 91.

Kälteeinfluß auf Abgabe von Kalium 131, 132.
— auf Aktionsstrom 131, 132.
— auf Einbau von $P^{32}O_4$ in ATP 122—124.
— auf Kontraktion 112—114, 130—132.
— auf Spaltung von ATP 117, 120—122.
— auf Spaltung von Kreatinphosphat 116—122.
— auf Stapelung von Kalium 34.
Kalium-Arbeits-Äquivalent 38, 39, 126.
Kalium-Ausscheidung 10, 23.
Kalium-Bindung in Colibakterien 34, 35.
— in Erythrocyten 34.
— in Gehirnschnitten 34.
— in Hefezellen 35, 101, 102.
— in Leber 22, 23.
— in Muskel 21—23, 33, 94—102.
— in Nerven 33, 59, 94.
— in Nierenschnitten 34, 95, 96.
— in Retina 34.
—, Einfluß von Glukose 29—35.
—, — von Insulin 26, 27, 33.
—, — von Milchsäure 30, 34.
—, — von Brenztraubensäure 30.
—, — der Atmung 33, 34, 59, 125, 129.
—, — der Glykolyse 33, 34, 125, 129.
—, Geschwindigkeit 23, 34, 35, 94, 96.
—, Hemmung durch Dinitrophenol 94—96, 101, 125.
—, Nutzeffekt 100, 101.
—, Rolle von Kreatinphosphat 94—103.
Kalium-Block der Nervenleitung und Neutralisation durch Anelektrotonus 58—60, 65, 79.
Kalium-Depolarisation am Nerven 47, 58—61.
— am Muskel 47, 65, 68—72.
Kalium-Freisetzung bei Anoxie 33, 34, 59.
— bei Erregung des Cervicalganglions 17.
— bei Erregung der Endplatten 62—66.

Kalium-Freisetzung bei Erregung des Gehirns 17.
— bei Erregung des Nerven 16, 17, 39, 61, 124, 131.
— bei Erregung der Speicheldrüse 17, 18.
— bei Veratrin-Einwirkung am Nerven 20.
— aus der Leber 22, 33.
—, Beziehung zur Depolarisation und zum Aktionsstrom 42, 48—67, 131.
— bei der Kontraktion isolierter Froschmuskeln 11, 39.
— bei der Kontraktion von Säugetiermuskeln in situ 11—13, 39.
— bei spontaner Muskeltätigkeit 11, 12.
— bei Krämpfen 12, 22.
— bei der Systole des Schildkrötenherzens 28, 39, 40, 126.
— bei pharmakologischen Muskelkontrakturen 13—16.
— bei der Kathodenkontraktur 12, 56, 57, 76.
— bei der Wärmekontraktur 13, 14, 19.
—, Steigerung der Acetylcholin-Kontraktur und Kalium-Freisetzung durch Eserin bzw. Denervierung 15, 16, 62, 63.
—, Unterdrückung durch Lokalanaesthetica und Curare 18—20, 57, 61—67, 76.
Kalium-Gehalt der Frosch- und Säugetier-Muskulatur 32.
— des Herzens bei Insuffizienz 28, 29.
Kalium-Kontraktur 68—72.
—, Abnahme von Kreatinphosphat 110, 111.
—, Atmungs- und Milchsäure-Anstieg 88.
—, Einfluß von Calcium 69—71.
—, Konstanz der ATP-Werte 110, 111.
—, Neutralisation durch Anelektrotonus 76—83.
—, Reversibilität s. Erschlaffung.
Kalium-Lähmung an Endplatten und Muskulatur 3, 4.
— bei Nebennierenrindeninsuffizienz 6—10.
— bei Frosch- und Insekten-Nerven 16, 17.
— s. Kalium-Block.
—, Begünstigung durch intracelluläre Kalium-Verarmung 30, 31.
—, Begünstigung durch Reduktion von Ca^{++} und Na^+ 3, 5.
—, Aufhebung durch Ca^{++} 4, 5.
Kalium-Mangel bei Insulin-Behandlung des Koma 26, 27.
— bei paroxysmaler Lähmung 24, 25.
— bei isolierten Muskeln 24.
— bei Säuglingsdiarrhoen 27.
—, Einfluß auf Darmmuskulatur 27.
—, — auf Herzfunktion und EKG 25—29.
—, — auf Natriumpumpe 24, 25.
—, — auf Skeletmuskulatur 23—29.
Kalium-Natrium-Austausch bei Muskel- und Nerven-Erregung 12, 13, 16, 17.
— bei der Erholung 21, 23, 25.
— als Ursache des Aktionsstroms 51—55.
— als Ursache der Depolarisation 48—51, 56, 57, 61—63.
Kalium-Paradoxon nach LIBBRECHT 31.

Kalium-Speicher als Energiespeicher im Muskel 31, 32, 36—42, 94—102, 124—132.
— als Energiespeicher bei Forellenspermatozoen 40—42.
Kalium-Therapie bei Herzirregularitäten infolge Digitalis-Überdosierung 13.
— bei Herzdekompensation 29.
— bei Hypokaliämie infolge hoher Insulingaben 27.
— bei paroxysmaler Lähmung 25, 26.
Kalium-Turnover 34.
Katelektrotonica für Endplatten 63—66.
— für vegetative Ganglien 65.
— für glatte Muskulatur 65, 76.
— für Skeletmuskulatur 65, 81—84.
—, Nervenleitung 61, 65.
Katelektrotonus, Antagonismus gegen Curare 66.
—, — gegen Lokalanaesthetica 83, 84.
—, Depolarisation 56—58.
—, Kathodenblock des Nerven 58—61.
—, Kalium-Freisetzung 12, 56—58.
—, Kontrakturwirkung 12, 67, 76—84.
—, Permeabilitäts-Erhöhung für Na^+ 56—58.
—, Schmerzwirkung 59.
Kathodenwulst s. Katelektrotonus.
2-Keto-amyl-trimethylammonium als Katelektrotonicum 82.
3-Keto-amyl-trimethylammonium als Katelektrotonicum 82.
4-Keto-amyl-trimethylammonium als Katelektrotonicum 82.
3-Keto-butyl-trimethylammonium als Katelektrotonicum 82.
α-Ketoglutarsäure 88, 89.
Kollodiummembran, Adsorption von Alkaloid-Kationen 20.
—, Dichtung gegen K^+ und Na^+ durch Lokalanaesthetica 20.
—, Potential 49.
Kontraktionsmechanismus, elektrostatischer 126—132; vgl. auch Erregungskontrakturen, Schädigungskontrakturen, Katelektrotonica und Katelektrotonus.
Krabbennerven 17, 58, 94, 131.
Kreatin 118, 119.
Kreatinphosphorsäure als Energiespeicher 32, 36, 37, 84, 85, 125.
—, Abnahme bei Vergiftung mit 2,4-Dinitrophenol 94, 95, 119—122.
—, Abnahme bei Vergiftung mit Arsenit, Cyanid, Malonat, Monojodacetat, Selenit 97.
—, Bedeutung für aktiven Kationentransport, Repolarisation und Wiederverlängerung 94—102, 130—132.
—, Einbau von $P^{32}O_4$ 124.
—, Gehalt in Herz und Tonusfasern 130.
—, Konstanz bei kurzem Tetanus in der Kälte 114—122.
—, papierchromatographisches Verhalten 107.
—, Spaltung bei Erregung des elektrischen Organs, Gehirns, Nerven 98, 99.
—, — bei Muskelkontraktion und im Tetanus 97, 98, 108—119.

Krötenmuskeln, Phosphorsäure-Ester 107, 110, 130.

Larocain als Anelektrotonicum 75.
—, Neutralisation des Veratrinblocks 60, 61.
Leber, Kalium-Aufnahme 22.
—, Kalium-Freisetzung durch Adrenalin 22.
Lithium, Ersatz für Natrium 2.
—, Wirkung auf Ruhepotential 49, 50.
LOHMANNsche Reaktion 112, 119.
— s. ATP und Kreatinphosphat.
Lokalanaesthetica als Muskel-Anelektrotonica 65, 74—76, 81—84.
—, Hemmung der Kalium-Freisetzung und Kontraktion 18—20.
—, Membrandichtung für Natrium 57.
—, Nervenblock 59—61.
—, Neutralisation des Veratrinblocks 60, 61.
—, Unwirksamkeit gegen Kalium-Kontraktur 71.
LUNDSGAARD-Effekt 90, 91.

Magnesium-Ionen, Blockierung der Endplatten 5.
—, Hemmung der Acetylcholin-Freisetzung 5.
—, Antagonismus gegen Ca^{++} 5.
Malonsäure, Wirkung auf Kreatinphosphat und Repolarisation 97.
MARSH-BENDALL-Faktor 103, 122.
Membrantheorie der bioelektrischen Potentiale 43—50, 93, 94.
— des Aktionsstroms 51—55.
Membranwiderstand, Senkung bei Erregung 48, 55.
Milchsäure 30, 34, 88, 89, 90, 125.
Milchsäure-Kontraktur 13.
—, Resistenz gegen Lokalanaesthetica 19.
Milchsäure-Theorie der Kontraktion 84, 125, 126.
Monobromaceton, Block der Nervenleitung und Neutralisation durch Anelektrotonus 59, 60.
—, Hemmung der Muskelatmung und Erschlaffung 88—90.
—, — der Repolarisation und Schmerzwirkung 59.
Monobromessigsäure, Hemmung der Glykolyse und Muskelerschlaffung 89, 90.
—, — der Repolarisation 92.
Monobromessigsäureäthylester, Hemmung der Muskelatmung und Erschlaffung 89.
—, — der Repolarisation 92.
Monochlormethylphenylketon s. Chloracetophenon.
Monojodessigsäure, Hemmung der Kalium-Stapelung bei Colibakterien, Erythrocyten, Hefe, Ulva lactuca, Muskel 33—35.
—, — der Glykolyse und Muskelerschlaffung 13, 88—91.
—, — der Repolarisation 93.
—, Einfluß auf ATP 102, 125.
—, — auf Kreatinphosphat 97, 125.
Muskel-Erschlaffung s. Erschlaffung.

Muskel-Kontraktion s. Kontraktion.
Muskel-Kontrakturen s. Erregungskontrakturen, Schädigungskontrakturen.
Muskel-Fasern s. glatter Muskel, Tonusfasern.
Myanesin als Anelektrotonicum 75.
Myotonia congenita, Wirkung des alimentären Kalium-Entzugs 29.

Natriumfluorid, Hemmung der Kalium-Stapelung in Erythrocyten und Hefe 34, 35.
—, Verkürzungsrückstände 91.
—, ATP-Abnahme 102.
Natrium-Ionen, Rolle bei Depolarisation und Aktionsstrom 48—55, 56—63.
Natrium-Entzug, Adynamie bei Natrium-Mangel 10.
—, Wirkung auf Overshoot 51—55.
—, — auf die Muskelerregbarkeit bzw. Kontraktilität 2, 3, 16.
—, — auf Nervenerregbarkeit 17, 54.
—, — auf Aktionspotential und Membranwiderstand 51—55.
Natrium-Permeabilität, Steigerung bei Erregung 48—50, 56—58, 61—63.
—, — durch Acetylcholin, Veratrin, Nicotin 50, 56.
—, Steigerung im Aktionsstrom 53—55.
—, Senkung durch Lokalanaesthetica 57.
—, — durch Curare 62, 63.
Natrium-Pumpe 21—25, 29, 31—38, 46, 55, 57, 94—99, 102.
—, Hemmung durch Dinitrophenol 95, 96, 125, 126, 128—132.
Natriumrhodanid s. Rhodannatrium.
Natrium-Rückresorption in der Niere 10.
Natrium-Therapie bei Nebennierenrindeninsuffizienz 9, 10.
Natrium-Überangebot, besondere Schädlichkeit bei Kalium-Mangel 28.
Natronlauge-Kontraktur, Kalium-Freisetzung 13, 14.
—, Resistenz gegen Lokalanaesthetica 19.
Nebennierenrindeninsuffizienz, K^+- und Na^+-Werte im Plasma 6, 7.
—, Unwirksamkeit von Prostigmin bzw. Eserin 8, 9.
—, Natrium-Therapie 9, 10.
—, Normalisierung bei Senkung des extracellulären Kaliums 7—10.
Nerv, Aktionsstrom s. Aktionsstrom.
—, Bindungsform des intracellulären Kaliums 50.
—, Kaliumabgabe s. Kalium-Freisetzung.
—, Membranwiderstand bei Erregung s. Membranwiderstand.
—, Natriumeintritt s. Natrium-Permeabilität.
—, Natrium-Elimination s. Natrium-Pumpe, Hemmung durch extracellulären Kalium-Entzug 24, 25.
—, Ruhepotential 44—47.

Nervenblock s. Anelektrotonus, Anelektrotonica, Katelektrotonus, Katelektrotronica, Lokalanaesthetica.
Nervenfasern, Riesenfasern vom Tintenfisch 16, 17, 24, 25, 44, 46—48, 50, 52—55, 58, 60, 95, 96, 131.
—, Einfluß der Hüllen 17.
Neurin als Endplatten-Katelektrotonicum 66.
—, Kontraktur bzw. Neutralisation durch Anode 79—82.
Neuromuskuläre Kontraktur 73.
Nicotin als Endplatten-Katelektrotonicum 66.
— als Muskel-Katelektrotonicum 65, 72—76, 79—84.
—, Mechanismus der Depolarisation 50.
—, Steigerung der Natrium-Permeabilität 50.
Nicotin-Kontraktur, Hemmung durch Kalium-Erhöhung 4, 5.
—, — durch Natrium-Entzug 2, 3, 16, 50.
—, Kalium-Freisetzung 15, 16, 50.
—, Hemmung der Kontraktur und Depolarisation durch Lokalanaesthetica 18, 74, 75.
—, Neutralisation durch Anelektrotonus 79—84.
—, Abnahme von Kreatinphosphat 110, 111.
—, Konstanz der ATP-Werte 110, 111.
Nierengewebe, Kalium-Stapelung 34, 35, 95, 96.
—, Kalium-Turnover 34.
—, Hemmung der Kalium-Stapelung durch Dinitrophenol 95, 96.
—, Carboanhydrase-Wirkung auf Kationentransport 101.
Nitella, Membranwiderstand bei Erregung 48.
Noradrenalin, Wirkung auf glatte Muskelfasern 65.
Novocain, Antagonismus gegen Muskelkontrakturen 18—20, 74, 75.
—, Synergismus mit Curare 66.
—, Hemmung der Kalium-Freisetzung und Depolarisation 18—20, 74, 75.
—, Neutralisation des Veratrinblocks 60, 61.
—, fehlender Einfluß gegen Kalium-Kontraktur 71.
Nutzeffekt, mechanischer des Muskels 101.
— der Kalium-Stapelung 99—101.
— von kontraktilen Modellen 128.

Orcin-Reaktion zum Pentose-Nachweis 108.
Osmotische Energie des Kalium-Natrium-Austauschs 36—42, 126.
Overshoot 44, 52—55.
Oxalat, Block der Nervenleitung und Neutralisation durch Anelektrotonus 58, 60.
— Schmerzwirkung 59.
Oxalbernsteinsäure 88.
Oxalessigsäure 88, 89.

Pantesin als Anelektrotonicum 75.
—, Neutralisation des Veratrinblocks 60, 61.
Pantocain als Anelektrotonicum 75.
—, Neutralisation des Veratrinblocks 60, 61.
Papaverin als Anelektrotonicum 65.
Papierchromatographie der Phosphorsäureester 102—124.
Parasympatholytica als Anelektrotonica 76, 81—84.
Paroxysmale Lähmung s. Kalium-Mangel.
Parpanit als Anelektrotonicum 75.
Pentamethonium als Anelektrotonicum 65.
Percain als Anelektrotonicum 75.
Phosphoglycerinsäure, papierchromatographisches Verhalten 104, 105.
Photoprintverfahren nach MARKHAM und SMITH 105.
Physostigmin s. Eserin.
Polyacrylsäure-Polyvinylalkohol-Filme als Muskelmodelle 127—129.
Posttetanischer Verkürzungsrückstand 73, 93.
Prostigmin als Muskel-Katelektrotonicum 83.
—, Potenzierung der Adrenalin-Wirkung 8, 9.
—, Steigerung des Endplattenstroms 62, 63, 66.
—, Unwirksamkeit bei Nebennierenrindeninsuffizienz 8, 9.
Protoplasma-Bewegung und Membranpotential 67.
Psicain-Neu als Anelektrotonicum 75.
—, Neutralisation des Veratrinblocks 60, 61.
Purkinje-Fasern s. Herz.
Pyribenzamin als Anelektrotonicum 75.
Pyrophosphat, Bestimmung nach LOHMANN 103.
—, papierchromatographisches Verhalten 104, 107.

Repolarisation, Theorie 55—58.
—, am Nerven 58—61.
—, an den Endplatten 63—67.
—, am Muskel 76—84, 91—99, 126—132.
—, Rolle des energiereichen Phosphats 94—99, 130—132.
—, Einfluß der Kälte 131.
Resorcin, Hemmung der Kalium-Stapelung in Erythrocyten 34.
Retina-Gewebe, Kalium-Stapelung und Kalium-Turnover 34.
Rhodannatrium-Kontraktur, Kalium-Freisetzung 13.
—, Hemmung durch Lokalanaesthetica 19.
Rubidium-Ionen, Depolarisation 49, 50, 58, 65, 72.
—, Block der Nervenleitung und Neutralisation durch Anelektrotonus 58—61, 65.
—, Kontraktur und Neutralisation durch Anelektrotonus 72, 78—84.
—, Stapelung anstatt Kalium 22.
—, Wirkung auf Myokardläsionen bei Kalium-Mangel 28.

Ruhepotential, BERNSTEINsche Theorie 43—47.
—, am elektrischen Organ, glatten Muskel, Herzmuskel, Skeletmuskel und Nerv 43—47, 52, 53.
—, Abhängigkeit vom Stoffwechsel 57, 59, 91—94.
—, Abhängigkeit von Phosphorylierungsprozessen 94—99.
—, Einfluß der Anionen 47.
—, — des Kaliums 46, 47.
—, — des Rubidiums 49, 58, 72.
—, — der Temperatur 46, 47.
—, Näheres s. Anelektrotonica, Katelektrotonica, bzw. Lokalanaesthetica und Kontrakturstoffe.

Säurequellungstheorie der Kontraktion 84.
Salzsäure-Kontraktur, Anodenresistenz 80.
Salzsäure-Produktion im Magen 99—102.
Schädigungskontrakturen, Kalium-Abgabe 13—15.
—, Hemmung durch Lokalanaesthetica 18—20.
—, Resistenz gegen Anode 80, 81.
— infolge Anoxie bzw. Stoffwechselhemmung 94.
—, Näheres s. Kontraktur durch Chloroform, Coffein, Milchsäure, Natronlauge, Tribromäthylalkohol.
Schildkrötenmuskeln 112, 118, 119, 130.
—, Herz 28, 39, 40, 126.
Schmerzstoffe, Block der Nervenleitung und Neutralisation durch Anelektrotonus 59—61.
Selenit, Wirkung auf Kreatinphosphat und Repolarisation 97.
Speicheldrüse, Kaliumabgabe bei Erregung 17, 18.
Succinylbischolin als Endplatten-Katelektrotonicum 63—66.
— als Muskel-Katelektrotonicum 82.
—, Kalium-Freisetzung 64.
—, Hemmung durch Curare 66.
Succinylbischolin-Kontraktur, Neutralisation durch Anelektrotonus 82.
—, Abnahme von Kreatinphosphat 110, 111.
—, Konstanz der ATP-Werte 110, 111.

Tensilon 66.
Tetraäthylammonium als Anelektrotonicum 65.
Tetramethylammonium als Katelektrotonicum 65, 82.
Thermoströme 46.
Tintenfisch-Nervenfasern s. Nerv.
Tonusfasern 44, 51, 62, 130.
Tribromäthylalkohol-Kontraktur, Anodenresistenz 80.
—, Depolarisation 72—74.
—, Kalium-Freisetzung 13, 14, 18, 19.
—, Hemmung der Kontraktur, Kalium-Freisetzung und Depolarisation durch Lokalanaesthetica 18—20, 74.

d-Tubocurarin s. Curare.
Tutocain, Antagonismus gegen Muskelkontrakturen 19, 75.
—, Hemmung der Kalium-Freisetzung und Depolarisation 19, 75, 83.
—, Neutralisation des Veratrinblocks 60, 61.

Überschuß-Natrium 33.

Veratrin als Nerven-Katelektrotonicum 59—61, 65, 66.
—, Kalium-Freisetzung am Nerven 20.
—, Leitungsunterbrechung am Nerven 58—61, 65.
—, Mechanismus der Depolarisation 50, 56.
—, Restitution der Leitfähigkeit durch Lokalanaesthetica 60, 61.
Veratrin-Kontraktur, Hemmung durch Kalium-Erhöhung 5.
—, — durch Natrium-Entzug 2, 3, 16.
—, Kalium-Freisetzung bei Kontraktur 15, 16.
—, Depolarisation bei Kontraktur 50, 72—75.

Veratrin-Kontraktur, Hemmung der Kontraktur, Kaliumfreisetzung und Depolarisation durch Lokalanaesthetica und Ca^{++}-Ionen 18 bis 20, 74, 75.
—, Neutralisation durch Anelektrotonus 76, 79—84.
Verletzungs-Kontraktur 73.

Wärmebildung im ruhenden Muskel, Erhöhung bei Anstieg des extracellulären Kaliums 97.
Wärme-Kontraktur, Depolarisation 67, 73.
—, Kalium-Freisetzung 13, 14.
—, Resistenz gegen Lokalanaesthetica 19.
—, Zerfall von ATP 102.
WARBURGsches Ferment s. Cytochrom-Oxydase.
Weichmacher-Wirkung von ATP 122.

Xylylbromid, Block der Nervenleitung und Neutralisation durch Anelektrotonus 59, 60.
—, Hemmung der Muskelatmung und Erschlaffung 88.
—, Schmerzwirkung 59.

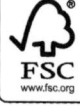

MIX
Papier aus verantwortungsvollen Quellen
Paper from responsible sources
FSC® C105338

If you have any concerns about our products,
you can contact us on
ProductSafety@springernature.com

In case Publisher is established outside the EU,
the EU authorized representative is:
**Springer Nature Customer Service Center GmbH
Europaplatz 3, 69115 Heidelberg, Germany**

Printed by Libri Plureos GmbH
in Hamburg, Germany